D1673216

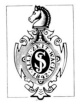

Lutz Keßler (Hrsg.)

Fehlbildungen
in der Otorhinolaryngologie

Ätiologie — Diagnostik — Therapie

Mit 50 Bildern und 44 Tabellen

Springer-Verlag Berlin Heidelberg New York
London Paris Tokyo Hong Kong

MR Prof. Dr. sc. med. Lutz Keßler
Direktor der Klinik für HNO-Krankheiten
der Medizinischen Akademie „Carl Gustav Carus" Dresden

Die Originalausgabe erscheint bei VEB Johann Ambrosius Barth Leipzig
Vertrieb ausschließlich für die DDR und die sozialistischen Länder

Lizenzausgabe für alle übrigen Länder im
Springer-Verlag Berlin Heidelberg New York
London Paris Tokyo Hong Kong

ISBN 3-540-51334-5 Springer-Verlag Berlin Heidelberg New York
ISBN 0-387-51334-5 Springer-Verlag New York Berlin Heidelberg

CIP-Titelaufnahme der Deutschen Bibliothek

Fehlbildungen in der Otorhinolaryngologie:
Ätiologie – Diagnostik – Therapie / Lutz
Keßler (Hrsg.). – Berlin ; Heidelberg ;
New York ; London ; Paris ; Tokyo ;
Hong Kong : Springer, 1989
ISBN 3-540-51334-5 (Berlin . . .)
ISBN 0-387-51334-5 (New York. . .)
NE: Keßler, Lutz [Hrsg.]

Inhaltsverzeichnis

Autorenverzeichnis

Bannert, N., Prof. Dr. sc. med.
Klinik für Kinderheilkunde der Medizinischen
Akademie Magdeburg
Leipziger Str. 44, Magdeburg 3090

Baumann, H., Doz. Dr. sc. med.
Klinik für HNO-Krankheiten der Ernst-
Moritz-Arndt-Universität Greifswald
W.-Rathenau-Str. 42/45, Greifswald 2200

Behm, E., Dr. med.
Spezialabteilung für Klinische Immunolo-
gische Laboratorien der Klinik für Innere
Medizin der Wilhelm-Pieck-Universität
Rostock
Doberaner Str. 137/138, Rostock 2520

Berndt, Sibylle, Dr. med.
Klinik für HNO-Krankheiten der Medizini-
schen Akademie »Carl Gustav Carus« Dresden
Fetscherstr. 74, Dresden 8019

Biedermann, F., Dr. med.
Institut für Röntgendiagnostik der Hum-
boldt-Universität zu Berlin (Charité)
Schumannstr. 20/21, Berlin 1040

Brandt, R. H., Prof. Dr. sc. med.
Klinik für HNO-Krankheiten der Medizini-
schen Akademie Erfurt
Nordhäuser Str. 74, Erfurt 5060

Burkhardt, J., Dr. med.
Klinik für Kinderheilkunde der Medizinischen
Akademie »Carl Gustav Carus« Dresden
Fetscherstr. 74, Dresden 8019

Christoph, B., Doz. Dr. sc. med.
Klinik für HNO-Krankheiten der Medizini-
schen Akademie Magdeburg
Leipziger Str. 44, Magdeburg 3090

Citowicki, W., Dr. med.
HNO-Klinik der Medizinischen Akademie
Poznań
Av. Przybyszewskiego 49, Poznań 60-355

Cova, M. A., Dr. med.
Radiologisches Institut der Universität Trieste
Trieste

Czigner, J., Prof. Dr. med.
Klinik für HNO-Krankheiten der Universität
Szeged
Lenin krt. 111, Szeged 6725

Dettmann, R., Dr. med.
Klinik für HNO-Krankheiten der Wilhelm-
Pieck-Universität Rostock
Doberaner Str. 137/139 Rostock 2520

Dieroff, H. G., MR Prof. Dr. sc. med.
Klinik für HNO-Krankheiten der Friedrich-
Schiller-Universität Jena
Lessingstr. 2., Jena 6900

Dietzel, K., Prof. em. Dr. sc. med.
Gartenstr. 70, Rostock-Warnemünde 2530

Dietzsch, H.-J., OMR Prof. em. Dr.
sc. med.
Klinik für Kinderheilkunde der Medizinischen
Akademie »Carl Gustav Carus« Dresden
Fetscherstr. 74, Dresden 8019

Doberenz, Ingeborg, Dr. med.
Klinik für HNO-Krankheiten der Medizini-
schen Akademie »Carl Gustav Carus« Dresden
Fetscherstr. 74, Dresden 8019

Draf, W., Prof. Dr. med.
Klinik für HNO-Krankheiten der Städtischen
Kliniken Fulda
Pacelliallee 4, Fulda 6400

Eich, A.-Ch., Dr. med.
Klinik für HNO-Krankheiten der Wilhelm-
Pieck-Universität Rostock
Doberaner Str. 137/139, Rostock 2520

Fikentscher, R., Doz. Dr. sc. med.
Klinik für HNO-Krankheiten der Martin-
Luther-Universität Halle-Wittenberg
Leninallee 12, Halle/Saale 4020

Fior, R., Prof. Dr. med.
Istituto per l'Infanzia
Via dell'Istria 65/1, Trieste 34100

Fitscheva, Maria Iw., Doz. Dr. sc. med.
HNO-Klinik der Medizinischen Akademie
Sofia
bu. Zw. Radoinov 26, Sofia 1527

Franke, W.-G., MR Prof. Dr. sc. med.
Klinik für Nuklearmedizin der Medizinischen
Akademie »Carl Gustav Carus« Dresden
Fetscherstr. 74, Dresden 8019

Freigang, B., Prof. Dr. sc. med.
Klinik für HNO-Krankheiten der Medizinischen Akademie Magdeburg
Leipziger Str. 44, Magdeburg 3090

Freye, H.-A., Prof. Dr. sc. nat.
Institut für Biologie des Bereiches Medizin
der Martin-Luther-Universität Halle-Wittenberg
Universitätsplatz 7, Halle/Saale 4020

Fritsche, F., Doz. Dr. sc. med.
Klinik für HNO-Krankheiten der Medizinischen Akademie »Carl Gustav Carus« Dresden
Fetscherstr. 74, Dresden 8019

Gerhardt, H. J., OMR Prof. Dr. sc. med.
Klinik für HNO-Krankheiten der Humboldt-Universität zu Berlin (Charité)
Schumannstr. 20/21, Berlin 1040

Görgey, S., Dr. med.
HNO-Abteilung des Weil-Emil-Krankenhauses
Uzsaki u. 29, Budapest 1145

Gramowski, K. H., MR Prof. Dr. sc. med.
Klinik für HNO-Krankheiten der Friedrich-Schiller-Universität Jena
Lessingstr. 2. Jena 6900

Grobovschek, M., Dr. med.
Röntgeninstitut der Landesnervenklinik Salzburg
Müllner Hauptstr. 48, Salzburg 5020

Grohmann, Petra, Dr. med.
HNO-Abteilung der Kreispoliklinik Kahla

Gudziol, H., Dr. sc. med.
Klinik für HNO-Krankheiten der Friedrich-Schiller-Universität Jena
Lessingstr. 2, Jena 6900

Harzer, W., Prof. Dr. sc. med.
Sektion Stomatologie der Medizinischen Akademie »Carl Gustav Carus« Dresden
Fetscherstr. 74, Dresden 8019

Hauswald, Bettina, Dr. med.
Klinik für HNO-Krankheiten der Medizinischen Akademie »Carl Gustav Carus« Dresden
Fetscherstr. 74, Dresden 8019

Heidel, G., Prof. Dr. sc. med.
Abteilung für Geschichte der Medizin der
Medizinischen Akademie »Carl Gustav Carus«
Dresden
Fetscherstr. 74, Dresden 8019

Henke, E., Dr. med.
Klinik für Nuklearmedizin der Medizinischen
Akademie »Carl Gustav Carus« Dresden
Fetscherstr. 74, Dresden 8019

Herrmann, W. R., Prof. Dr. sc. med.
Institut für Pathologische Anatomie der Medizinischen Akademie »Carl Gustav Carus«
Dresden
Fetscherstr. 74, Dresden 8019

Hybášek, I., Doz. Dr. sc. med.
Klinik für HNO-Krankheiten der Universität
Hradec Králové
Smetanovo nábřeži 1190, Hradec Králové
500 02

Jäger, U., Doz. Dr. sc. nat.
Institut für Anthropologie und Humangenetik der Friedrich-Schiller-Universität Jena
Lessingstr. 2, Jena 6900

Jentsch, H., Dr. paed.
Klinik für HNO-Krankheiten der Medizinischen Akademie Erfurt
Nordhäuser Str. 74, Erfurt 5060

Keßler, L., MR Prof. Dr. sc. med.
Klinik für HNO-Krankheiten der Medizinischen Akademie »Carl Gustav Carus« Dresden
Fetscherstr. 74, Dresden 8019

Klaer, Ursula, Dr. med.
Klinik für Kinderheilkunde der Medizinischen Akademie Magdeburg
Leipziger Str. 44, Magdeburg 3090

Kluba, J., Dr. med.
Klinik für HNO-Krankheiten der Medizinischen Akademie Magdeburg
Leipziger Str. 44, Magdeburg 3090

Kluba, Ute, Dr. med.
Klinik für Kinderheilkunde der Medizinischen Akademie Magdeburg
Leipziger Str. 44, Magdeburg 3090

Köhler, K., OMR Prof. Dr. sc. med.
Klinik für Radiologie der Medizinischen Akademie »Carl Gustav Carus« Dresden
Fetscherstr. 74, Dresden 8019

Krause, P., Doz. Dr. sc. med.
Klinik für Neurologie und Psychiatrie der Medizinischen Akademie Magdeburg
Leipziger Str. 44, Magdeburg 3090

Krisch, A., Doz. Dr. sc. med.
Klinik für HNO-Krankheiten der Medizinischen Akademie Erfurt
Nordhäuser Str. 74, Erfurt 5060

Kruk-Zagajewska, Aleksandra, Doz. Dr. med.
HNO-Klinik der Medizinischen Akademie Poznań
Przybyszewskiego 49, Poznań 60-355

Kup, W., OMR Prof. Dr. sc. med.
HNO-Klinik am Klinikum Berlin-Buch
Karower Str. 11, Berlin 1115

Leupold, W., Doz. Dr. sc. med.
Klinik für Kinderheilkunde der Medizinischen Akademie »Carl Gustav Carus« Dresden
Fetscherstr. 74, Dresden 8019

Löbe, L. P., Prof. Dr. sc. med.
Klinik für HNO-Krankheiten der Martin-Luther-Universität Halle
Leninallee 12, Halle/Saale 4020

Messerklinger, W., Prof. Dr. med.
Klinik für HNO-Krankheiten der Universität Graz
Auenbrugger Platz 20, Graz 8036

Metzke, H., Doz. Dr. sc. med.
Abteilung Humangenetik der Medizinischen Akademie Erfurt
Nordhäuser Straße 74, Erfurt 5060

de Michelini, P. Dr. med.
Istituto per l'Infanzia
Via dell'Istria 65/1, Trieste 34100

Mikulin, H.-D., Dr. med.
Neurochirurgische Abteilung der Klinik für Chirurgie der Medizinischen Akademie »Carl Gustav Carus« Dresden
Fetscherstr. 74, Dresden 8019

Mühler, G., OMR Doz. Dr. Dr. med. habil.
Klinik für Plastische Kiefer- und Gesichtschirurgie
Thallwitz 7251

Müller, Heidrun, Dr. med.
Klinik für HNO-Krankheiten der Karl-Marx-Universität Leipzig
Liebigstr. 18a, Leipzig 7010

Müller, R., Dr. med.
Klinik für HNO-Krankheiten der Medizinischen Akademie »Carl Gustav Carus« Dresden
Fetscherstr. 74, Dresden 8019

Oberascher, G., Dr. med.
HNO-Abteilung der Landeskrankenanstalten Salzburg
Müllner Hauptstr. 48, Salzburg 5020

Opitz, Charlotte, Dr. med.
Poliklinik für Orthopädische Stomatologie der Sektion Stomatologie der Humboldt-Universität zu Berlin (Charité)
Schumannstr. 20/21, Berlin 1040

Otto, H.-D., Dr. sc. med.
Klinik für HNO-Krankheiten der Humboldt-Universität zu Berlin (Charité)
Schumannstr. 20/21, Berlin 1040

Pahn, J., Dr. sc. med. Dr. paed.
Klinik für HNO-Krankheiten der Wilhelm-Pieck-Universität Rostock
Doberaner Str. 137/139, Rostock 2520

Pape, K., OMR Prof. Dr. Dr. sc. med.
Fachpoliklinik und Klinik für Stomatologie des Bezirkskrankenhauses Cottbus
Thiemstr. 111, Cottbus 7500

Pavlov, V., Prof. Dr. med.
HNO-Klinik der Medizinischen Akademie
Sofia
Bul. Tzr. Radoinow 26, Sofia 1527

Pellant, A., Doz. Dr. med.
Universitätsklinik für HNO-Krankheiten
Hradec Králové
Smetanovo nábřeži 1190, Hradec Králové
50002

Pelz, L., Prof. Dr. sc. med.
Kinderklinik der Wilhelm-Pieck-Universität
Rostock
Leninallee 35, Rostock 2500

Preibisch-Effenberger, R., Prof. Dr. sc. med.
Klinik für HNO-Krankheiten der Medizinischen Akademie Magdeburg
Leipziger Str. 44, Magdeburg 3090

Ribári, O., Prof. Dr. med.
Klinik für HNO-Krankheiten der Universität
Budapest
Szigony u. 36, Budapest 1083

Röse, W., OMR Prof. Dr. sc. med.
Klinik für Anaesthesiologie und Intensivmedizin der Medizinischen Akademie Magdeburg
Leipziger Str. 44, Magdeburg 3090

Schleier, E., Dr. sc. med.
Klinik für HNO-Krankheiten der Friedrich-Schiller-Universität Jena
Lessingstr. 2. Jena 6900

Schneeweiß, H., MR Dr. med.
HNO-Klinik am Klinikum Berlin-Buch
Karower Str. 11, Berlin 1115

Scholtz, H.-J., MR Prof. Dr. sc. med.
Klinik für HNO-Krankheiten der Wilhelm-Pieck-Universität Rostock
Doberaner Str. 137/139, Rostock 2520

Schumacher, H. G., Prof. Dr. Dr. sc. med.
Institut für Anatomie der Wilhelm-Pieck-Universität Rostock
Gertrudenstr. 9, Rostock 2500

Schuhmann, G., Dr. med.
Klinik für HNO-Krankheiten der Friedrich-Schiller-Universität Jena
Lessingstr. 2, Jena 6900

Schuster, Renate, Dr. med.
Klinik für Kinderheilkunde der Medizinischen
Akademie Magdeburg
Leipziger Str. 44, Magdeburg 3090

Seela, W., MR Prof. Dr. Dr. sc. med.
Sektion Stomatologie der Medizinischen Akademie »Carl Gustav Carus« Dresden
Fetscherstr. 74, Dresden 8019

Sollisch, Veronika, Dr. med.
Klinik für Kinderheilkunde der Medizinischen
Akademie Magdeburg
Leipziger Str. 44, Magdeburg 3090

Strelka, J., Prof. Dr. sc. med.
I. Universitäts-HNO-Klinik Bratislava
Zochova ul. 12, Bratislava 811 03

Struck, H. G., Dr. sc. med.
Klinik für Augenkrankheiten der Martin-Luther-Universität Halle-Wittenberg
Leninallee 12, Halle/Saale 4020

Szyfter, W., Dr. med.
HNO-Klinik der Medizinischen Akademie
Poznań
Przybyszewskiego 49, Poznań 60-355

Tamburini, P., Dr. med.
Istituto per l'Infanzia
Via dell'Istria 65/1, Trieste 34 100

Tellkamp, H., Doz. Dr. sc. med.
Klinik für Radiologie der Medizinischen Akademie »Carl Gustav Carus« Dresden
Fetscherstr. 74, Dresden 8019

Thal, W., MR Prof. Dr. sc. med.
Klinik für Kinderheilkunde der Medizinischen
Akademie Magdeburg
Leipziger Str. 44, Magdeburg 3090

Tichý, St., Prof. Dr. sc. med.
Klinik für HNO-Krankheiten der Karls-Universität Prag
ul. nemocnice 2, Praha 2 128 08

Tölle, D., Dr. med.
Klinik für HNO-Krankheiten der Medizinischen Akademie »Carl Gustav Carus« Dresden
Fetscherstr. 74, Dresden 8019

Tymnik, G., Dr. sc. med.
Klinik für HNO-Krankheiten der Medizinischen Akademie »Carl Gustav Carus« Dresden
Fetscherstr. 74, Dresden 8019

Unger, E., Doz. Dr. sc. med.
Klinik für HNO-Krankheiten der Medizinischen Akademie Erfurt
Nordhäuser Str. 74, Erfurt 5060

Vick, H.-P., Doz. Dr. sc. med.
Klinik für Augenheilkunde der Wilhelm-Pieck-Universität Rostock
Doberaner Str. 140, Rostock 2500

Vick, Ursula, Doz. Dr. sc. med.
Klinik für HNO-Krankheiten der Wilhelm-Pieck-Universität Rostock
Doberaner Str. 137/139, Rostock 2520

Weerda, H., Prof. Dr. Dr. med.
Klinik für HNO-Krankheiten der Albert-Ludwigs-Universität Freiburg
Killianstr. 5, Freiburg i. Br. 7800

Werner, E., MR Prof. Dr. sc. med.
Klinik für HNO-Krankheiten der Ernst-Moritz-Arndt-Universität Greifswald
W.-Rathenau-Str. 42/45, Greifswald 2200

Witt, Gabriele, Dr. med.
Klinik für HNO-Krankheiten der Wilhelm-Pieck-Universität Rostock
Doberaner Str. 137/139, Rostock 2520

Wunderlich, P., Prof. Dr. sc. med.
Klinik für Kinderheilkunde der Medizinischen Akademie »Carl Gustav Carus« Dresden
Fetscherstr. 74, Dresden 8019

Žižka, J., Dr. sc. med.
Abteilung für Humangenetik des Universitätskrankenhauses Hradec Králové
Smeatnovo nabřeži 1190, Hradec Králové 500 02

Vorwort

Fehlbildungen in der Otorhinolaryngologie stehen zwar nicht im Mittelpunkt der täglichen ärztlichen Arbeit, sie stellen aber die Betroffenen und ihre Angehörigen und ebenso die behandelnden Ärzte nicht selten vor große Probleme. Das trifft insbesondere dann zu, wenn Fehlbildungen mit Störungen der Kommunikation, wie Gehör- und Sprachbehinderungen, mit Einschränkung lebenswichtiger Funktionen, wie Obstruktionen im Bereich der oberen Luft- und Speisewege, oder mit schweren ästhetischen Entstellungen einhergehen.

Aufgabe des vorliegenden Buches soll es daher sein, eine Unterstützung bei der Klärung der Ätiologie und Diagnostik von HNO-Fehlbildungen zu geben, vor allem aber Wege zu deren Therapie aufzuzeigen.

Es ist deshalb besonders erfreulich, daß für die Abhandlung dieses klinisch relevanten Themenkomplexes nicht nur kompetente Wissenschaftler der DDR, sondern auch des Auslandes gewonnen werden konnten. Der interdisziplinäre Aspekt bei der Beurteilung und Therapie der HNO-Dysplasien wird durch die Einbeziehung namhafter Fachvertreter aus den Bereichen Anatomie, Humangenetik, Pädiatrie, Ophthalmologie, Radiologie, Stomatologie und Kieferchirurgie unterstrichen. Das Buch wendet sich deshalb auch nicht allein an Hals-Nasen-Ohren-Fachärzte, sondern soll auch die in die Diagnostik und Behandlung derartiger Krankheitsbilder einbezogenen Vertreter der Nachbardisziplinen ansprechen.

Mein Dank gilt allen Mitarbeitern meiner Klinik, die mich bei der Fertigstellung des Buches unterstützt haben. Besonders danke ich aber meiner Sekretärin, Frau Annelies Piegsa, für die sorgfältige Erledigung der umfangreichen Schreibarbeiten. Zugleich danke ich der Lektorin Frau Dipl.-Biol. G. Hartung für die stets sachkundige Beratung und Unterstützung bei der Realisierung des Buchprojektes.

Dresden, Dezember 1988   L. Keßler

1. Grundlagen zu Fehlbildungen in der Otorhino-laryngologie

1.1.
Friedrich August von Ammon (1799-1861) und sein Beitrag zum Gebiet der »angeborenen chirurgischen Krankheiten des Menschen«

Unter dem Rahmenthema »Fehlbildungen in der Otorhinolaryngologie« soll hier an Friedrich August von Ammon (1799–1861) erinnert werden (Bild 1), einen der bedeutendsten Dresdener Ärzte des 19. Jahrhunderts, dessen Name in der Medizingeschichte bis heute einen guten Klang hat. Zu den unbestrittenen Verdiensten von Ammons gehören nämlich ne-

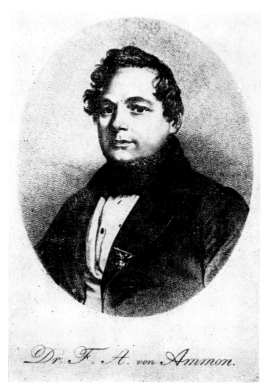

Bild 1   Friedrich August von Ammon (1799–1861)

ben seinen eigenen plastisch-chirurgischen Leistungen bedeutende Beiträge zur Problematik der angeborenen Mißbildungen. Es waren ophthalmologische sowie die Otorhinolaryngologie berührende plastisch-chirurgische Interessen, die von Ammon auf das Feld der angeborenen Mißbildungen geführt haben (Brämer 1967, Keßler u. Heidel 1986).

Der 1799 in Göttingen als Sohn eines später zum Dresdener Oberhofprediger avancierten Theologen geborene von Ammon hat in Leipzig und Göttingen, wo er auch promoviert wurde, Medizin studiert. Eine 1821 als Dissertation vorgelegte historische Studie zur Entwicklung der Kataraktoperationen deutet das spätere Interesse an der Augenheilkunde und Chirurgie bereits an (v. Ammon 1821). Nach einer ab 1821 bis in das Folgejahr unternommenen wissenschaftlichen Bildungsreise nach Paris und durch Süddeutschland ließ sich von Ammon 1822 in Dresden nieder und assistierte hier vorerst in der Praxis des hoch verdienten königlich-sächsischen Leibchirurgen Johann August Wilhelm Hedenus (1760–1836), der ehedem – von 1798 bis 1807 – das Lehramt der Chirurgie am Dresdener Collegium medico-chirurgicum versehen hatte. Nachdem dessen später wohl berühmtester Schüler aus jener Zeit, Carl Ferdinand von Graefe (1787–1840) 1816 und 1817 mit ersten erfolgreichen Rhinoplastiken in Deutschland auf sich aufmerksam gemacht hatte, regte Hedenus zunächst seinen derzeit noch studierenden Sohn August Wilhelm (1797–1862) und nach dessen Dresdener Start schließlich Friedrich August von Ammon zu intensiverer Beschäftigung mit der zu großen Erwartungen berechtigenden plastischen Chirurgie an (Heidel u. Mitarb. 1986). Während sich der junge Hedenus bald ausschließlich der internen Praxis verschrieb, ist von Ammon dieser Orientierung tatsächlich über viele Jahre gefolgt. Trotz wechselnder beruflicher Wirkungssphären – 1828 erhielt er die Professur der Theoretischen Heilkunde an der Dresdener Chirurgisch-medicinischen Akademie und war anschließend von 1837 bis zu seinem Tode im Jahre 1861 königlich-sächsischer Leibarzt – behauptet die plastische Chirurgie neben Augenheilkundlichem im wissenschaftlich-literarischen Schaffen von Ammons ebenso wie in dessen Privatpraxis bis um die Jahrhundertmitte einen dominierenden Platz. Nach dem Urteil eines Zeitgenossen hatte in der ersten Hälfte der vierziger Jahre in Deutschland neben Johann Friedrich Dieffenbach (1794–1847) von Ammon »die meisten plastischen Operationen vollzogen …« (Pauli 1843). Auf dem Fundament dieser immensen praktisch-operativen Erfahrungen hat von Ammon die ophthalmologisch- und plastisch-chirurgische Praxis um mehrere neue sowie zahlreiche modifizierte Operationsmethoden bereichern können, von denen ein Teil zeitweilig auch größere Verbreitung fand.

Nicht ganz so spektakulär, aber letztlich nicht weniger verdienstvoll waren das praktisch-chirurgische Wirken begleitende Bemühungen von Ammons, die operative Augenheilkunde und nachfolgend insbesondere die plastische Chirurgie auf eine sichere pathologisch-morphologische Grundlage zu stellen, die sich bis in die zwanziger Jahre des vorigen Jahrhunderts zurückverfolgen lassen. Als erstes gewichtiges Produkt erschienen nach zwölfjährigen Vorarbeiten 1838 bis 1841 in drei Teilen die »Klinischen Darstellungen der Krankheiten und Bildungsfehler des menschlichen Auges, der Augenlider und der Thränenwerkzeuge …« (v. Ammon 1838). Trotz mancher literarischer Vorläufer darf dieses groß angelegte ikonographische Werk mit 965 Abbildungen auf 55 Tafeln als der umfassendste klinisch-ophthalmologische Bildatlas vor Erfindung des Augenspiegels bezeichnet werden, der durchgängig die pathologische Anatomie und erstmals alle wesentlichen für dieses Fach bedeutsamen angeborenen Kopfmißbildungen berücksichtigt. Die Resonanz und Verbreitung blieben allerdings begrenzt, weil ein von Ammon ergänzend

hierzu geplantes Handbuch der Augenheilkunde – aus welchen Gründen auch immer – nie erschienen ist.

Als mitursächlich für diese von Ammon gelassene Lücke darf vielleicht in Betracht gezogen werden, daß er während der Herausgabe der genannten »Klinischen Darstellungen …« bereits mit einem umfänglichen chirurgisch-pathologischen Werk befaßt war, dessen erste Lieferung 1839 unter dem Titel »Die angeborenen chirurgischen Krankheiten des Menschen in Abbildungen dargestellt und durch erläuternden Text erklärt« erschien (v. Ammon 1839). Einschließlich des letzten, 1842 erschienenen Teils umfaßt es neben den knapp gehaltenen erläuternden Texten insgesamt 574 in Kupfer gestochene Abbildungen auf 34 Tafeln in Folioformat. Einführend gibt von Ammon in diesem Buch auf der Grundlage eigener Untersuchungen an zahlreichen Embryonen eine Übersicht über die Ontogenese der von Mißbildungen in besonderem Maße betroffenen Organe. Hieran anschließend wird in Bild und Text das makroskopisch imponierende Typische aller wesentlichen derzeit bekannten angeborenen Mißbildungen des Menschen – mit Ausnahme der die Ophthalmologie betreffenden – vorgestellt. Der spezielle Teil der für die Otorhinolaryngologie besonders interessanten ersten Lieferung von 1839 beginnt auf Tafel III, auf der die sogenannte »Blutkopfgeschwulst der Neugeborenen« sowie der Hydrocephalus congenitus zur Darstellung kommen. Die Tafel IV gibt nach eindrucksvollen Darstellungen zur Enzephalozele eine Übersicht über die otorhinolaryngologisch bedeutsamen angeborenen Fehler der Lippen und der Nase. Tafel V beschäftigt sich nach den sogenannten »Bildungsfehlern der Augenlider« – der Bulbus bleibt konsequent ausgeklammert – mit den angeborenen Mißbildungen des äußeren Ohres. Auf Tafel VI und VII (Bild 2) werden der Wolfsrachen und die Hasenscharte in – wie ein Rezensent hervorhebt – »etwas überreicher, dafür aber alle Stadien und Differenzen berücksichtigender Auswahl« vorgestellt. Tafel VIII führt dann schließlich über die angeborenen Fehler der

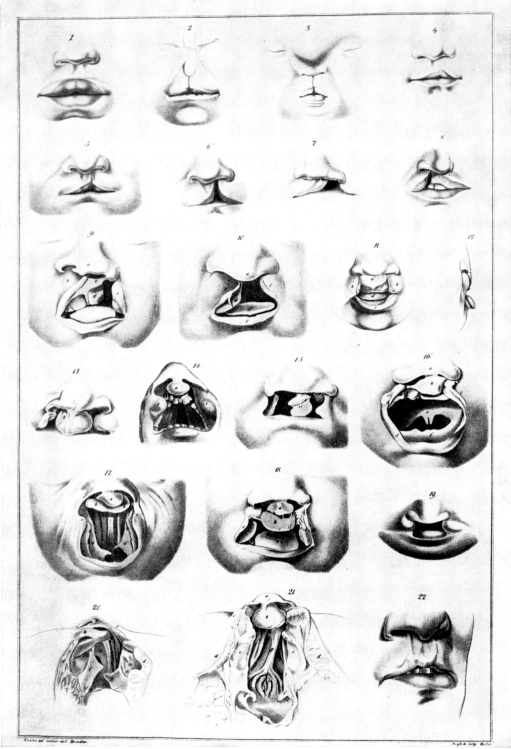

Zunge, des Zahnfleischs, des Rachens, der Speiseröhre und des Magens in den Verdauungstrakt hinein, dessen weitere wesentliche angeborene Mißbildungen auf den Tafeln IX und X komplett zusammengetragen werden.

Über die tatsächlichen Motive für dieses verdienstvolle und in mehrerlei Hinsicht außerordentlich aufwendige Vorhaben hat sich von Ammon nicht eindeutig geäußert. Eine rein theoretischen Zielen dienende Übersicht über alles auf diesem Spezialgebiet der Pathologie Bekannte dürfte der mit besonderer Vorliebe operativ ophthalmologisch und plastisch-chirurgisch tätige Praktiker von Ammon aber wohl kaum angestrebt haben. Dagegen spricht auch der sicher programmatisch gemeinte und – wie von Zeitgenossen angemerkt wurde – »etwas kühne Ausdruck« der »angeborenen *chirurgischen* Krankheiten« (Isensee 1841), der die Korrektur mit dem Messer von Anfang an impliziert. Stellt man weiter in Rechnung, daß von Ammon parallel zu diesem chirurgisch-teratologischen Bilderatlas zusammen mit dem Dresdener Moritz Baumgarten (1813–1849) eine Gesamtdarstellung der plastischen Chirurgie vorbereitete, die 1842 unter dem Titel »Die plastische Chirurgie nach ihren bisherigen Leistungen kritisch dargestellt« (v. Ammon u. Baumgarten 1842) herauskam, so macht das eine vor allem der weiteren Vervollkommnung der plastischen Chirurgie sowie der Erweiterung ihres Wirkungsfeldes dienende Zielstellung dieser makroskopisch-pathologischen Bemühungen zumindest sehr wahrscheinlich. Auch wenn die folgenden raschen Fortschritte der pathologischen Anatomie und neue Einsichten in die Ontogenese schon bald manches des von Ammon in den »Angeborenen chirurgischen Krankheiten...« Vertretenen korrekturbedürftig erscheinen ließen, so hat dennoch ein diese Studie wesentlich tragendes grundsätzliches Vermächtnis seine Gültigkeit bis in die Gegenwart bewahrt. Theoretisch-medizinische Forschung muß sich, wenn sie zur Bewahrung und Wiederherstellung der Gesundheit beitragen will, heute mehr denn je vor allem an den durch die Klinik und Praxis zu deckenden Betreuungsbedürfnissen orientieren.

1.2.
Bedeutung der Humangenetik für die moderne Medizin

Unser Jahrhundert unterscheidet sich in naturwissenschaftlicher Hinsicht von den vergangenen in bemerkenswerter Weise: Es ist das Jahrhundert Albert Einsteins und Max Plancks, das Jahrhundert der Atomphysik, der Relativitäts- und Quantentheorie, das Jahrhundert der kleinen Teilchen, der Quarks, der Subquarks, das Jahrhundert des Urknalls, der Neutronensterne und der Schwarzen Löcher, oder, wie Ilye Prigogine sagt, das Jahrhundert, in dem aus der Naturwissenschaft vom Sein die Naturwissenschaft vom Werden wurde. An der Wiege dieses Jahrhunderts stehen Charles Darwin und Gregor Mendel, August Wöhler und Ludwig Boltzmann, in der Mitte des Jahrhunderts steht Erwin Schrödinger, der als erster sagen konnte, was Leben ist, nämlich negative Entropie oder Ordnungsgewinn. Am Ende des Jahrhunderts haben wir unser Raumschiff Erde verlassen, haben den Mond betreten und ständige Weltraumlaboratorien errichtet. Am Ende unseres Jahrhunderts stehen aber auch Watson und Crick, die 1953 die molekulare Struktur der Nukleinsäuren und ihre Bedeutung für den Informationstransfer in lebendem Material aufdeckten, Manfred Eigen mit seiner tiefschürfenden Analyse über das Urgen und Stanley Cohen, der 1973 zusammen mit Herbert Boyer eine Methode für die Neukombination von Genen erarbeitete.

Bild 2   Darstellung verschiedener Formen und Schweregrade der Lippen-Kiefer-Gaumen-Spalte (v. Ammon, F. A.: Die angeborenen chirurgischen Krankheiten ... a. a. O., Tafel VI)

Man kann also auch sagen, es ist das Jahrhundert der Molekularbiologie oder einfach das Jahrhundert der DNA. Heller und vielleicht auch gefährlicher als der Atombombenblitz von Hiroshima ist der Scheinwerfer unserer Erkenntnis in das Innerste der lebenden Zelle gefallen, denn man hat das Geheimnis der Vererbung entschlüsselt und das Zeitalter der Biotechnik und Gentechnologie beginnen lassen. Ich glaube, bedeutsamer als die Konstruktionen der Computerchips – Jahrhundert der Mikroelektronik – und für unsere biologische Zukunft revolutionierender ist die Entschlüsselung der milliardenfach höheren Komplexität des Lebens. Der oberflächliche Streit zwischen Angeborenem und Erworbenem wird vor diesem Hintergrund heute eindeutig entschieden, und der Schlüsselbund, den wir als DNA-Chiffre mit ins Leben nehmen und der unter anderem auch unsere angeborenen Hirnstrukturen festlegt, dient nicht nur zur Selbsterkenntnis, sondern er macht auch klar, daß wir nicht nur biologisches, sondern auch soziologisches Produkt sind. Nicht umsonst sprechen wir deshalb vom Menschen als einem biopsychosozialen Wesen.

Bei sinkenden Temperaturen der Erdoberfläche »gelang« es der Natur vor einigen Milliarden Jahren unter Nutzung der physikalischen Grundausstattung, aus Atomen Moleküle und schließlich Kettenmoleküle aufzubauen. Durch sequentielle Aneinanderreihung einfacher Bausteine im Sinne des Baukastenprinzips erlauben es gerade diese Kettenmoleküle, Informationen zu speichern. Diese grundlegende Eigenschaft wurde die Basis des genetischen Informationsverteilungssystems (genIVS).

Für das Leben ist die Fähigkeit des genIVS zur identischen Selbstreproduktion von zentraler Bedeutung. Hier wird makromolekular etwas realisiert, wovon die Chipshersteller bislang nicht zu träumen wagen: Das genIVS funktioniert nicht nur sicher und zuverlässiger, es kopiert sich auch (fast) fehlerfrei in Stückzahlen, die uns in der technischen Informationsverteilung unvorstellbar erscheinen. So kann ein Bakterium sich und sein

genIVS z. B. alle 20 Minuten verdoppeln, d. h. bei Nutzung eines geeigneten Bioreaktors braucht man nur 12 Stunden zu warten und erhält dann 2^{36}, das sind gleich $6,9 \cdot 10^{10}$ identische funktionsfähige Kopien.

Die Speicherdichte im genIVS ist schier unvorstellbar groß, in einem DNS-Molekül von der Gesamtlänge von etwa 2 m mit einem Durchmesser von nur $2 \cdot 10^{-9}$ m, d. h. von $2 : 1\,000$ mm^3 ist die gesamte zum Bau eines menschlichen Babys notwendige Information gespeichert. Das in der Zelle arbeitende genIVS kopiert nicht nur sich selbst, wie zunächst angenommen wurde, sondern es erfüllt nach komplizierten Prozeduren auch umfangreiche Steuerungs- und Regulationsaufgaben. Man schätzt, daß darüber hinaus in einer menschlichen Zelle täglich $15\,000$ Reparaturvorgänge ablaufen, um die identische Reproduktion der DNA zu gewährleisten.

Wir sollten uns an dieser Stelle einmal bewußt machen, daß die Informationsträger, die Gene, unseres Körpers mit ihrer mehrdimensionalen Enzymsprache im Stande sind, nicht nur die körperliche Gestalt, sondern auch das Wachstum und alle komplizierten Stoffwechselprozesse zu steuern, von denen so verschiedene genannt seien wie:

– Die Abwehr von Krankheitskeimen durch Aufbau von sogenannten Antikörpern,
– die Verdauung unserer Nahrung durch eine Gruppe von Enzymen,
– das angstvolle Weiten unserer Pupillen infolge eines plötzlichen Ausstoßes von Adrenalin im Nebennierenmark,
– die wiederum von Hormonen gelenkte sexuelle Wollust,
– individualspezifische Reaktionen auf Pharmaka.

Was dabei in den Mikrolaboratorien unserer Körperzellen im Einzelnen geschieht, ist bislang nur zu einem Teil aufgeklärt. In aller Regel ist dabei die menschliche Individualität umfassend: Die physiognomische Differenzierung ist uns ja jahrtausendelang bekannt. Unserer Zeit blieb aber die Erkenntnis, daß für jeden Menschen auch eine interne Einzigartigkeit gegeben ist, für die unsere Vorfahren vielleicht eine intuitive Ahnung hatten.

Ursache dafür ist der genetische Polymorphismus, der sich unter anderem in der individuellen Spezifik der Blutgruppen, der Enzyme, der Erythrozyten, der Serumgruppen, der Histokompatibilitätsgruppen, der Immun- und Stoffwechselreaktionen, ja selbst im Körpergeruch (jeder Polizeihund »weiß« das) manifestiert.

Unsere Überlegungen verknüpfen sich in der Humangenetik in erster Linie mit Genen, die schädlich sind und relativ häufig vorkommen. Zunächst muß aber in diesem Zusammenhang der Begriff »schädlich« erläutert werden. Es gibt Fälle, bei denen ein Gen für das betreffende Individuum vorteilhaft sein kann, wenn es allein bei einem Heterozygoten auftritt, z. B. das Gen für das HbS der Sichelzellenanämie in Malariagebieten. Schädlich oder gar letal wird es erst, wenn es bei einem homozygoten Menschen, d. h. also doppelt, vorkommt. Die Bezeichnung »schädliches Gen« ist in diesem Fall also relativ und von den Umständen abhängig. Derartige Gene stellen keine Seltenheit dar, sie können vielmehr eine Häufigkeit von 30 bis 40 % erreichen; etwa jeder 3. Mensch ist Träger eines solchen abnormalen Allels.

Was sind nun Erbkrankheiten?

Der Genetiker versteht darunter genetisch bedingte oder mitbedingte, d. h. also mit Erbanlagen (genetischer Information) zusammenhängende Störungen der normalen Vorgänge im Körper oder in seinen einzelnen Teilen, die in den meisten Fällen nicht familiär auftreten. Legt man die Definition von Rössle über den Begriff der Krankheit zugrunde (»Gesamtheit aufeinanderfolgender, abnorm gearteter Reaktionen eines Organismus oder seiner Teile auf einen krankmachenden Reiz«), dann ist die Bezeichnung »Erbkrankheit« nicht einmal korrekt, zumal eine Krankheit äußere Ursachen, einen Beginn, Verlauf und ein Ende aufweist. Bei dem Versuch eines Überblicks über die Frage,

welche Hilfestellung eine moderne Humangenetik, die 1956 auf dem 1. Internationalen Kongreß in Kopenhagen etabliert wurde, dem Kliniker im Hinblick auf Diagnose und Therapie geben kann, muß man von der Erkenntnis ausgehen, daß für viele Krankheiten eine genetische Disposition anzunehmen ist.

Die Grundlagenforschung ist auch in der Humangenetik die Voraussetzung der medizinischen Fortschritte, aber die Schere zwischen Forschung und praktischer Medizin wird leider immer weiter. In der *Gentechnik* hat die Grundlagenforschung ihren Beobachtungsposten verlassen und setzt sich auch in der Zusammenarbeit mit dem Arzt konkrete Ziele. Zwei Grundlagen bestimmen die moderne Gentechnik:

1. Für *alle* Organismen auf diesem Planeten gilt der gleiche genetische Code. Hierbei ist es zu der fundamentalen Erkenntnis gekommen, daß die dreidimensionale Gestalt des Erbmaterials in eine eindimensionale Struktur einer Gensequenz eincodiert wird.

2. Innerhalb einer Zelle herrscht unter ihren Molekülen eine hierarchische Ordnung nach dem Prinzip »DNA makes RNA makes Protein makes all the rest«.

Gentechnische Methoden werden zur Zeit eingesetzt, um etwa die Ursachen des Krebses zu erkennen, z. B. in welchem Maße Viren an der Krebsentstehung beteiligt sind. Untersuchungen der letzten Jahre haben dabei ergeben, daß der Anteil krebsauslösender Viren höher als bisher angenommen ist. Wohl am bekanntesten ist der Zusammenhang zwischen dem Hepatitis-B-Virus und dem primären Leberzellkrebs oder der AIDS-Infektion und dem Kaposisarkom. Nach jüngsten Angaben beruhen weltweit bei Frauen 20 % und bei Männern 10 % der Tumore auf einer Virusinfektion. In den Bereich der Möglichkeit ist der Verdacht gerückt, daß persistierende Papillomaviren auch Kehlkopfkrebs und Lungentumore auslösen. DNA-Veränderungen des Virus und der Wirtszelle können beispielsweise durch den Einfluß chemischer Substanzen entstehen. Auf die Bedeutung der Onkogene in diesem Zusammenhang kann hier nicht eingegangen werden.

Bislang hat sich die Gentechnik an das Vorbild der Natur gehalten, denn sie hat zwischen dem, was gegeben ist, kombiniert. Mittlerweile zeichnet sich aber eine *Synthetische Biologie* ab, die ähnlich der Synthetischen Chemie auf der Suche nach dem Neuartigen ist. So steht die Entwicklung neuer Proteine und Enzyme mit neuen sinnvollen Eigenschaften im Vordergrund. Sie werden z. B. unter anderem für die Produktion von Vitamin C verwendet. Gearbeitet wird auch an der Bildung völlig neuer Antibiotika, wobei es bereits gelungen ist, ein völlig neues Antibiotikum in seinen Einzelteilen zu synthetisieren. In Zukunft wird es möglich sein, ein gezieltes Design von Enzymen und Proteinen zu produzieren, eine Entwicklung, die voraussichtlich auch die Arzneimittelproduktion sehr verändern wird.

Was läßt sich mit der Gentechnologie heute schon erreichen? Sie kann bei der Herstellung von Naturstoffen eine große Hilfe sein. Interessante Naturstoffe können billiger, in größeren Mengen und mit ungefährlicheren Verfahren hergestellt werden, als es bislang möglich war. Dabei ist die Gentechnologie energiesparend, umweltfreundlich, weil abfallarm, und sie kann Reinstprodukte herstellen. An medizinisch wichtigen Stoffen werden heute durch die Gentechnologie bereits produziert: Insulin, Interferon, Wachstumshormon Somatostatin, Hirudin, Steroidhormone, Urokinase, Plasminogenaktivator, Impfstoffe gegen Masern, Influenza, Malaria u. a.

Schließlich hat die Gentechnologie aber auch die *diagnostischen Möglichkeiten* von Erbkrankheiten wesentlich erweitert, so daß sie für die genetische Beratung wie auch für die pränatale Diagnostik heute schon von Bedeutung ist. Hier gab es bislang nur die Karyotypanalyse der Chromosomen auf eventuelle numerische oder strukturelle Aberrationen. Jetzt hat sich herausgestellt, daß die DNA-Moleküle verschiedener Menschen Abweichungen voneinander aufweisen. Analysiert man nun keine äußerlich erkennbaren Eigenschaften, sondern die DNA selbst, so stellt sich häufig heraus, daß einzelne Nukleotide ausgetauscht sind. Dies kann dazu führen, daß auch die Angriffspunkte für spezifische Restriktionsenzyme verändert sind. Dadurch entstehen DNA-Fragmente unterschiedlicher Größe, die sich messen lassen. In einer menschlichen Population sind nicht alle Individuen in Hinblick auf ein bestimmtes erbliches Merkmal gleich. Wir sprechen von einem Polymorphismus, im gegebenen Fall von einem Restriktionspolymorphismus, mit Hilfe dessen wir bei äußerlicher Gleichheit genetische Unterschiede der Individuen messen können. Mit Hilfe des Restriktionspolymorphismus können wir in einigen Fällen heute herausfinden, ob ein Proband das mutierte oder das normale Allel vom kranken Elter erhalten hat. Die Muskeldystrophie vom Typ Duchenne oder die Chorea Huntington sind kürzlich veröffentlichte Beispiele. Es ist anzunehmen, daß die Zahl der so diagnostizierbaren Krankheiten in der nächsten Zeit sprunghaft ansteigen wird.

Auch die *Gentherapie* hat seit den ersten Versuchen von Martin J. Cline im Jahre 1980 große Fortschritte zunächst auf dem tierexperimentellen Sektor erzielt, und es scheint möglich, daß in absehbarer Zeit Gentherapieversuche auch am Menschen gerechtfertigt sind. Dafür wurden im Januar 1985 erstmals Punkte, die bei der Erarbeitung und Einreichung von Protokollen für eine Somazelltherapie zu berücksichtigen sind, veröffentlicht und zur Diskussion gestellt. Darunter sind solche Fragen wie:

- Ist es zu erwarten, daß die vorgeschlagene Gentherapie zu einer Heilung der Krankheit führt bzw. einer Verschlimmerung der Krankheit vorbeugt?
- Welche Struktur besitzt die klonierte DNA?
- Welche Sicherheit gibt es, daß das therapeutische Gen richtig in die Zellen des Patienten eingebaut wird?
- Welche Beweise haben wir dafür, daß das übertragene Gen in der erforderlichen Weise exprimiert wird?

Gentherapieexperimente müssen zunächst auf Somazellen beschränkt bleiben, wobei eine Gentherapie in den nächsten Jahren nur bei monogenen Erbkrankheiten, die durch mutativ bedingten Ausfall einer bestimmten Enzymaktivität verursacht werden, möglich sein wird.

Diskutiert wird zur Zeit die Behandlung von 5 relativ seltenen Erbkrankheiten, die auf einen Enzymmangel zurückgehen:

1. Adenosindesaminase (kombinierter Immundefekt)
2. Arginino-Succinat-Synthetase (Citrullinämie)
3. Hypoxanthin-Guanin-Phosphoribosyl-Transferase (Lesh-Nyhan-Syndrom)
4. Ornithin-Carbamyl-Transferase (Hyperammonämie Typ II)
5. Purinnucleosid-Phosphorilase (kombinierter Immundefekt).

Es gibt sicher wesentlich wichtigere Erbkrankheiten, die zu behandeln wären, zur Zeit aber noch nicht behandelt werden können. Was aber die Behandlung mittels Gentherapie insgesamt anbelangt, so muß bedacht werden, daß die Mehrzahl genetischer Defekte nicht in einem Mangel, sondern in einem Zuviel an genetischer Information besteht. Eine selektive Entfernung von Genen oder Chromosomen aus Körperzellen ist allerdings gegenwärtig technisch generell noch nicht möglich. Versuchen mit Keimbahnzellen darf vorerst und sicher für lange Zeit in keinem Falle stattgegeben werden.

»Die Medizin wird sich voraussichtlich einiger der hier vorgestellten Techniken in absehbarer Zeit bedienen. Dies kann zum Guten und auch zum Schlechten führen. Wir sollten nicht versuchen, den wissenschaftlichen Fortschritt aufzuhalten, wie es von besorgten Kritikern manchmal gefordert wurde. Wir sollten aber wachsam sein und Möglichkeiten des Mißbrauchs rechtzeitig erkennen, und uns dann auch dafür einsetzen, daß der Mißbrauch verhindert wird. Dazu genügt es nicht, uns auf die Tätigkeit in unserem Labor zu beschränken. Wir müssen uns breitere Kenntnisse aneignen, um die wissenschaftlichen Folgen unserer Tätigkeit beurteilen zu können. Dazu sind Wissenschaftler und Ärzte heute mehr denn je aufgerufen.« (Starlinger 1984).

1.3.
Ursachen kongenitaler Fehlbildungen

Historische Rückschau

Es gibt zahlreiche Belege dafür, daß angeborene menschliche und tierische Fehlbildungen schon in ältesten Zeiten bekannt waren. Malereien ägyptischer Grabmäler, die etwa 5000 Jahre v. u. Z. entstanden sind, zeigen Darstellungen von Achondroplasien und Klumpfüßen (Persaud 1985). Im assyrischen und babylonischen Schrifttum, das von Astrologen um das Jahr 2800 v. u. Z. erarbeitet worden war, wird ebenfalls über Fehlbildungen berichtet.

Es gilt als sicher, daß viele Ärzte der Antike wie Empedokles von Agrigento (495–435 v. u. Z.), Hippocrates (460–377 v. u. Z.), Demokrit von Abdera (um 460–371 v. u. Z.), Aristoteles (384–322 v. u. Z.) u. a. angeborene Fehlbildungen beobachtet hatten. Daraus erklären sich auch zahlreiche Theorien der antiken Medizin über die Ursachen angeborener Fehlbildungen. Bemerkenswert ist, daß sich in diesen Theorien bereits materialistische Anschauungen widerspiegeln (Schumacher u. Mitarb. 1987).

Im Gegensatz dazu knüpfte man im Mittelalter allerlei philosophische und ethische Erörterungen an die Betrachtung angeborener Fehlbildungen. Ein reiches Quellenmaterial bilden überlieferte Flugblätter, die vor dem Erscheinen regulärer Zeitungen zur Nachrichtenübermittlung dienten.

Im 16., 17. und auch noch im 18. Jahrhundert bestanden die Ansichten über die Entstehung angeborener Fehlbildungen aus einer Mischung aristotelischer Weisheit und theologisch-abergläubischer Spekulation.

Mit der im 17. Jahrhundert beginnenden Aufklärung kam es vereinzelt schon zu objektiveren Auffassungen über die Entstehung von Fehlbildungen. Eine neue Etappe in der Ursachenforschung leitete die Einführung des Mikroskops ein. Mit seiner berühmten Dissertation legte Wolff (1759) die Grundlage für die moderne Embryologie. Er hatte nachgewiesen, daß Organe durch Differenzierung embryonaler Zellen und durch Wachstum entstehen. Richtungweisend für die Erforschung von Ursachen kongenitaler Fehlbildungen waren unter anderem auch die naturwissenschaftlich begründeten Ansichten von Haller (1768), der erkannte, daß Abweichungen vom normalen Entwicklungsgang bestimmten Gesetzmäßigkeiten unterliegen (Bild 3).

Im 19. Jahrhundert wurde die Bearbeitung der Fehlbildungsproblematik verstärkt betrieben, wobei der Erkenntniszuwachs auf dem Gebiet der Entwicklungsgeschichte sehr fördernd war. Als Schrittmacher ist der Hallenser Anatom J. F. Meckel d. J. (1781 bis 1833) zu nennen, der Harveys Konzept von der Entwicklungshemmung erweiterte

und den Begriff der Hemmungsmißbildung schuf. Entscheidenden Wandel in den Auffassungen führte E. G. de Saint-Hilaire (1772 bis 1844) herbei, der den Begriff *Teratologie* prägte. Einen starken Einfluß auf die Ursachenforschung hatten auch die Arbeiten von Mendel über Pflanzenhybridisierung sowie die Formulierung seiner Erbgesetze 1865. Nachfolgend überwog die Ansicht, daß angeborene Fehlbildungen erbbedingt sind.

Mit der Einführung des Tierexperiments Mitte des 19. Jahrhunderts begann die Geschichte der experimentellen Embryologie, die der Teratologie grundlegende Erkenntnisse vermittelte. Bahnbrechend waren dabei die Experimente von Roux (1850–1924), dem Begründer der Entwicklungsmechanik, sowie von Speman (1869–1941), der den stofflichen Einfluß auf die Bildung der Organe nachwies. In zunehmendem Maß befaßte sich die experimentelle teratologische Forschung nach dem 2. Weltkrieg mit Fragen der Umwelteinflüsse auf die Entstehung von Fehlbildungen. Diese Untersuchungen wurden durch die Beobachtung des australischen Arztes Gregg 1941 ausgelöst, der feststellte, daß Rötelinfektion der Mutter während der Frühschwangerschaft schwere Fehlbildungen beim Kind verursachen kann. Bald stellte man fest, daß auch andere Viruserkrankungen wie Hepatitis, Mumps, Morbilli, Poliomyelitis oder Varicella teratogene Wirkungen ausüben können.

Weitere auslösende Momente für die Erforschung angeborener Fehlbildungen waren die Atombombenabwürfe auf Hiroshima und Nagasaki (1945), die Thalidomidkatastrophe in der BRD (1959–1962) sowie das TCDD-Unglück von Seveso in Norditalien (1976).

Mit der Einführung exakter Methoden zur Chromosomendarstellung und ihrer Identifikation im Jahr 1956 hat die Genetik der teratologischen Forschung wesentliche Möglichkeiten erschlossen. Mutagene Noxen können Gen- und Chromosomenmutationen induzieren, sie können sowohl die Geschlechtszellen (gametische Mutation) als auch die Körperzellen eines Organismus (somatische Mutation) betreffen.

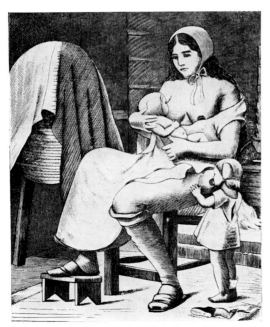

Bild 3   Akzessorische Brustdrüse am Oberschenkel einer jungen Mutter (aus E. Holländer 1921)

Häufigkeit von Fehlbildungen

Aus statistischen Erhebungen geht hervor, daß die Sterberate von menschlichen Keimlingen bei Spontanaborten in der 1. Schwangerschaftshälfte am größten ist. Die tatsächliche Inzidenz spontaner Frühaborte ist umstritten.

Nach Witschi (1969) werden mehr als $^2/_3$ aller ovulierten und befruchteten Eizellen abgestoßen. Bei Spontanaborten fand man in 61,5 % der Fälle Chromosomenanomalien (Boué u. Boué 1978), bei Lebendgeburten dagegen nur 0,5 bis 0,6 % (Bauld u. Mitarb. 1974).

Ein erneutes Ansteigen der Mortalität zeigt sich kurz vor, während und nach der Geburt (Bild 4). Dieser Anstieg erklärt sich aus der Umstellung des Feten von der intrauterinen auf die extrauterine Umwelt. Bei Fehlbildungen lebenswichtiger Organe, z. B. im Bereich des Respirationstraktes, des Magen-Darm-Kanals oder der Ausscheidungsorgane sind unter extrauterinen Lebensbedingungen keine Lebenschancen vorhanden. Der Rückgang der perinatalen Sterblichkeit in den letzten Jahrzehnten hat dazu geführt, daß Fehlbildungen als Todesursache für die Säuglingssterblichkeit erheblich zugenommen haben.

Die Angaben über die Häufigkeit von Fehlbildungen sind durch zahlreiche Faktoren belastet und fallen daher im Weltschrifttum

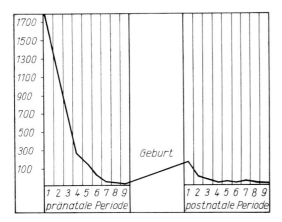

Bild 4 Häufigkeit prä- und postnataler Mortalität (nach Pfaundler, Schlossmann aus M. Wrete 1955)

sehr unterschiedlich aus. Ein Problem liegt darin, daß der Begriff »Fehlbildung« sehr unterschiedlich definiert wird und angesichts der biologischen Variabilität beim Menschen von Normvarianten schwer abzugrenzen ist. Eckes (1977) gibt z. B. die graduelle Unterteilung von Abnormitäten wie folgt an: Norm-Variation-Extremvariante – Anomalie-Fehlbildungs-Monster, subletale Maximal-Letalform. In dieser Abstufung liegt eine erhebliche Grauzone zwischen eindeutigen Fehlbildungen und Formvarianten. Gewöhnlich versteht man unter Fehlbildungen Abweichungen von der Norm zur Zeit der Geburt *(birth defects)*. Eine solche Auffassung trifft aber nur für einen Teil von Fehlbildungen zu. Zwar erfolgt die Registratur von Fehlbildungen in der Regel unmittelbar nach der Geburt, jedoch werden damit solche nicht erfaßt, die sich erst später manifestieren, z. B. Taubheit oder Schwachsinn. Man kann annehmen, daß etwa 2 bis 3 % aller Neugeborenen mit Fehlbildungen zur Welt kommen, die *Fehlbildungsrate* steigt jedoch noch in den ersten Lebensjahren.

Auslösende Faktoren

Fehlbildungen können durch genetische Faktoren und durch Umweltfaktoren ausgelöst werden (Bilder 5, 6), beide stehen aber in komplizierten Wechselbeziehungen zueinander, deren Mechanismen heute noch unbekannt sind. Nur in wenigen Fällen lassen sich Umwelt- und Erbfaktoren als ursächliche Momente für Fehlbildungen festlegen, meist kommt es zu Überlagerungen beider Umweltfaktoren.

Umweltfaktoren, die das Milieu eines Blastem oder eines ganzen Blastemsystems so stark verändern, daß die ontogenetische Adaptationsgrenze überschritten wird, führen zu Fehlbildungen (Bild 5).

Unter Umwelt versteht Goerttler (1964) alles Extrachromosomalgelegene. Die Chromosomen unterliegen den Wechselbeziehungen zwischen Zellkern und Zytoplasma. Die Eizelle und das Spermium sind im extrazellulären intraorganismischen Raum, z. B.

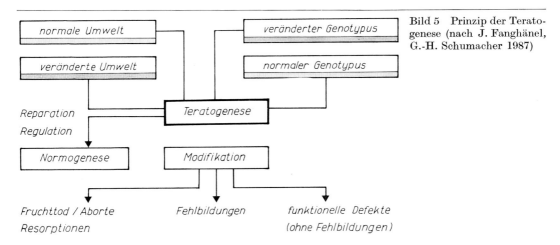

Bild 5   Prinzip der Teratogenese (nach J. Fanghänel, G.-H. Schumacher 1987)

in der Tube oder den ableitenden Samenwegen verschiedenen Einflüssen ausgesetzt. Lange Zeit ist dann die mütterliche Umwelt für den sich entwickelnden Keimling der Uterus, wobei die Plazenta eine wichtige Vermittlerrolle spielt. Die intramaterne Umwelt schützt den Keimling weitgehend vor der Einwirkung äußerer teratogener Noxen; sie setzt ihn aber auch Störungen aus, die im mütterlichen Organismus selbst entstehen. Außerhalb des mütterlichen Organismus liegt dann die atmosphärische Umwelt mit ihren physikalischen, mechanischen und chemischen Einflüssen. Die aus dem Weltraum in die Atmosphäre eindringenden Strahlen sind schließlich ein Bestandteil der kosmischen Umwelt.

Als *infektiöse Ursachen* für die Entstehung angeborener Fehlbildungen sind die bereits erwähnten Viruserkrankungen sowie die Toxoplasmose zu nennen. Letztere kann beim Feten Entzündungen im Gehirn mit nachhaltigen Schäden wie Hydrozephalus oder Schwachsinn verursachen.

Daß *iatrogene Faktoren* teratogen wirken können, ist eine bemerkenswerte Tatsache. Als Beispiel sind ionisierende Strahlen, Ultraschall, Kurzwelle, Kürettagen, Arzneimittel, Narkosen, Impfungen, Unterkühlung oder Überwärmung des Körpers zu nennen. Seit langem ist bekannt, daß man mit Röntgen- und Gammastrahlen Fehlbildungen des Gehirns, Schädels, Auges, Gaumens, der

Gliedmaßen usw. erzeugen kann. Die Fehlbildungsfrequenz strahlenexponierter Früchte z. B. nach Röntgenuntersuchungen oder therapeutischer Bestrahlung ist dosisabhängig.

Die Dosis *kosmischer* und *radioaktiver Strahlen* während einer Schwangerschaft beträgt etwa 100 mR. Wie verheerend radioaktive Strahlen aber in größeren Dosen sein können, haben die Atombombenexplosionen über Hiroshima und Nagasaki gezeigt. In 28 % der Fälle hatten die japanischen Frauen Fehlgeburten. 25 % der Kinder starben im ersten Lebensjahr, und 25 % der überlebenden Kinder wiesen Fehlbildungen des Zentralnervensystems auf wie Mikrozephalie und intellektuelle Retardierungen.

Von den *Medikamenten* kommt den Zytostatika eine große Bedeutung zu. Die Fehlbildungen betreffen besonders Kopf, Gehirn, Auge, Ohr, Skelett, Eingeweide und Keimdrüsen. Zytostatika können auch genetische Defekte setzen, wenn sie die Keimzellen betreffen. Defekte dieser Art manifestieren sich häufig erst nach Generationen (Bild 6). Aber auch Abortiva, wie Chinin, können eine unheilvolle Rolle spielen. Ovulationshemmer scheinen die Frequenz von Chromosomenanomalien und Fehlbildungen nicht zu beeinflussen.

Der *Sauerstoffmangel* als teratogene Noxe ist seit langem bekannt. Er kann durch Veränderungen der Plazenta, Nabelschnurgefäße, Gefäßerkrankungen der Mutter, Narkosen

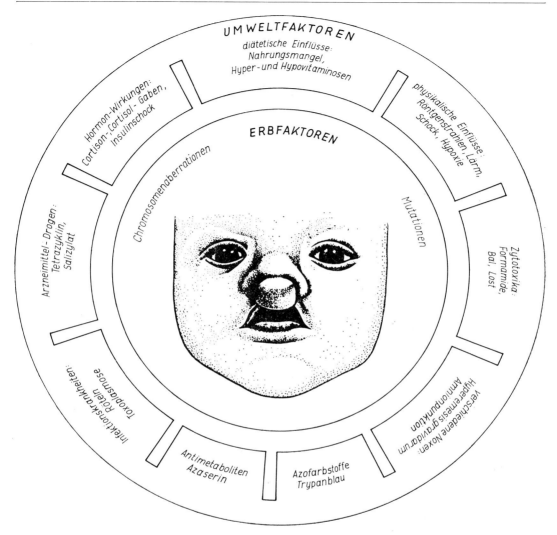

UMWELTFAKTOREN

diätetische Einflüsse:
Nahrungsmangel,
Hyper- und Hypovitaminosen

ERBFAKTOREN

Hormon-Wirkungen:
Cortison-, Cortisol-Gaben,
Insulinschock

physikalische Einflüsse:
Röntgenstrahlen, Lärm,
Schock, Hypoxie

Chromosomenaberrationen

Mutationen

Arzneimittel-Drogen:
Tetrazyklin,
Salizylat

Zytotoxika:
Formamide,
Bai, Lost

Infektionskrankheiten:
Toxoplasmose
Röteln

verschiedene Noxen:
Hyperemesis gravidarum,
Amnionpunktion

Antimetaboliten
Azaserin

Azofarbstoffe
Trypanblau

Bild 6   Auslösende Faktoren von Lippen-Kiefer-Gaumen-Segel-Spalten (aus G.-H. Schumacher 1986)

während der Schwangerschaft u. a. m. auftreten. Bei Herz-Kreislauf-Erkrankungen der Mutter werden vermehrt Fehlbildungen der Kinder beobachtet.

Mit *Hormonen* lassen sich in Tierexperimenten zahlreiche Fehlbildungen induzieren; aber auch beim Menschen liegen analoge Beobachtungen vor. Teratogene Wirkungen sind von den Hormonen der Nebennieren, Keimdrüsen, Bauchspeicheldrüse, Schilddrüse und Hirnanhangdrüse bekannt. Durch Gaben von Keimdrüsenhormonen ist es z. B. möglich,

experimentell Zwitter zu erzeugen. Streß wirkt wahrscheinlich mittelbar über den endokrinen Apparat bei der Erzeugung von Fehlbildungen.

Hypovitaminosen sowie *Hypervitaminosen* bestimmter Vitamine bei Ernährungs- und Stoffwechselstörungen haben eine teratogene Bedeutung. Bei Vitamin-A-Mangel kann es zum Absterben der Frucht oder zu schweren Fehlbildungen besonders am Zentralnervensystem und am Auge kommen. Vitamin-A-Überschuß erzeugt bei Tieren eine ähnliche

Wirkung, ebenso der Vitamin-B-Komplex oder erhöhte Gaben von Vitamin D.

Chronischer Alkoholmißbrauch der Mutter während der Frühschwangerschaft kann zur Embryopathia alcoholica führen. Dabei handelt es sich um ein multiples Dysmorphiesyndrom mit prä- und postnatalem Minderwuchs, erniedrigtem Geburtsgewicht und reduzierter Körperlänge. In 30 bis 50 % erfolgt Fruchttod, und die perinatale Sterblichkeit steigt auf 15 %. Weitere Erscheinungen sind Mikrophthalmie, Ptose, Strabismus, Mikrogenie, Hypoplasie der Maxilla, Gaumenspalten, Mikrozephalie, Herzfehler, Hypospadie u. a. m. Bereits 80 g Alkohol pro Tag werden als teratogen angesehen. Viele dieser Symptome sind jedoch fakultativ, so daß nach Alkoholabstinenz der Mutter die Geburt normaler Kinder erfolgt.

Nikotinabusus der Mutter, aber auch des Vaters werden für Fehlbildungen der Nachkommen verantwortlich gemacht, wobei das passive Rauchen der schwangeren Mutter sicher auch von Bedeutung ist.

Groß ist die Zahl der *Chemikalien*, die bei der Genese von Fehlbildungen eine Rolle spielen. Shepard (1973) stellte einen Katalog von 650 Einzelsubstanzen zusammen. Gut dokumentiert sind z. B. Thalidomid, organische Lösungsmittel, Folsäureantagonisten, Androgene, synthetische Östrogene, Tetracyclin, Thyreostatika, Streptomycin.

Von den *physikalischen Faktoren* (Bild 6), die an der Entstehung von Fehlbildungen beteiligt sind, sei hier der Lärm als teratogene Noxe genannt. In tierexperimentellen Untersuchungen, die an den Instituten für Anatomie Rostock und Greifswald durchgeführt wurden (Schumacher, Fanghänel 1974, 1975), hat sich gezeigt, daß Beschallungen gravider Ratten mit extraauralem Reinton, Industrieimpulslärm sowie Straßenlärm besonders in Verbindung mit Vibrationen verändernd auf die Keimesentwicklung wirken. Es wurde ein allgemeines Zurückbleiben des Wachstums *(Retardation)* der Feten und heranwachsenden Ratten in der Postfetalperiode festgestellt. Der Wachstumsrückstand ist ein begleitendes Charakteristikum vieler Fehl-

bildungen. Bereits die verspätete Implantation, wie sie unter dem Einfluß von Psychopharmaka vorkommt, führt wahrscheinlich schon zur Retardation. Daneben fanden sich nach Lärmstreß der Muttertiere Plazentaanomalien, Resorption sowie morphologische Veränderungen bei den Neugeborenen.

Erbfaktoren

Die plötzlichen Änderungen am Informationsgehalt des Erbgutes bezeichnet man als Mutation.

Mutagene können energiereiche Strahlungen, wie Röntgenstrahlen, Gammastrahlen, UV-Strahlen oder Chemikalien sein. Gegenwärtig kennt man über 400 chemische Substanzen, die im Experiment an Mikroorganismen, Pflanzen und auch Tieren Mutationen induzieren können (Freye 1981). Die Vielfalt der Angriffsmöglichkeiten der Mutagene ergibt sich aus der molekularen Struktur der DNA und der Funktion der genetischen Struktureinheiten. Man unterscheidet zwischen Punkt- oder Genmutationen, die den molekularen Bereich der DNA umfassen, Chromosomenmutationen, welche die Chromosomen betreffen, und Genommutationen, die eine zahlenmäßige Abweichung darstellen. Qualitative Veränderungen im genetischen Code können z. B. durch Fortfall (Deletion) oder Einfügen (Insertion) eines einzelnen Nukletidpaars erfolgen.

Die *Auswirkungen von Mutationen* der Geschlechtszellen (gametische Mutationen) und Körperzellen (somatische Mutationen) sind sehr verschieden. Bei der gametischen Mutation wächst die Zygote einer mutierten Keimzelle zu einem männlichen oder weiblichen Mutanten heran, der eine erhebliche Belastung für die Nachkommen darstellt. Die gegenwärtige genetische Belastung resultiert aus Punktmutationen von Keimzellen vorangegangener Generationen. Von den etwa 2800 derzeit bekannten autosomal rezessiven Krankheiten sind etwa 2 % der Bevölkerung betroffen. Die Mutation einer Somazelle kann zwar Fehlbildungen oder bösartige Tumoren verursachen, die nachfolgenden

Generationen bleiben aber mutationsfrei (Bild 7).

Das Ausmaß der verheerenden strahleninduzierten Mutationen nach Kernwaffenexplosionen über Hiroshima und Nagasaki zeigen Untersuchungen, die 20 Jahre später vorgenommen wurden. Von 171 untersuchten Personen, die einer direkten Strahleneinwirkung ausgesetzt waren (etwa 200 bis 1 000 rd Ganzkörperdosis), wurden noch bei über einem Drittel Chromosomenanomalien gefunden. Ähnliche Berichte gibt es von Untersuchungen, die 10 Jahre nach dem Atombombenabwurf auf Bikini an japanischen Fischern und an Bewohnern der

Marshall-Inseln durchgeführt wurden. Aber auch die Feten der Mütter sind von der Strahlenwirkung nicht verschont geblieben. Das haben zytogenetische Untersuchungen an Personen gezeigt, die zur Zeit der Atombombenabwürfe auf Hiroshima und Nagasaki noch nicht geboren waren.

Genommutationen führen zur Aneuploidie, d. h. zur Vermehrung oder Verringerung der Chromosomenzahl (Polysomie oder Monosomie). Bei der Trisomie ist ein Chromosom zuviel vorhanden $(2n + 1)$ und bei der Monosomie ein Chromosom zu wenig $(2n - 1)$. Eine Verdrei- oder Vervierfachung des Chromosomensatzes (Polyploidie) führt im allge-

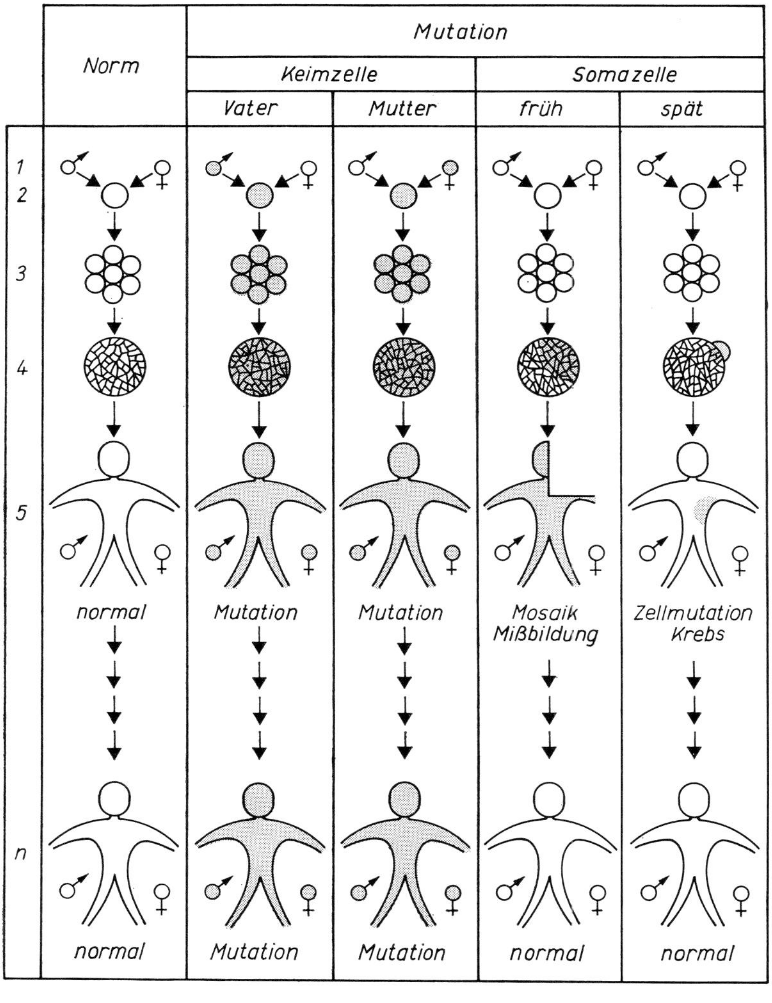

Bild 7 Mutationseffekt bei Keim- oder Somazellen, *1* Geschlechtszellen der Eltern, *2* Zygote, *3* Morulastadium, *4* Blastozytenstadium, *5* ausgereifte Frucht (aus W.-W. Höpker 1984)

meinen zum intrauterinen Absterben der Früchte.

Trisomien der Autosomen spielen in der ärztlichen Praxis eine bedeutende Rolle. Eine D_{13}-Trisomie äußert sich z. B. durch Lippen-Kiefer-Gaumen-Spalten und Ausbildung überzähliger Finger oder Zehen, eine E_{18}-Trisomie durch Langschädel sowie Fehlen der Nägel, eine G_{21}-Trisomie (Down-Syndrom) durch Kurzschädel, Lidfalten in den inneren Augenwinkeln, frühzeitig einsetzende Linsentrübung, flaches Gesicht, vergrößerte Zunge usw. Die Aufklärung des Down-Syndroms ist für die klinische Zytogenetik von historischem Interesse, weil damit erstmals ein definiertes Krankheitsbild auf eine Chromosomenaberration zurückgeführt werden konnte.

Veränderungen der *Geschlechtschromosomen*, besonders des X-Chromosoms, haben in der Hauptsache Fehlbildungen der Geschlechtsorgane zur Folge. Bei einer Monosomie (XO) werden im Ovar keine Follikel gebildet, die Regelblutung bleibt aus, die Geschlechtsorgane sind nicht voll ausgebildet. Die bekannteste Form ist das Turner-Syndrom, das mit extragenitalen Anomalien und Organbildungsfehlern einhergeht. Bei einer X-Tri- oder X-Tetrasomie können die Frauen trotz unterentwickelter Genitalien Kinder zur Welt bringen. Entsprechende chromosomale Zahlenanomalien gibt es auch beim Mann. Bei einer XXY-Trisomie sind die Hoden unfähig, Samenzellen zu bilden. Die bekannteste Y-Polysomie bei männlichen Personen ist das Klinefelter-Syndrom. XXXY- oder XXXXY-Polysomien zeigen außer den Veränderungen an den Geschlechtsorganen noch weitere Fehlbildungen, die meist mit schweren geistigen Störungen einhergehen.

Empfindliche Phasen während der Schwangerschaft

Die Entstehung teratogener Schäden beruht unabhängig von den Faktoren, die sie auslösen, auf Störungen biochemischer Vorgänge in den Zellen. Diese bestehen im Prinzip in der Entkopplung von Reaktionsketten zur zellulären Energiegewinnung, in einer Hemmung von Syntheseprozessen bei bestimmten Stoffwechselvorgängen und Veränderungen der Membranpermeabilität. Auf Grund ihrer unspezifischen Wirkungen ist daher eine exakte Bestimmung teratogener Faktoren sehr schwer.

Die Einwirkungsmöglichkeiten von Teratogenen können verschiedene Ebenen betreffen, die Keimzellen, das Keimbett oder den Keimling (Bild 8). Eine entscheidende Bedeutung kommt der Zeitspanne des Einwirkens von Teratogenen zu, die man als *teratogene Determinationsperiode* bezeichnet. Sie wird durch eine Reihe biochemischer und enzymatischer Prozesse eingeleitet und fällt mit einer erhöhten mitotischen Aktivität in den betreffenden Organen zusammen. Zwischen teratogener Determinationsperiode und Organogenese bestehen aber zum Teil erhebliche Unterschiede, weil die Entwicklungsgeschwindigkeit der einzelnen Organe starken Schwankungen unterliegt.

In der Teratologie unterscheidet man daher eine sensitive und eine kritische Phase der Keimesentwicklung. Unter *sensitiver Phase* versteht man eine Zeitspanne mit besonders großer Empfindlichkeit gegen exogene Noxen. Diese erstreckt sich hauptsächlich über die Embryonalzeit mit der Organogenese. Sie zeigt einen ansteigenden Bereich, eine maximale Reaktionsbreite und einen Zeitabschnitt

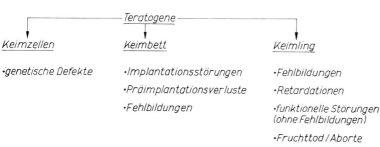

Bild 8 Einwirkungsmöglichkeiten von Teratogenen

nachlassender Reaktion. Als *kritische Phase* bezeichnet man den nachfolgenden Abschnitt. Er betrifft vornehmlich die Fetalzeit mit der Histogenese, in welcher die Stoffwechselprozesse bei der Differenzierung in den Blastemen leicht entgleisen können. In der Regel hält die kritische Phase eines Organs länger an als die sensitive.

Die teratologischen Manifestationsformen sind verschieden, sie können einzelne Organe oder Organsysteme betreffen und in vielen Graduierungen auftreten (Bild 9).

Verhütung angeborener Fehlbildungen

Zur Verhütung angeborener Fehlbildungen sollten möglichst alle teratogenen Einflüsse von Frühschwangeren ferngehalten werden. Genaue ärztliche Untersuchungen vor der Ehe, rechtzeitige Erkennung und Behandlung von Infektionskrankheiten sowie regelmäßige Beratungen sind zu empfehlen. Ohne zwingende Indikation sollten in der Schwangerschaft, insbesondere aber während der ersten 90 Tage, keine Arzneimittel eingenommen werden. Bei Diabetikerinnen ist auf eine genaue Einstellung des Stoffwechsels zu achten.

Die Gefahr teratogener Wirkungen von Medikamenten und von chemischen Stoffen wird dadurch gemindert, daß alle neuen Arzneimittel an Versuchstieren geprüft werden. Mittels der Tierversuche ist man bemüht,

teratogene Eigenschaften zu erkennen. Eine sichere Gewähr für die komplikationslose Anwendung auf den Menschen gibt es jedoch nicht, weil die Wirkungsweisen zahlreicher Teratogene bei verschiedenen Tieren und beim Menschen unterschiedlich sein können. Daher ist die Übertragung von Testergebnissen auf den Menschen auch nicht unproblematisch.

Zur Aufklärung von Wirkungs- und Regelmechanismen benutzt man in der experimentellen Forschung Modelle. Dabei sind zahlreiche Faktoren zu berücksichtigen, welche die Wechselbeziehungen zwischen Mutter und Fetus bzw. Jungtier, das Alter der Mutter, Trächtigkeit, Aufzucht, prä- und postnatale Entwicklung u. a. m. betreffen (Heinecke 1980).

Die Einhaltung von Sicherheitsbestimmungen bei der Anwendung ionisierender Strahlen in der Diagnostik und Therapie schützt vor Strahlenschäden, so daß sie für die Entstehung gestörter Erbanlagen nicht ins Gewicht fallen.

Eine große Bedeutung kommt der Mutagenitätsforschung zu. In den letzten Jahren sind zahlreiche sensible Prüfmethoden für den praktischen Einsatz entwickelt worden, die es gestatten, mutagene Substanzen aus der Umwelt zu erkennen und das von ihnen ausgehende genetische Risiko bei der Einwirkung auf den Menschen zuverlässig einzuschätzen. Voraussetzungen für eine Muta-

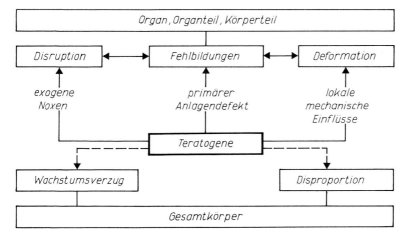

Bild 9 Teratologische Manifestationsformen (nach J. Fanghänel, G.-H. Schumacher 1987)

tionsprophylaxe werden durch die Einrichtungen von Laboratorien für Mutagenitätsprüfungen geschaffen. In ihnen wird die Vielzahl der jährlich auf den Markt kommenden chemischen Substanzen auf ihre Mutagenität getestet. Damit hat sich die praktische Mutagenitätsprüfung zu einem wesentlichen Teilbereich moderner Umweltforschung entwickelt.

In den letzten Jahren ist die Hautleistendiagnostik, *Dermatoglyphik*, in das Vorfeld der Chromosomenuntersuchungen gerückt. In dem Maß, in dem die Hautleistenmuster von der Norm abweichen, kann man einen Index für die Wahrscheinlichkeit aufstellen, mit der bei einem Patienten Chromosomenaberrationen vorhanden sind. Die Hautleisten der Finger und Zehen sowie die Furchen der Hände und Füße werden in ihren Details polygen vererbt. Bereits 1866 hat Langdon Down bei der Trisomie G_{21} Anomalien des Oberflächenreliefs der Haut beschrieben. Etwa bis zum 5. Schwangerschaftsmonat werden die Hautleisten an den Finger- und Zehenspitzen sowie die gröberen Furchen im Handteller und auf der Fußsohle gebildet. Nach der Geburt verändern sie sich dann nicht mehr.

Den Gefahren der Umweltverunreinigung wird auf gesetzlicher Grundlage entgegengetreten. Eine in der Wirkung nicht abzusehende Gefahrenquelle stellen aber Atom-, Wasserstoff- und Neutronenbomben dar, vor deren Anwendung nur die Erhaltung des Friedens schützen kann.

1.4.
Genetisch determinierte Dysplasien in der Otorhinolaryngologie

Kinder mit angeborenen Mißbildungen stellen nicht nur die betroffenen Eltern, sondern auch die Ärzte und die Gesellschaft vor mannigfaltige Probleme. Das trifft selbstverständlich auch für die Kinder mit schweren Dysplasien im HNO-Fachgebiet zu.

Eine Zahl mag das Problem verdeutlichen. Man geht heute davon aus, daß 2 bis 3 % aller Neugeborenen mehr oder weniger schwere Mißbildungen aufweisen. Daraus läßt sich zugleich die Bedeutung der modernen Humangenetik ableiten, deren Aufgabe in 3 Punkten zusammenzufassen ist:

1. Klärung der Ätiologie der Mißbildungsursache,
2. Wahrnehmung genetischer Prognostik im Rahmen der Familienberatung,
3. Aufzeigen von Therapiemöglichkeiten.

Möglicherweise werden genetisch determinierte Dysplasien in der Otorhinolaryngologie zukünftig noch mehr an Bedeutung gewinnen. Gründe dafür können sein:

1. Nachlassende Selektion gegen Mißbildungen,
2. mutagene und teratogene Schäden,
3. Verhütung nichtgenetischer Dysplasien.

Die Ursachen für Krankheiten und damit auch für HNO-Erkrankungen mit Mißbildungscharakter können vielfältig sein. Im wesentlichen sind dabei folgende Gruppen zu unterscheiden:

1. Chromosomale Störungen (Genom- und Chromosommutationen),
2. einfache (monogene) erbliche Anomalien und Mißbildungen (Genmutation bzw. Punktmutation),
3. Mißbildungen mit polygen-multifaktorieller Grundlage (Zusammenwirken von genetischen und exogenen Faktoren),
4. exogene (nicht erbliche) Mißbildungen.

Dabei können die Fehlbildungen im HNO-Bereich isoliert oder in Kombination mit Dysplasien in anderen Organsystemen auftreten. Bisher sind über 200 solcher Syndrome beschrieben worden. Zu ihrer Identifizierung hat sich ein von Tymnik (1977) entwickeltes permutiertes Symptomregister sehr bewährt.

Nachstehend soll der Versuch unternommen werden, einige wichtige Dysplasien des HNO-Fachgebietes in die aufgeführten Ursachengruppen einzuordnen (Tab. 1–4).

Tabelle 1   Chromosomale Störungen

HNO-Befund	Chromosomen-Befund
Ohrmuscheldeforma-tionen Gehörgangsatresien	im Rahmen des Down-Syndroms (Trisomie 21)
Ohrmuschelfehl-stellungen Taubheit	im Rahmen des Pätau-Syndroms (Trisomie 13)
Präaurikuläre Anhänge Ohrmuschelfehl-stellungen bzw. -miß-bildungen Spaltbildungen im Gesichtsbereich	im Rahmen des Cri-du-chat-Syndroms und Deletionen am Chromo-som 4 und 5

Tabelle 2   Monogen erbliche Dysplasien

HNO-Befund	Erbgang
Kraniofaziale Dys-plasien (z. B. France-schetti-Syndrom)	autosomal dominanter Erbgang
Fistula auris con-genita	autosomal dominanter Erbgang
Erbliche Innenohr-schwerhörigkeit oder Taubheit	überwiegend autosomal rezessive Erbgänge
Otosklerose	autosomal dominanter Erbgang mit geringer Penetranz (10%) und variabler Expressivität

Tabelle 3   Mißbildungen mit polygen-multifaktorieller Grundlage

HNO-Befund	Erbgang
Lippen-Kiefer-Gaumen-Spalte	unregelmäßig rezessiv, erheblich exogener Einfluß

Tabelle 4   Exogene (nicht erbliche) Mißbildungen

HNO-Befund	Ursache
Innenohrschädigung	Rubeolen-Embryo-pathie
Kraniofaziale Mißbil-dungen, Innenohr- und Mittelohrschäden	Thalidomid-Embryo-pathie

Die Ohrregion ist mit über 50 % Mißbildungen im HNO-Fachgebiet weitaus am häufigsten betroffen. Sie umfassen Fehlbildungen des äußeren Ohres, des Mittelohres und des Innenohres, isoliert oder kombiniert. Erinnert sei an familiäres Vorkommen von Mikrotien oder Otosklerosen.

Besondere Bedeutung kommt jedoch den genetisch determinierten Innenohrdysplasien und den daraus resultierenden Innenohrschwerhörigkeiten bzw. Taubheiten zu, da hier eine kausale Therapie nicht möglich ist. Auf sie wird daher auch im Kapitel 2.1.5. noch näher eingegangen werden.

1.5. Variabilität ausgewählter morphologischer und metrischer Merkmale im HNO-Fachgebiet

Die klinische Erfassung von genetisch determinierten Störungen, wie des als pathologisch zu bezeichnenden überhaupt, setzt die Kenntnis des Normalen voraus. »Normalität« zu definieren ist aber schwierig, weil die biologische Variabilität zu berücksichtigen ist und neben den genetischen weitere Einflüsse die Ausprägung des Phänotyps bestimmen.

Dies gilt auch für unser Fachgebiet – z. B. die Beschreibung des Normalen für die plastisch-korrektive Chirurgie oder aber die Frage, inwieweit sich Krankheit, aber auch therapeutische Maßnahmen auf die Entwicklung des Individuums auswirken. Dies war Veranlassung, uns an einer Untersuchung zu beteiligen, in der über 1 000 Jenenser Schulkinder im Alter von 12 bis 17 Jahren anthropologisch, stomatologisch und otorhinolaryngologisch untersucht wurden. Neben der Erfassung fachspezifischer anamnestischer, klinischer und anthropometrischer Parameter, die wesentliche Einblicke in die Epidemiologie der HNO-Erkrankungen vermitteln, auf die hier aber nicht eingegangen wird, bestand die Möglichkeit, die gewonnenen Daten der verschiedenen Fachgebiete zu

verknüpfen und mehrdimensional auszu-
werten.

Aus dieser für den europäischen Raum zur
Zeit einmaligen Betrachtungsmöglichkeit ergeben sich äußerst interessante Informationen, die wir hier nur andeuten können und
deshalb auf eine ganz simple Frage reduzieren
wollen, ob Körperhöhe und Körpergewicht
durch häufig in unserem Fachgebiet vor-
kommende Erkrankungen beeinflußt werden.
Selbstverständlich verfügen wir auch über
eine Fülle metrischer Angaben einzelner
Strukturen des Kopf-Hals-Gebietes und ihre
Beziehungen untereinander bzw. zu anderen
anthropometrischen Maßen, wie sie beispielsweise in Tabelle 5 und 6 für die Ohrlänge und
-breite gezeigt sind.

Tabelle 5 Durchschnittliche Ohrbreiten (in mm)
von 12- bis 17jährigen Probanden

Alter	Männlich		Weiblich	
(Jahre)	n	$\bar{x}$	n	$\bar{x}$
12	42	33,3	59	31,1
13	90	32,8	85	31,3
14	97	33,4	83	31,0
15	111	33,2	88	30,5
16	77	33,0	91	31,1
17	33	33,2	30	31,2

Tabelle 6 Durchschnittliche Ohrlängen (in mm)
von 12- bis 17jährigen Probanden

Alter	Männlich		Weiblich	
(Jahre)	n	$\bar{x}$	n	$\bar{x}$
12	42	60,0	59	56,8
13	90	60,9	85	58,1
14	99	60,7	84	58,2
15	111	61,5	88	57,7
16	77	61,6	89	58,6
17	33	62,5	30	58,6

Während eine Zunahme der Ohrbreite in
dieser Altersgruppe nicht mehr zu verzeichnen ist, nimmt die Ohrlänge bei beiden
Geschlechtern noch zu. Dabei sind die weiblichen Ohren durchschnittlich kleiner als die
männlichen, obwohl die Mädchen in diesem
Alter eine größere Körperhöhe aufweisen.

Mit diesem Beispiel sollten nur Möglichkeiten,
die die Erfassung solcher Maße bieten, ange-
deutet werden. Ihre Interpretation und viele
sich anknüpfende Fragen müssen zurück-
gestellt werden, um sich obenangesprochenem
Problem zuwenden zu können. Gesichert ist,
daß sich genetische Störungen, hormonelle
Dysregulationen, Ernährungsgewohnheiten
und andere Umwelteinflüsse, aber auch Erkrankungen, speziell chronische bzw. chro-
nisch-rezidivierende die postnatalen Wachs-
tums- und Reifungsvorgänge beeinflussen.
Dabei kann es zu beträchtlichen individuellen
Entwicklungsrückständen kommen, die nach
Beseitigung der Ursachen in der Regel durch
ein gesteigertes Aufholwachstum ausgeglichen
werden.

Auch für unser Fachgebiet lassen sich interessante Zusammenhänge erkennen. Betrachten wir beispielsweise die Tonsillektomie im
Zusammenhang mit Körpergewicht und Körperhöhe, so finden sich überraschende Resultate. Bei einer Tonsillektomiefrequenz von
9,3 % für Mädchen und 9,5 % für Jungen
wird aus Tabelle 7 deutlich, daß tonsillekto-
mierte Jungen durchschnittlich 5 kg schwerer
und 3 cm größer als nichttonsillektomierte
sind. Bei den Mädchen dieses Alters treten
dagegen keine signifikanten Differenzen auf.
Da die gleichen Probanden 5 Jahre zuvor,
also im Alter von 7 bis 12 Jahren untersucht
worden waren, analysierten wir die Situation
für diesen Zeitraum, der näher zum häufigsten

Tabelle 7 Gesamtdurchschnitte für Körpergewicht
(kg) und Körperhöhen (cm) von 12- bis 17jährigen
Probanden mit/ohne Tonsillektomie (TE)

	Mit TE			Ohne TE		
	n	%	$\bar{x}$	n	%	$\bar{x}$
Männlich						
KG	43	9,5	57,6	408	90,5	52,4
KH	43	9,5	168,7	409	90,5	165,6
Weiblich						
KG	40	9,3	50,3	391	90,7	50,7
KH	40	9,2	160,4	395	90,8	160,7

KG = Körpergewicht, KH = Körperhöhe

Operationszeitpunkt liegt. Wir fanden, ablesbar, das gleiche Resultat (Tab. 8). Bei selbstverständlich noch geringerem Körpergewicht waren die tonsillektomierten Jungen durchschnittlich 3 kg schwerer und 3 cm größer!

Ob dieses Phänomen allein dadurch zu erklären ist, daß Knaben stärker auf kurzfristige Ereignisse – wie Krankheit – reagieren, Mädchen dagegen auf langfristig wirkende, wie Ernährung oder soziale Faktoren, bleibe der Diskussion vorbehalten. In diese einbezogen sollte auch die Tatsache werden, daß die klinisch erfaßten Phänomene chronische Tonsillitis und chronische Pharyngitis keinen Einfluß auf Körperhöhe und -gewicht erkennen ließen (Tab. 9 und 10). Bemerkenswert sind aber die hohen Häufigkeitswerte – etwa 10 % Kinder mit chronischer Tonsillitis, wobei die bereits tonsillektomierten zu addieren sind, und um 38 % Kinder mit den Zeichen der chronischen, überwiegend hyperplastischen Pharyngitis.

Tabelle 8 Gesamtdurchschnitt für Körpergewichte (kg) und Körperhöhen (cm) von 7- bis 12jährigen Probanden mit/ohne Tonsillektomien (TE)

	Mit TE			Ohne TE		
	n	%	x̄	n	%	x̄
Männlich						
KG	43	9,6	33,4	404	90,4	30,5
KH	43	9,6	140,3	406	90,4	137,1
Weiblich						
KG	37	8,6	30,0	392	91,4	30,6
KH	37	8,6	135,6	392	91,4	136,4

KG = Körpergewicht, KH = Körperhöhe

Tabelle 9 Absolute und relative Häufigkeiten von chronischer Tonsillitis (c. T.) bei 12- bis 17jährigen Probanden

	Mit c. T.		Ohne c. T.	
	n	%	n	%
Männlich	39	9,4	370	90,5
Weiblich	51	13,0	340	87,0

Tabelle 10 Absolute und relative Häufigkeit von chronischer Pharyngitis (c. Ph.) bei 12- bis 17jährigen Probanden

	Mit c. Ph.		Ohne c. Ph.	
	n	%	n	%
Männlich	175	38,6	278	61,4
Weiblich	163	37,6	271	62,4

Abschließend ein Blick auf das zweifellos auch für unser Fachgebiet interessante Kapitel Schilddrüse und Körperentwicklung (Tab. 11 und 12). Erwartungsgemäß finden wir Strumen mit 23,3 % häufiger beim weiblichen als mit 13,2 % beim männlichen Geschlecht. Bei beiden besteht ein signifikanter Zusammenhang zwischen Schilddrüsenvergrößerung und etwa 5 kg höherem Gewicht bzw. 5 cm mehr Körpergröße, der zur Pubertät in Beziehung zu setzen ist und bei Mädchen deutlich eher als bei Knaben auftritt.

Gewichtszunahme und Wachstum verlaufen dabei nicht kongruent, wie sich aus Bild 10 und 11 für das weibliche Geschlecht, dessen Pubertätsalter bei 10 bis 12 Jahren liegt, erkennen läßt. Das Phänomen Struma ist schon vor dem 12. Lebensjahr mit verstärk-

Tabelle 11 Gesamtdurchschnitt für Körpergewichte (KG) und Körperhöhen (KH) von 12- bis 17jährigen männlichen Probanden mit/ohne Struma

	Mit Struma			Ohne Struma		
	n	%	x̄	n	%	x̄
KG	59	13,2	57,5	389	86,6	52,2
KH	60	13	172,3	389	86,8	164,9

Tabelle 12 Gesamtdurchschnitte für Körpergewichte (KG) und Körperhöhen (KH) von 12- bis 17jährigen weiblichen Probanden mit/ohne Struma

	Mit Struma			Ohne Struma		
	n	%	x̄	n	%	x̄
KG	100	23,3	54,5	339	76,7	49,4
KH	100	23,1	164,2	333	76,9	159,6

tem Wachstum verbunden, während die Gewichtszunahme erst zwischen dem 13. und 14. Lebensjahr einsetzt.

Soweit ein erster Einblick in die Fülle uns vorliegender Daten, die einerseits morphologisch-metrische Normalwerte abgeben, andererseits durch ihre interdisziplinäre Verknüpfung Aussagen über Wachstums- und Differenzierungsvorgänge des Gesamtorganismus, aber auch des Kopf-Hals-Bereichs ermöglichen.

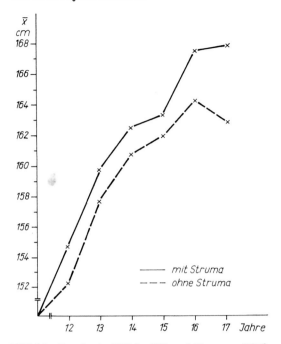

Bild 10   Durchschnittliche Körperhöhen von Mädchen mit/ohne Struma

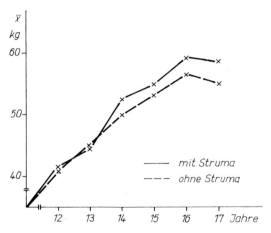

Bild 11   Durchschnittliches Körpergewicht von Mädchen mit/ohne Struma

2. Fehlbildungen im Bereich des Ohres

2.1.
Diagnostik

2.1.1.
Aussagewert und Standardisierung der Röntgendiagnostik bei den Mißbildungen des Mittelohres

In der Literatur wird eine Vielzahl von Aufnahmeprojektionen für die Diagnostik der Mittelohrmißbildungen angegeben. Wir haben ein Aufnahmeprogramm eingeführt, das mit einem Minimum an Aufnahmen die vom HNO-Arzt gestellten Fragen beantworten kann. Mit diesem Programm sind auch die Forderungen des Strahlenschutzes zufriedenstellend berücksichtigt. Unsere standardisierte Untersuchungstechnik besteht aus folgenden Aufnahmen:

1. *Aufnahme nach Schüller:* Mit der Aufnahme nach Schüller wird der Pneumatisationsgrad des Schläfenbeins bestimmt. Dieser ist für die Indikation zur Operation von wesentlicher Bedeutung: Je ausgedehnter die Pneumatisation, desto günstiger gestaltet sich die Operation. Die gehemmte Pneumatisation bildet eine Gegenindikation zur Operation.

2. *Aufnahme nach Stenvers:* Mit der Aufnahme nach Stenvers wird die Felsenbeinpyramide dargestellt. Die Innenohrstrukturen sind in bezug auf das Vorliegen gröberer Dysplasien, die eine Gegenindikation zur Operation bilden, zu beurteilen. Weiterhin ist das Absinken der oberen Pyramidenkante lateral vom Labyrinth zu erkennen, was ungünstig für ein operatives Vorgehen ist.

3. *Transorbitale Pyramidenaufnahme:* Die transorbitale Pyramidenaufnahme wird bei Kindern anstelle der Aufnahme nach Sten-

vers angefertigt. Vorteile sind einfachere Lagerung und Darstellung beider Pyramiden auf einer Aufnahme.

4. *Mehrdimensionale Tomographie:* Die Mittelohrstrukturen und ihre Dysplasien (Paukenhöhle, Hammer und Amboß, Fazialiskanal) sind durch mehrdimensionale Tomogramme in 1 bis 2 mm Schichtabstand im ap.-Strahlengang zu erfassen. Dabei können beide Schläfenbeine mit einer Schichtserie erfaßt werden. Benötigt werden dazu 10 Tomogramme. Die Darstellung beider Schläfenbeine auf einem Tomogramm ermöglicht bei einseitiger Mißbildung den Vergleich mit der gesunden Seite, was in Anbetracht der Variationsbreite der Schläfenbeinanatomie von erheblicher Bedeutung ist. Bei beidseitiger Mittelohrmißbildung kann bei Anwendung der ap.-Projektion die Strahlenbelastung gering gehalten werden, da bei allen anderen Projektionen jede Seite einzeln zu tomographieren ist. In seltenen Fällen, die besonders unübersichtliche anatomische Verhältnisse im Bereich Mastoid-Atresieplatte-Paukenhöhle bieten, kann die seitliche Darstellung des Schläfenbeins als zweite Projektion notwendig werden. Weitere in der Literatur angegebene Projektionen vermögen zwar bestimmte Details noch besser zu erfassen, doch ergeben sich daraus für das operative Vorgehen keine entscheidenden Konsequenzen. Das gleiche trifft für die Computertomographie zu.

5. *Panoramaschichtaufnahme des Ober- und Unterkiefers:* Wegen des häufig gemeinsamen Vorkommens von Dysplasien im Ohr- und Kieferbereich (Syndrom des 1. und 2. Viszeralbogens) wurde diese Aufnahme in unser Untersuchungsprogramm aufgenommen. Eine geringe Unterkieferdysplasie kann die Verdachtsdiagnose einer Mittelohrdysplasie leichten Grades stützen.

Eine Einteilung der Mittelohrdysplasien in verschiedene Gruppen ist bei deren Vielfalt problematisch. Die von Frey nach radiologischen Kriterien angegebene erschien uns am geeignetsten, doch erwies es sich als notwendig, eine 6. Gruppe hinzuzufügen. Bei dieser handelt es sich um hochgradige Mittelohrdysplasien bei angelegtem äußeren Gehörgang.

Gruppe 1: Isolierte Mißbildungen der Ossikula. Diese Dysplasien sind für eine operative Rekonstruktion geeignet.

Gruppe 2: Rudimentärer Gehörgang, geräumige Paukenhöhle, Dysplasien der Ossikula. Mißbildungen dieser Gruppe sind für eine operative Rekonstruktion geeignet.

Gruppe 3: Gehörgangsaplasie. Verkleinerte Paukenhöhle. Dysplasie der Ossikula. Mißbildungen dieser Gruppe sind für eine operative Rekonstruktion nur bedingt geeignet. (Bei beiderseitiger Mittelohrmißbildung, die etwa 40% der Fälle bilden.)

Gruppe 4: Atresieblock. Stark verkleinerte Paukenhöhle. Hochgradige Dysplasie bzw. Fehlen der Ossikula. Mißbildungen dieser Gruppe sind für eine operative Rekonstruktion nicht geeignet.

Gruppe 5: Atypische Mißbildungen. Diese Mißbildungen sind wegen komplizierter anatomischer Verhältnisse für eine operative Rekonstruktion nicht geeignet.

Gruppe 6: Gehörgang angelegt. Paukenhöhle und Ossikula stark dysplastisch. Mißbildungen dieser Gruppe sind für operative Rekonstruktion nur bedingt geeignet (bds. Dysplasien).

Die insgesamt von uns beobachteten 334 Mittelohrdysplasien teilen sich auf die 6 Gruppen wie folgt auf:

139 gehören zu den für eine Operation geeigneten Gruppen 1 und 2,

138 gehören zu den für eine Operation bedingt geeigneten Gruppen 3 und 6,

57 gehören zu den für eine Operation nicht in Frage kommenden Gruppen 4 und 5.

Bei 146 Dysplasien konnte der Röntgenbefund mit dem Operationsbefund verglichen werden. In 116 Fällen bestand dabei Über-einstimmung. Die in 30 Fällen festgestellten Diskrepanzen betrafen in 14 Fällen die Region ovales Fenster/Stapes, in 14 Fällen Hammer und Amboß sowie in 2 Fällen die Paukenhöhle. Dabei handelte es sich immer nur um einzelne Details. Die Zuordnung zu einer der 6 Gruppen war davon nicht betroffen. Die drei Pneumatisationsgrade – ausgedehnte, gering ausgedehnte, gehemmte Pneumatisation – waren in allen 6 Gruppen der Mittelohrdysplasien zu finden, und zwar in folgender Verteilung:

Gruppe 1: ausgedehnt 35, gering 30, gehemmt 15.

Gruppe 2: ausgedehnt 42, gering 9, gehemmt 8.

Gruppe 3: ausgedehnt 60, gering 19, gehemmt 16.

Gruppe 4: ausgedehnt 2, gering 10, gehemmt 36.

Gruppe 5: ausgedehnt 1, gering 1, gehemmt 7.

Gruppe 6: ausgedehnt 2, gering 6, gehemmt 35.

Es kann daher im Einzelfall vom Grad der Pneumatisation nicht auf den Schweregrad der Dysplasie geschlossen werden. Es zeigt sich aber, daß bei den Gruppen 1 bis 3, welche die leichteren Dysplasien bilden, die ausgedehnte Pneumatisation am weitaus häufigsten vorkommt. Dagegen überwog bei den Gruppen 4 bis 6, welche die schweren Dysplasien darstellen, die gehemmte Pneumatisation ganz erheblich.

Die für das operative Vorgehen wichtige Frage nach einem atypischen Verlauf des Fazialiskanals konnte insgesamt 114mal positiv beantwortet werden (über 30%)!:

Gruppe 1: 4mal bei insgesamt 80 Fällen.

Gruppe 2: 12mal bei insgesamt 59 Fällen.

Gruppe 3: 43mal bei insgesamt 95 Fällen.

Gruppe 4: 33mal bei insgesamt 48 Fällen.

Gruppe 5: 7mal bei insgesamt 9 Fällen.

Gruppe 6: 15mal bei insgesamt 43 Fällen.

Es waren also Dysplasien aller 6 Gruppen vertreten, die Gruppen 3, 4 und 5 mit Aplasie des äußeren Gehörgangs jedoch eindeutig häufiger.

Zusätzliche Innenohrmißbildungen konnten häufiger gefunden werden, als in der Literatur bekannt ist:

Dysplasien im Bereich der Pyramidenspitze und des inneren Gehörgangs: 49 Fälle.
Dysplasien im Bereich der Kochlea: 33 Fälle.
Dysplasien im Bereich des Vestibulums und des Bogengangssystems: 139 Fälle.

Der Grad der Innenohrdysplasie ist vor einer Operation genau zu analysieren, da eine schwere Dysplasie, vor allem der Kochlea, als Gegenindikation zu einer Mittelohrrekonstruktion angesehen wird. Kombinationen von Mittelohrdysplasien mit Dysplasien außerhalb des Schläfenbeins betrafen vor allem Ober- und Unterkiefer, aber auch häufig den kraniovertebralen Übergang. Sie verteilten sich wie folgt:

Dysplasien des Unterkiefers und Kiefergelenkes: 95 Fälle.
Dysplasien von Oberkiefer und Jochbein: 64 Fälle.
Dysplasien im Bereich der Schädelkalotte: 9 Fälle.
Dysplasien des kraniovertebralen Übergangs: 30 Fälle.
Dysplasien der übrigen Wirbelsäule: 10 Fälle.
Dysplasien sonstiger Lokalisation: 28 Fälle.

Zusammenfassend ist festzustellen, daß die Ergebnisse der Röntgendiagnostik einen wesentlichen Faktor bei der Indikationsstellung zur operativen Rekonstruktion darstellen. Bei einseitiger Mißbildung wird nicht operiert, wenn folgende Befunde im Röntgenbild zu erheben sind:

1. Hochgradige Dysplasie der Paukenhöhle,
2. stark atypischer Verlauf des Fazialiskanals,
3. fehlende Pneumatisation,
4. erhebliche Innenohrdysplasie.

Bei beidseitiger Mißbildung zeigt die Röntgenuntersuchung, welche Seite die günstigeren Voraussetzungen für ein operatives Vorgehen bietet.

2.1.2.
Anwendung der Computertomographie bei der präoperativen Diagnostik von Ohrmißbildungen

Die Ohrmikrochirurgie hat in den letzten zwanzig Jahren eine zunehmende Entwicklung gefunden, und eine immer größere Anzahl von Fällen wird chirurgisch untersucht. Dabei hat es sich herausgestellt, daß die Ohrmißbildungen nicht so selten sind, wie man angenommen hatte. Eine bessere Kenntnis von oft unscheinbaren kongenitalen Veränderungen ist für den Otologen von größter Wichtigkeit und kann Operationsfehler vermeiden, die sogar verhängnisvoll werden können. Die Notwendigkeit einer genauen Dokumentation der anatomischen Ohrstrukturen gilt natürlich um so mehr für ausgedehntere Mißbildungen des Schläfenbeins und der angrenzenden Strukturen.

Wir haben uns daher vorgenommen, auf Grund unserer Kasuistik und der Literaturangaben zu untersuchen, welche Vorteile die hochauflösende Computertomographie bei der Diagnostik dieser verschiedenen Ohrmißbildungen bieten kann und ob insbesondere auf dem Gebiet der pädiatrischen Pathologie die Anwendung dieser Untersuchungsmethodik immer gerechtfertigt ist und dem Chirurgen verwertbare Daten liefern kann.

Das Computertomogramm erfolgt in axialer Projektion, also parallel zur Linie Auge-Meatus, aber zumal auch in der koronaren Ebene und liefert bei gekürzter dynamischer Scanzeit 10 bis 15 1,5 mm Schichten. Folgende Ohrmißbildungen können genau dargestellt werden:

1. Isolierte Mißbildungen der Gehörknöchelchen,
2. Atresia auris congenita und deren verschiedene dysplastische Ausprägungen,
3. Innenohrmißbildungen,
4. syndromische Formen von Mißbildungen (Franceschetti, Treacher Collins, usw.).

Wir bringen hier eine vereinfachte Einteilung, die sich hauptsächlich auf den Stand bei der ersten Untersuchung oder auf einen diagnostischen Verdacht auf Grund von funktionellen Befunden stützt. Sie geht aber auch auf die embryologische Entwicklung der Mißbildung zurück.

Bei der ersten Gruppe, die aus Veränderungen im Bereich des Meckelschen und/oder des Reichertschen Knorpels entstehen, wird die Indikation zur Computertomographie auf Grund von audiologischen Befunden gestellt, die ungeklärt bleiben. Bei Fixierung des Hammer-Amboß-Gelenks (die häufigste Form) liefert die Computertomographie in axialer und koronarer Schnittführung sehr klare Bilder, die die Diagnose sichern. Bei Mißbildungen im Bereich des ovalen Fensters ist die CT-Diagnose im koronaren Schnitt relativ leicht. Viel schwieriger dagegen ist die Bewertung der Steigbügelveränderungen. Eine Unterbrechung des Amboß-Steigbügel-Gelenks kann indirekt auf Grund der lateralen Luxation des Ambosses vermutet werden.

Bei größeren Dysplasien wird die CT-Untersuchung noch wichtiger. Sie informiert über das Ausmaß der knöchernen Atresie, über das Vorhandensein und Größe des Cavum tympani und den Zustand der Ossikula. Außerdem erfahren wir von dem Computertomogramm die Anwesenheit von Mißbildungen des knöchernen Labyrinths, den Verlauf des Falloppio-Kanals usw. Bei beiderseitigen Atresien gibt die Computertomographie neben dem Audiogramm die Indikation zur Wahl des Ohres, welches die besten Operationsmöglichkeiten bietet.

Eine ganze Anzahl von Dysplasien des Gehörorgan ist mit anderen Mißbildungssyndromen kombiniert, und es ist die Aufgabe des Otologen, bei diesen Patienten mit anderen Fachkollegen die Diagnose und die Behandlung einzuleiten. Auch hier erweist sich die Computertomographie besonders nützlich, um so mehr, da oft eine Otodysplasie mit Mißbildungen der Mandibula (Dysostosis otomandibularis), des Oberkiefers (Franceschetti, Treacher-Collins-Syndrom) usw. kombiniert ist, deren genaues Ausmaß dem Chirurgen zur Planung des Eingriffs bekannt sein muß. Auch bei der Rubeolen-embryopathie kommen ossäre Anomalien im Bereich des Ohres vor, über die die Computertomographie ausführlichste Informationen liefern kann.

2.1.3.
Aussagewert von Tomographie und Computertomographie bei Mißbildungen im Ohrbereich

Die neuen Darstellungsmöglichkeiten mittels CT erfordern, daß man die traditionellen Röntgendiagnostik-Strategien überprüft und zum Teil verändert (Bilaniuk u. Zimmermann 1982, Doubleday u. Mitarb. 1981, Jend u. Mitarb. 1981, Rettinger u. Kalender 1981). Für den Ohrbereich bedeutet das vor allem, den Vergleich zwischen CT und konventioneller, pluridirektionaler Tomographie anzutreten. Wir führten dazu eine prospektive Studie durch, in die u. a. auch 5 Kinder mit angeborenen Ohrmißbildungen eingeschlossen waren. In 4 Fällen lag ein Franceschetti-Syndrom und in einem Fall ein Fourman-Fourman-Syndrom vor.

Untersuchungstechnik: Für die konventionelle Tomographie stand und steht uns ein Polytome der Fa. Philips zur Verfügung, mit dem bei hypozykloidaler Verwischung unter anderem Schichtdicken von 2 mm möglich sind. Die Untersuchungen des Mittel-/Innenohres erfolgten in Anlehnung an die Erfahrungen von Mündnich und Terrahe (1979) in Stenverprojektion, nachdem sich die ap.-Projektion (in diesem Alter und bei diesen Fehlbildungssyndromen) als ungünstig erwies. Die CT führten wir mit dem Somatom 2 (Fa. Siemens) vorwiegend in High-Resolution-Technik (HR-Technik) durch, wobei eine Schichtdicke von 2 mm bei 720 Projektionen gewählt wurde. Von beiden Untersuchungstechniken wollten wir zu folgenden Strukturen eine exakte Aussage hinsichtlich normal oder pathologisch gewinnen:

1. Äußerer Gehörgang
2. Paukenhöhle
3. Innenohr
4. Symmetrievergleich rechts/links

5. zusätzlich sonstige pathologische Veränderungen im übrigen dargestellten Bereich.

Die Aussagen sollten darin münden, daß für eine eventuelle Operationsmöglichkeit die günstigere Seite gefunden werden kann. Etwaige Kontraindikationen für einen operativen Eingriff sowie mögliche Komplikationen galt es aufzudecken.

Die Ergebnisse der Studie lassen sich (in diesem Rahmen) global wie folgt zusammenfassen:

1. Die konventionelle Tomographie in hypozykloidaler Verwischung zeigt ein besseres räumliches Auflösungsvermögen als die CT (auch als die HR-CT). Die Beurteilung der Gehörknöchelchenkette gelingt mit ihr zum Teil besser als mit der CT.
2. Die Pneumatisationsverhältnisse sind im Computertomogramm exakter zu erfassen als mit der Tomographie.
3. Die Innenohrstrukturen kann man mit beiden Methoden gut darstellen. Die technisch einfachere und stets reproduzierbare Abbildung dieser Strukturen durch die Computertomographie geben ihr einen Vortritt, zumal der Meatus acusticus internus im CT eindeutig beurteilbar ist. Zusätzliche Informationen über die Nn. VII und VIII kann man im Bedarfsfalle durch die Pneumozisterno-CT erhalten.
4. Im Seitenvergleich sowie beim Aufdecken zusätzlicher pathologischer Veränderungen (z. B. im NNH- oder Zerebralbereich) besitzt die CT deutliche Vorteile gegenüber der konventionellen Tomographie.

Zusammenfassend kann man sagen, daß durch die CT die konventionelle Tomographie im Ohrbereich nicht vollkommen entbehrlich geworden ist, sondern einen anderen Stellenwert erhalten hat. Beide Methoden, indikationsgerecht und synergistisch eingesetzt, erhöhen die röntgenologische Aussage deutlich und erleichtern und verbessern damit die Entscheidungsfindung des HNO-Arztes.

2.1.4.
Indikationen zum Einsatz der hochauflösenden Computertomographie in der Mittelohrchirurgie

Die hochauflösende Computertomographie (Schwarz u. Mitarb. 1983, 1985) ermöglicht eine optimale Darstellung der einzelnen anatomischen Strukturen des Schläfenbeines, wie äußerer Gehörgang, Mittelohrraum mit Ossikula, Mastoid, Innenohrblock mit Kochlea und Bogengängen, Pyramidenspitze und innerer Gehörgang. Gerade bei Mißbildungen steht uns damit ein wichtiges Instrument zur Verfügung, alle diese verschiedenen Regionen im Detail zu untersuchen und, in Kombination mit anderen Befunden, wie z. B. Tonaudiogramm, eine exakte präoperative Planung durchzuführen. Einzelne Abschnitte der Gehörknöchelchen, insbesondere der Steigbügel, bereiten auf Grund ihrer Form und Größe für die Identifikation nicht selten Schwierigkeiten. Deshalb war es dringend notwendig, eine Standardisierung zu erstellen, um pathologische Befunde von Normalbefunden differenzieren zu können. Für ein weiteres Erfordernis in diese Richtung spricht die Tatsache, daß die bislang noch üblichen Schläfenbeinröntgenaufnahmen, wie z. B. nach Stenvers, Schüller oder Mayer, eine Sichtbarmachung der Ossikula und ihrer Umgebung nicht ermöglichten. Mit den konventionellen Schichten ist trotz hoher Strahlenbelastung nur eine eingeschränkte Abbildung möglich.

Im ersten Abschnitt soll durch die Beschreibung der technischen und methodischen Parameter und der von uns entwickelten, erstmals beschriebenen Standardisierung (Grobovschek u. Oberascher 1986) der derzeitige Stand und die Aussagekraft der Schläfenbein-Mittelohr-HR-CT aufgezeigt werden. Im zweiten Abschnitt wird ein Überblick der bisher erarbeiteten Indikationsgebiete, die uns die Durchführung einer HR-CT-Untersuchung des Schläfenbeines bzw. Mittelohres sinnvoll erscheinen lassen, gegeben. Damit soll die in Zukunft sicher steigende Bedeutung dieser diagnostischen Möglichkeit unterstrichen und die Notwendigkeit und der hohe Stellenwert für die Mittelohrchirurgie hervorgehoben werden.

Methodik

Patientenlagerung

Axiale Schichten. Der Patient wird in Rückenlage so postiert, daß die Orbitomeatalebene annähernd senkrecht zur Tischebene steht. Der Kopf muß nun um etwa 30° nach lateral gekippt werden, so daß die zu untersuchende Pyramide entsprechend höher steht. Dadurch wird der gesamte Stapes in axiale Stellung gebracht, so daß Crus anterius und posterius sowie Caput in einer Schichtebene zu sehen sind. Auch die übrigen Gehörknöchelchen werden durch die Drehung axial geschichtet. Um eine möglichst hohe Auflösung zu erzielen, untersuchen wir z. B. bei Mißbildungen grundsätzlich beide Schläfenbeine getrennt. Die Lagerung des Patienten ergibt für die Darstellung des äußeren Gehörganges und des Innenohres keine Nachteile.

Koronare Schichten. Selten sind für bestimmte Fragestellungen noch zusätzlich koronare Schichten erforderlich (z. B. Frakturen des Tegmen tympani, Frakturen des Canalis facialis). Der Patient wird dazu mit maximaler Dorsalflexion des Kopfes in Rückenlage gebracht. Jedoch auch die Bauchlage ist möglich, sollte der Patient dies als angenehmer empfinden.

Technische Parameter

1. Digitale Radiogramme – frontal oder koronar zum Einstellen der Schichtebenen kV 120, mA 442,
2. Schichten – axial und koronar – 1,5 mm dick, kV 120, mA 201, EXT 2,4 s, SCT 9,6 s, FOV 50 mm.
3. Standardisiert werden die 1,5 mm Schichten aneinandergereiht durchgeführt. Bei besonderen Fragestellungen (z. B. Crus longum (incudis), Stapes, Fenestra vestibuli et

cochleae) ist es möglich, durch Interpolierung bis zu $2/3$ überlappend eine noch bessere Abbildung zu erzielen.

4. Die Schichten werden nacheinander geführt, und nur die letzte wird rekonstruiert. Damit wird die Liegezeit für den Patienten erheblich verkürzt. Die letzte Schicht kann abgerufen werden, um festzustellen, ob noch weitere notwendig sind. Durch diese Technik läßt sich die Liegezeit des Patienten pro Schichtebene bei etwa 12 erforderlichen Schichten auf 7 Minuten reduzieren.

Analyse und Standardisierung

Durch eingehende Röntgenuntersuchungen an frischen Leichenschläfenbeinpräparaten war es möglich, die Morphologie der Ossikula zu schematisieren. Dabei kommen beim »Normalohr« immer wieder typische Strukturen zur Darstellung, die es ermöglichen, die gesamte Kette in 5 axialen Schichten detailliert abzubilden. Schema der »5 Salzburger Notenlinien« (Bild 12):

f-Linie = Hammerkopf rund (ventral) – Amboßkörper rund (dorsal),

d-Linie = Hammerkopf rund »Ei« – Amboßkörper/Crus breve »Tüte«,

h-Linie = Hammergriff rund klein – Crus longum rund klein,

g-Linie = Hammergriff rund klein – Crus longum mit Stapes,

e-Linie = Hammergriff rund klein – keine Struktur.

Ergebnisse

Kongenitale Ohrmißbildungen

Dysplastische Felsenbeine erfordern eine exakte Verifizierung aller pathoanatomischer Bereiche. Folgende Fragestellungen bezüglich der einzelnen anatomischen Abschnitte lassen sich mit der HR-CT-Untersuchung jeweils eines Schläfenbeines in Makroview und der von uns angegebenen Methodik beantworten:

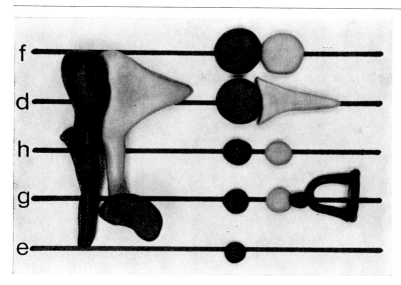

Äußerer Gehörgang. Weite, Ausdehnung, Verlauf und Verhältnis knorpeliger/knöcherner GG., geringgradig/hochgradig verengter oder atretischer knöcherner Meatus acusticus externus. Kaudalgerichtete Fortsätze der Squama bzw. kranial sich ausdehnende Auswüchse des Paukenbodens. (Letztere nur in koronarer Schichtung darstellbar.)

Mittelohr-Mastoid. Räumliche Situation, Höhe und Weite bzw. völliges Fehlen des Mittelohres. Dysplastisches Konglomerat von Amboß und Hammer. Dysplasie des Stapes, Fehlen von Steigbügel und ovalem oder rundem Fenster. Unterbrechung der Kette bei Aplasie des Crus longum. Eine kongenitale Steigbügelfixation durch Ringbandsklerose entzieht sich bislang der Nachweismöglichkeit. Pneumatisationsgrad des Mastoids.

Eustachische Röhre. Abnorm enge, rudimentäre oder fehlende Pars ossea tubae auditivae. Form des pharyngealen Tubenostiums. Dieses kann aber besser nasenendoskopisch gesehen werden. Der Mittelteil entzieht sich einer Beurteilung.

Innenohr. Skala der verschiedengestaltigen Labyrinthanomalien (Grobovschek u. Oberascher 1986) wie z. B. ausdifferenziertes Bogengangssystem bei mißgebildeter Schnecke oder völliges bzw. teilweises Fehlen des Bogengangssystems bei normalem Vestibulum und Schnecke, Form und Ausdehnung des Meatus acusticus internus. Als Beispiel (Bild 13) soll über ein 6 Jahre altes Mädchen mit beidseitiger Mikrotie, fehlender Gehörgangsöffnung und Anhangsgebilden im Wangenbereich berichtet werden. Das Tonaudiogramm zeigt bei normaler Innenohrfunktion eine beidseitige pantonale Schalleitungsschwerhörigkeit von 50 dB. HR-CT-Befund: äußeres Ohr: völlige Atresie des häutigen und knöchernen GG. Mittelohr-Mastoid: normale Größe des Mittelohrraumes, der gut lufthaltig ist. Dysplastisches Konglomerat von Amboß und Hammer bei fehlendem Kontakt zum Stapes. Stapes und Fußplatte sind zur Gänze normal ausgebildet. Fenestra vestibuli und Kochlea gut darstellbar. Mastoid gering pneumatisationsgehemmt Eustachische Röhre: normale Form der Pars ossea tubae auditivae. Keine Verblockung. Pharyngeales Tubenostium unauffällig. Innenohr: Labyrinthblock und Meatus acusticus internus normal angelegt. Der somit genau erhobene Befund ermöglicht dem Operateur eine exakte präoperative Planung und darüber hinaus eine bessere Beurteilung des Operationserfolges.

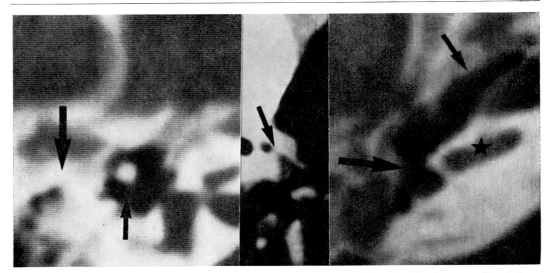

Bild 13 Ohrmißbildung: 6 Jahre altes Mädchen mit beidseitiger Mikrotie. Zur besseren Darstellung wurden 3 Schichten gewählt und zu einer Abbildung zusammengefügt. *Linke* Bildhälfte: komplette Atresie des Gehörganges *(langer Pfeil)* sowie dysplastisches Konglomerat von Amboß und Hammer *(kurzer Pfeil)* *Bildmitte:* Stapes ohne Mißbildungen *(Pfeil)* *Rechte* Bildfläche: Fenestra cochleae angelegt *(langer Pfeil).* Pars ossea der Eustachischen Röhre normal geformt *(kurzer Pfeil).* Kochlea *(Sternchen).* Die Pauke ist gut lufthaltig und das Mastoid nur mäßig pneumatisationsgehemmt

Entzündungen (Mukoserotympanon, chronische Otitis media)

Ein otoskopisch verdicktes, nicht durchsichtiges, aber intaktes Trommelfell bei entsprechender Mittelohrschwerhörigkeit läßt die Differentialdiagnose Mukoserotympanon oder genuines Cholesteatom bzw. die Beurteilung eines kombinierten Vorliegens nicht zu. Diese Situation stellt sich uns meistens im Kindesalter. Dichtemessungen, Darstellbarkeit der Gehörknöchelchen und eventuell vorhandene Knochenarrosionen ermöglichen die Entscheidung, ob für die Therapie Paukenröhrchen ausreichen oder eine Revision des Ohres nötig ist. Bei einer blanden, chronischen Otitis media zeigt das Fehlen des Crus longum (incudis) oder des Stapes eine Unterbrechung der Kette an.

Cholesteatome

Größe und Ausdehnung, Usurierungen von Knochenstrukturen und konsumptive Veränderungen der Gehörknöchelchenkette, insbesondere von Hammer und Amboßkopf, erlauben eine gute Beurteilung. Schwierigkeiten hingegen bestehen bislang noch bei Stapes und Crus longum (incudis), wenn diese in Cholesteatommassen eingebettet liegen.

Traumen

Explosionstrauma/mechanisches Trauma. Subluxationen und Luxationen zwischen Hammer und Amboß können auftreten und eine Veränderung der typischen »Eistütenform« verursachen. Stapesdislokationen lassen eine übliche Stapesdarstellung vermissen. Auch hier ist nur eine axiale Schichtung erforderlich.

Laterobasale Frakturen. Für die Unterteilung in Quer- oder Längsfraktur bzw. Kombination beider genügt eine axiale Schichtung im Abstand von 3 mm. Für die Darstellung des Mittelohrraumes mit Gehörknöchelchen und Canalis facialis (bei peripherer Fazialisparese) ist jedoch wieder eine Schichtung im 1,5 mm Abstand notwendig. Zur Stapesdarstellung kann eine Interpolierung erforderlich sein.

Für die Beurteilung des Tegmen tympani sowie eines Teils des Fazialiskanales ist neben den üblichen axialen Schichten auch eine koronare Schichtung erforderlich. Wenn bei einer Schläfenbeinfraktur neben einer Luxation der Gehörknöchelchen eine periphere Fazialisparese vorliegt, hat präoperativ unbedingt die Lokalisation der Fazialislaesion zu erfolgen, da bei Verletzungen des N. facialis im intrameatalen oder labyrinthären Abschnitt zusätzlich zur transmastoidalen Revision und Versorgung des Mastoids bzw. des Mittelohrraumes die Indikation zur transtemporalen Freilegung gestellt werden muß.

Paukenröhrchen

Im Falle, daß ein Paukenröhrchen in das Mittelohr abgewandert ist, konnte bisher bei geschlossenem Trommelfell, insbesondere wenn dieses etwas verdickt und damit undurchsichtig war, nur eine Verdachtsdiagnose gestellt werden. Erst ein operativer Eingriff ermöglichte eine Klärung. Während Paukenröhrchen aus Kunststoff im HR-CT nicht zur Darstellung kommen, sind aus Metall gefertigte (z. B. Tübinger Goldröhrchen oder Tytan vent tubes/Fa. Treace) sehr wohl zu identifizieren. Die Lokalisation kann exakt festgestellt werden. Diese diagnostische Mög-

lichkeit betrachten wir als zusätzlichen Vorteil, ausschließlich Metallröhrchen zu verwenden. Andererseits muß von der Industrie gefordert werden, daß alle Kunststoffröhrchen mit einer röntgenkontrastgebenden Substanz versehen sind – wie dies bereits bei vielen in der Chirurgie verwendeten Produkten durchgeführt wurde – um ebenfalls eine Röntgendarstellbarkeit zu gewährleisten.

Mittelohrimplantate (PORP/TORP)

Über Indikationen und Anwendungsgebiete der sogenannten Bioimplantate (PORP/ TORP – z. B. Frialit Keramik oder Ceravital) zur Rekonstruktion der Gehörknöchelchenkette finden sich in der Literatur zahlreiche Abhandlungen. Erstmals wird an dieser Stelle – ebenso wie in der Stapeschirurgie – über Möglichkeiten der HR-CT-Untersuchungen dieser Implantate berichtet. Frialit Keramik und Ceravital lassen sich ausgezeichnet darstellen, so daß bei unbefriedigenden audiologischen Resultaten vor einer Revisionsoperation die Position des PORP oder TORP festgestellt werden kann. Als Beispiel ist in Bild 14 ein Ceravital PORP abgebildet, der vom Stapesköpfchen abgerutscht und Richtung Promontorium verlagert steht.

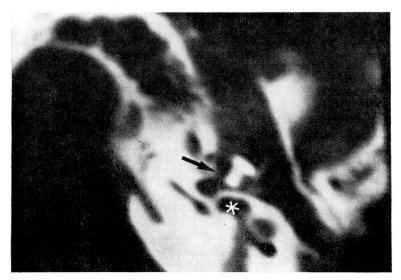

Bild 14 Mittelohrimplantat: ein Ceravital TORP *(Pfeil)*, vom Stapes abgerutscht und zum Promontorium hin verlagert *(Sternchen)*

Stapeschirurgie

Wir haben bei unseren Untersuchungen an Leichenschläfenbeinpräparaten auch die Darstellbarkeit von Stapesprothesen geprüft. Auch diese Frage erscheint uns deshalb besonders wichtig, da im Falle einer exakten Positionsangabe die Indikation zu Revisionsoperationen besser als bisher gestellt werden könnte. Untersucht wurden die Teflon-Platin-Prothese nach Fisch sowie mehrere Metallprothesen (Lippy, McGee und Austin). Bei allen Metallprothesen war die Lage exakt zu bestimmen, und zwar beginnend vor Crus longum (incudis) zur Fußplatte bis hinein in die Scala vestibuli. Damit haben wir nun die Möglichkeit, zu lange, zu kurze oder dislozierte Prothesen röntgenologisch abzubilden. Hingegen gibt es bisher bei Teflon-Platin-Prothesen noch Schwierigkeiten. Während sich der Platinteil sehr gut abbildet, läßt der Teflonteil keine Beurteilung der Position der Stapesprothese zu, so daß auch hier die Industrie neue Produkte liefern muß. Vorstellbar sind im Moment zwei Wege: Entweder man verlängert den Platindraht, so daß er durch den gesamten Teflonteil durchgeht – dies hätte aus audiologischer Sicht bedingt durch eine noch bessere Schallübertragung sicherlich zusätzliche Vorteile –, oder man versetzt wie beim Vorschlag bei den Paukenröhrchen den Teflonteil mit einer röntgenkontrastgebenden Substanz.

Gerade unsere letzten Beispiele zeigen zukunftsweisende Möglichkeiten sowohl für die hochauflösende Mittelohrcomputertomographie als auch für die Mittelohrchirurgie auf. Diese Tatsache sollte deshalb Anlaß sein, die HR-CT des Schläfenbeines entsprechend unserer Schematisierung und Technik als Methode der Wahl für die Diagnostik in wesentlich größerem Umfang, als dies bisher der Fall war, einzusetzen. Denn keine andere Röntgenuntersuchung bietet mehr und bessere Aussagekraft. Für die Schläfenbeindiagnostik standen uns bislang die Standardaufnahmen nach Stenvers, Schüller und Mayer zur Verfügung. Wir sind jedoch der Überzeugung, daß die HR-CT des Schläfenbeines diese in zunehmendem Maße ersetzt wird. Die konventionelle Schichttechnik mit dem Nachteil der sehr hohen Strahlenbelastung und deutlich längerer Untersuchungszeit hat mit Sicherheit nicht dieselbe Aussagekraft wie die HR-CT, so daß sie überall dort obsolet erscheint, wo bereits eine CT-Einheit zur Verfügung steht. Außerdem ist zu bedenken, daß eine Weiterentwicklung der konventionellen hypozykloidalen Tomographie sicher ausgeschlossen ist. Hingegen sind bei der HR-CT von technischer Seite sehr wohl Verbesserungen zu erwarten und auch zu fordern, so daß mit einem noch besseren Auflösungsvermögen bei kürzerer Untersuchungszeit zu rechnen ist. Die Kernspintomographie (NMR), die vor allem Weichteile besser darstellbar macht als die CT, läßt in der Schläfenbeindiagnostik keine Steigerung der Aussagekraft erwarten, so daß im Moment die HR-CT als bedeutendstes und wichtigstes Instrument für eine detaillierte Darstellung aller anatomischen Abschnitte des Schläfenbeines zu betrachten ist. Obwohl wir eine Reihe von Beispielen für die Anwendung der HR-CT auflisten konnten, war es durch die Kürze der Zeit, seit der uns diese Untersuchungsmöglichkeit zur Verfügung steht, nicht möglich, auf weitere wichtige Fragestellungen einzugehen. So wäre z. B. von großer klinischer Bedeutung, ob und in welchem Prozentsatz nach einer Cholesteatomoperation ein Rezidiv erfaßbar wird und damit auf eine Second-look-Operation verzichtet werden kann. Eine im Gang befindliche Studie soll diesbezüglich Aufschluß geben.

Abschließend kann gesagt werden, daß die HR-CT des Schläfenbeins neue Wege eröffnet hat und wahrscheinlich noch weitere eröffnen wird.

2.1.5.
Genetisch determinierte Hörstörungen

Der Anteil genetisch determinierter Hörschäden bei angeborenen Hörstörungen ist zweifellos größer, als auch heute noch vielfach angenommen wird. Nach aktuellen Literaturangaben schwankt er zwischen 20 % und 60 %. Eigene Untersuchungen der hörgeschädigten Kinder aus den Bezirken Magdeburg und Dresden (Gesamtpopulation etwa 3 Millionen Einwohner) ergaben eine Häufigkeit von 30 %. Bei 40 % war die Hörstörung pränatal, perinatal oder postnatal erworben. In 30 % der Fälle ließ sich die Ursache des Hörschadens nicht ermitteln.

Es muß angenommen werden, daß hereditäre Hörstörungen zukünftig noch mehr an Bedeutung gewinnen werden (s. auch 2.3.). Genetisch bedingte Hörstörungen, basierend auf Dysplasien des Schalleitungsapparates und/oder des Schallempfindungssystems, treten isoliert oder in Kombination mit verschiedenartigsten Mißbildungen anderer Organsysteme auf. Ursachen dieser Hörstörungen sind Genmutation, Chromosomenaberration und polygenmultifaktorielle Einflüsse.

Zur Klärung der Ätiologie von Mißbildungen und damit auch zur Klärung der Entstehung genetisch determinierter Hörstörungen stehen der modernen Humangenetik folgende Untersuchungsmethoden zur Verfügung:

1. Chromosomenanalyse
2. genealogische Erhebungen
3. Zwillingsuntersuchungen
4. Ausschluß exogener Faktoren.

Mit diesem Methodenkatalog gelingt es in vielen Fällen, die Ursache von genetisch bedingten Hörschäden zu erkennen und sie gegebenenfalls in eines der mehr als 160 Syndrome einzuordnen, bei denen Hördefekte mit weiteren Mißbildungen oder Fehlanlagen einhergehen. Dazu hat sich unter anderem auch ein von uns entwickeltes permutiertes Symptomenregister bewährt.

Leider bleibt gerade bei der größten Gruppe der genetisch determinierten Hördefekte, den monogen bedingten isolierten Innenohrstörungen, die genaue Beurteilung schwierig, zumal bei ihnen bisher ein Basisdefekt unbekannt ist. Man unterscheidet bei ihnen im wesentlichen zwischen dem autosomal dominanten Erbgang und dem autosomal rezessiven Erbgang. Es überwiegt der autosomal

rezessive Erbgang mit etwa 60 %, wie auch die eigenen Untersuchungen zeigen. Die Häufigkeit eines autosomal dominanten Erbganges ist mit 30 % anzunehmen, und bei 10 % muß an das Vorliegen eines x-chromosomal rezessiven Erbgangs gedacht werden. Beim autosomal dominanten Erbgang ist die Klärung der Ätiologie oft dadurch erschwert, daß die Innenohrschwerhörigkeit beim Neugeborenen noch nicht voll ausgebildet ist. Sie entwickelt sich vielfach erst im späteren Kindes- oder Jugendalter. Typisch ist weiterhin – und das gilt auch für den autosomal rezessiven Erbgang –, daß der Hörschaden in der Regel bilateral auftritt und in Art und Ausmaß bei den Merkmalsträgern ähnlich oder identisch ist.

Besonders schwierig bleibt vor allem die Beurteilung von monogenen Hörstörungen mit autosomal rezessivem Erbgang. In diesen Fällen hören die heterozygoten Anlageträger normal. Ihre Identifizierung wäre jedoch für eine wissenschaftlich fundierte genetische Familienberatung von größter Bedeutung. Da ein Basisdefekt bei den genetisch bedingten Innenohrschwerhörigkeiten bisher unbekannt ist, wurden immer wieder Versuche unternommen, mit audiologischen Untersuchungsmethoden Wege zur Identifizierung der normalhörenden heterozygoten Anlageträger zu finden. Leider haben diese Bemühungen – eigene Untersuchungen einbezogen – bisher keinen Erfolg gebracht. Man kommt daher bei der Beurteilung hereditärer Innenohrschäden zusammenfassend zu folgenden Ergebnissen:

1. An genetisch determinierte Hörstörungen muß gedacht werden, wenn
   – in der Familie Schwerhörigkeit oder Taubheit gehäuft aufgetreten ist,
   – bereits hörgestörte Kinder geboren sind,
   – Konsanguinität vorliegt.

2. Die genetische Familienberatung bei HNO-Dysplasien – insbesondere hereditären Hörstörungen – muß sich auch zukünftig auf genealogische Erhebungen und unterstützende klinische, serologische und audiologische Untersuchungen stützen. Daß

dazu die Zusammenarbeit mit dem Human-genetiker erforderlich ist, dürfte selbst-verständlich sein.

2.1.6.
Dysmorphierate bei hörgeschädigten Kindern

Es ist gemeinhin bekannt, daß angeborene Hörminderungen häufig mit weiteren Fehl-bildungen assoziiert sind. Wir wollten dieser Frage noch einmal gezielt nachgehen. Dabei legten wir nicht auf die Diagnostik verschie-dener Syndrome Wert, sondern wollten die Rate an quantitativ faßbaren Dysmorphien bei hörgeschädigten Kindern gegenüber der gesunden Durchschnittsbevölkerung bestim-men. Wir beschränkten uns zunächst auf die Untersuchung kraniofazialer Dysmorphien, wobei wir uns der Fotoanthropometrie be-dienten. Auf diese Weise wurden 86 Kinder, die zur Zeit an der Gehörlosenschule in Güstrow untergebracht sind, bei denen also eine hochgradige Schwerhörigkeit oder Taub-heit festgestellt wurde, untersucht. Ihr Alter liegt zwischen 6 und 17 Jahren.

Aus den gemessenen Werten wurden Indizes zur Charakterisierung bestimmter Gesichts-abschnitte gebildet. Wir verwendeten dabei vorbehaltlich des Fehlens einer DDR-Kon-trollgruppe die 1985 von Stengel-Rutkowski und Schimanek zusammengestellten Quoti-enten sowie ihre Ergebnisse einer Unter-suchung der Normalbevölkerung der Bundes-republik Deutschland, die als Normalwerte der heutigen mitteleuropäischen Bevölkerung gelten können. Von insgesamt 14 berechneten Indizes möchten wir hier fünf Parameter genauer erläutern.

Der Index zur Mittelgesichtshöhe zeigt bei den untersuchten hörgeschädigten Kindern eine eindeutige Tendenz zum niedrigen Mittel-gesicht. Rund ein Drittel der Kinder hat im Verhältnis zur Jochbogenbreite ein niedriges Mittelgesicht im Bereich der Dysmorphie. Weitere 25% der Kinder weisen einen Index auf, der sich im Grenzbereich zum dysmorph niedrigen Mittelgesicht befindet.

Der Index zum Nasenflügelabstand veran-schaulicht, daß dieser Abstand bei hörge-schädigten Kindern durchschnittlich größer ist als in der Normalbevölkerung. Rund 25% der Kinder haben einen dysmorph großen Nasenflügelabstand im Verhältnis zur Joch-bogenbreite und rund ein Drittel liegt im oberen Grenzbereich.

Auch beim Ohrlängenindex zeigt sich eine erhöhte Dysmorphierate der hörgeschädigten Kinder; denn 25% der untersuchten Kinder haben dysmorph lange Ohren im Verhältnis zur Mittelgesichtshöhe und mehr als ein Drittel der Indizes liegen im oberen Grenz-bereich.

Bei der Bestimmung des Ohrlageindexes wird die erhöhte Dysmorphierate bei hörge-schädigten Kindern besonders deutlich. Nur rund 10% der Indizes lassen sich im Norm-bereich einordnen, annähernd die Hälfte liegt im oberen Grenzbereich, und bei 40% der Kinder wurde ein Index berechnet, der im Verhältnis zur Mittelgesichtshöhe ein tief-sitzendes Ohr charakterisiert.

Der Ohrinsertionswinkel ist bei hörgeschädig-ten Kindern durchschnittlich kleiner als in der Normalbevölkerung, d. h., das Ohr ist weiter nach vorn geneigt. Rund 20% der Indizes liegen im unteren Dysmorphiebereich und ebenso viele befinden sich im unteren Grenzbereich.

Es wird deutlich, daß bei Kindern mit einer angeborenen hochgradigen Schwerhörigkeit die kraniofaziale Dysmorphierate erheblich über dem Durchschnitt der Bevölkerung liegt. Ordnet man die verschiedenen, eine Dysmorphie charakterisierenden Indizes den einzelnen Kindern zu, so fällt bei einigen von ihnen eine Häufung dysmorpher kranio-fazialer Maße auf. Bei diesen Kindern wäre es in einem weiteren Schritt angebracht, unter Betrachtung der gesamten körperlichen Entwicklung eine Zuordnung zu verschie-denen Syndromen vorzunehmen. Die Unter-suchung bestätigt also, daß die angeborene Hörminderung häufig als Bestandteil eines kraniofazialen Dysmorphie-, in Abhängig-keit weiterer Befunde auch als Fehlbildungs-komplex betrachtet werden sollte.

2.1.7.
Risikoeinschätzung in Problemsituationen bei hereditären Hörstörungen

Tritt eine Schwerhörigkeit im Rahmen eines Syndroms auf, folgt die Vererbung der Grundkrankheit. Der Suche nach Mikrosymptomen bzw. der richtigen Syndromzuordnung bei mehrfach geschädigten Kindern kommt daher wesentliche Bedeutung zu.

Voraussetzung für eine suffiziente genetische Beratung ist neben der diagnostischen Abklärung eine sorgfältige Familienanamnese, die über die üblicherweise erhobenen Daten weit hinausgeht. Die pauschale Angabe »familiäres Auftreten« sagt über das Wiederholungsrisiko überhaupt noch nichts aus. Tabelle 13 zeigt die ursprüngliche Einstufung unseres Krankengutes vor Einbeziehung eines Humangenetikers. Es handelt sich um 573 hörgestörte Kinder, die in der Universitäts-HNO-Klinik Halle in der Zeit von 1966 bis 1986 im Rahmen einer Spezialsprechstunde betreut wurden. Das Einzugsgebiet ist weitgehend identisch mit dem Bezirk Halle. 310 Kinder wurden infolge bekannter Risikofaktoren als exogen und 113 infolge familiären Auftretens als sicher hereditär eingestuft. Bei 150 Kindern blieb die Genese unklar.

Der wesentlichste Unsicherheitsfaktor für die exakte Beurteilung des Anteils genetisch bedingter Erkrankungen an der Gesamtgruppe der Hörgeschädigten ist die ätiologische Zuordnung der isolierten beiderseitigen Innenohrschwerhörigkeit. Von den derzeitigen Möglichkeiten der klinischen und paraklinischen Diagnostik ist eine Unterscheidung zwischen der intrauterin erworbenen und der autosomal rezessiv erblichen Form bei sporadischem Auftreten in der Familie nicht möglich. Davon ausgenommen ist der serologische Nachweis einer Rötelnerstinfektion der Mutter; diese Kinder weisen aber meist ein komplexeres Mißbildungsmuster auf.

Eine Risikoaussage kann daher bei der isolierten, sporadisch auftretenden Innenohrschwerhörigkeit (und nur davon wird im folgenden noch die Rede sein) lediglich von der Abschätzung der Häufigkeit der in Frage kommenden Ursachen gemacht werden. Das zu erwartende Verhältnis zwischen familiärem und sporadischem Auftreten bei autosomal rezessiven Erbleiden ist bekannt und für die einzelnen Familiengrößen exakt zu berechnen. So beträgt das Verhältnis für die Zweikindehe 1 : 6.

In Tabelle 14 wird das in unserem Krankengut gefundene Verhältnis zwischen familiärem und sporadischem Auftreten bei Kindern mit IOS ohne Erkrankungen in der Aszendenz dargestellt. Vergleicht man dies mit dem Erwartungswert, so entspricht es bei der Zweikindehe etwa der Erwartung, wenn man annimmt, daß alle einschlägigen Fälle autosomal rezessiv vererbt wären. Bei der Dreikindehe liegt der gefundene über dem Erwartungswert. Diese Aussage ist vor allem

Tabelle 13 Hörgeschädigte Kinder (ursprüngliche Einstufung)

Genese	Exogen	Familiäres Auftreten	Unbekannt	Gesamt
IOS beidseitig	204	88	120	412
IOS einseitig	31	2	8	41
Kombinierte Schädigung	75	23	22	120
Gesamt	310	113	150	573

IOS = Innenohrschwerhörigkeit

Tabelle 14 Hörgeschädigte Kinder (Anzahl pro Familie)

Anzahl	3 Kinder betroffen	2 Kinder betroffen	1 Kind betroffen zusätzlicher Risikofaktor		Verhältnis familiär/sporadisch	
			—	+	erwartet	gefunden
Zweikindehe		9	33	28	9:54 (1: 6)	9:61 (1: 6,8)
Dreikindehe	0	3	8	7	3:8,1 (1: 2,7)	3:15 (1: 5)

deswegen sehr schwerwiegend, weil bei den sporadischen Fällen das betroffene Kind, weitaus häufiger als zu erwarten, das letzte in der Geschwisterreihe ist. Tabelle 15 zeigt die Kinderreihenfolge in den Familien. Wir finden überdurchschnittlich viele Einzelkinder; sowohl bei den Zweikindehen als auch bei den Dreikindehen ist in den allermeisten Fällen das betroffene auch das letzte Kind in der Familie. Mit dem kranken Kind schließen 194 von 212 Familien ab, d. h. 91,5 %! Wenn man alle, also auch die größeren Familien, mit einbezieht, bleibt die Zahl nahezu unverändert. Wir erhalten dann 89,5 %. Somit muß angenommen werden, daß ohne Geburtenkontrolle die Zahl der Familien mit mehreren Fällen in der Geschwisternschaft weitaus höher liegen würde, als von uns beobachtet.

Auslesefrei ist dagegen die Zahl der nach dem erkrankten Kind geborenen Geschwister. Sie ist sehr klein, bietet aber mit 13 Kindern mit Innenohrschwerhörigkeit zu 36 gesunden ein Verhältnis, welches im Bereich der Erwartung liegt, bei der Annahme, daß alle Fälle von Innenohrschwerhörigkeit ohne Erkrankung in der Aszendenz autosomal rezessiv vererbt worden wären.

Aus diesen Überlegungen ergibt sich ein hoher Teil erblicher Erkrankungen (wesentlich höher als bei der Ersteinschätzung) unter den isolierten Perzeptionsschwerhörigkeiten. In unserem Krankengut würde das für 60,9 % anzunehmen sein. In der genetischen Fachliteratur wird angegeben, daß etwa 50 % aller Hörstörungsfälle genetisch bedingt sind. Die Angaben in der HNO-ärztlichen Literatur sind häufig niedriger, weil nicht selten nur vom familiären Auftreten

ausgegangen wird. Unsere eigenen Ergebnisse zwingen selbst bei vorsichtigster Interpretation zu der Schlußfolgerung, daß die Zuordnung prä- und perinataler Risikofaktoren als Ursachen der beiderseitigen Innenohrschwerhörigkeit mit äußerster Vorsicht zu erfolgen hat. Für den sporadischen Fall, für den bisher empirisch ein Wiederholungsrisiko von 1 : 6 angenommen wurde, liegt der reale Wert wahrscheinlich deutlich höher. Man sollte deshalb in dieser Situation weitgehend von der Möglichkeit einer autosomal rezessiven Vererbung ausgehen und eine entsprechende Beratung der Eltern sichern. Es sei denn, der Zusammenhang mit einem Risikofaktor ist, wie im Falle etwa einer Rötelninfektion, pränatal wirklich zwingend.

Ein weiteres Problem ist die Risikobeurteilung für die Nachkommenschaft zweier homozygoter Merkmalsträger. Ist der gleiche Genort betroffen, müssen alle Kinder wieder eine Innenohrschwerhörigkeit aufweisen. Auf Grund der Heterogenie (es werden mindestens 32 verschiedene Genloci angenommen) können aber auch aus der Ehe zwischen zwei homozygoten Merkmalsträgern normal hörende Kinder hervorgehen, da doppelt Heterozygote bezüglich ihres Hörvermögens unauffällig sind. Erfahrungsgemäß trifft diese Situation für zwei Drittel aller Ehen zwischen Homozygoten zu.

Zusammenfassend muß festgestellt werden, daß auf Grund des hohen Anteils genetisch bedingter Erkrankungen die Integration einer entsprechenden Beratung in die Dispensairebetreuung Hörgeschädigter unbedingt erforderlich ist, um den Familien den Zugang zu den notwendigen Informationen zu sichern und Hemmschwellen abzubauen. Zielstellung sollte dabei nicht vordergründig die Verhinderung der Geburt betroffener Kinder um jeden Preis sein. Den Eltern müssen jedoch die Grundlagen für eine verantwortungsbewußte eigene Entscheidung bezüglich weiterer Kinder in die Hand gegeben werden. Ebenso wichtig ist die Beratung jugendlicher Merkmalsträger, die besondere Bedeutung dadurch erhält, daß durch den gemeinsamen

Tabelle 15 Hörgeschädigte Kinder. Familienanalyse

Betroffene Kinder	1. Kind	2. Kind	3. Kind	Fraglich
Einkindehe	140	–	–	–
Zweikindehe	17	43	–	1
Dreikindehe	1	1	13	–

Schulbesuch Partnerschaften zwischen Hörgeschädigten häufig sind. Die Einbeziehung eines fachkundigen Humangenetikers ist dabei notwendig, wobei im Einzelfall entschieden werden kann, wer das Beratungsgespräch führt. Voraussetzung ist Erfahrung mit der klinischen und genetischen Problematik. Sporadische Beratungen durch mit der Fragestellung nicht regelmäßig konfrontierten Kollegen sollten vermieden werden.

2.1.8.
Seltene Formen hereditärer Hörstörungen

Die Entwicklung der modernen Humangenetik hat unter anderem auch dazu geführt, daß der Otorhinolaryngologe immer häufiger von Hörgeschädigten oder deren Familienangehörigen mit der Frage konfrontiert wird, ob die vorliegende Schwerhörigkeit genetisch determiniert ist. Diese Frage zu beantworten ist nicht immer leicht und erfordert eine enge Zusammenarbeit zwischen dem HNO-Arzt und dem Facharzt für Humangenetik. Eine solche Kooperation wird an der Humangenetischen Beratungsstelle der Karls-Universität Hradec Králové praktiziert.

Über 3 seltene hier beobachtete Syndrome mit Hörstörungen soll im folgenden berichtet werden.

Fall 1: Hier handelte es sich um ein Syndrom, das 1960 erstmals von Vesell beschrieben und danach 1965 auch von Straßburger und Mitarbeitern beobachtet wurde. Zu dem klinischen Bild, das autosomal dominant vererbt wird, gehören neben einer Schwerhörigkeit vom Schalleitungstyp schwere Gelenkmißbildungen.

Wir beobachteten bei einem 5jährigen Knaben diese Mißbildungssymptomatik. Das Kind wies eine Synostose des rechten Ellenbogens mit Semiflexionsstellung und distalem Synphalangismus an Händen und Füßen auf. Außerdem fanden sich partielle Syndaktylien an den Füßen. Die vorliegende Schwerhörigkeit war im 2. Lebensjahr bemerkt, aber zunächst fälschlicherweise als Tuben-Mittelohr-Katarrh gewertet worden. Wir stellten einen

normalen otoskopischen Befund fest. Der Warzenfortsatz war im Röntgenbild normal pneumatisiert. Im Audiogramm wurde eine ausgeprägte Schalleitungsschwerhörigkeit beiderseits festgestellt. Das Tympanogramm zeigte eine niedrige Compliance und eine Stapesareflexie. Bei der durchgeführten Tympanometrie rechts wurde eine Synostose des Amboß-Steigbügel-Gelenks und eine Steigbügelfixation in der undifferenzierten ovalen Nische festgestellt (Bild 15). Es wurde eine Fensterung des Vestibulums vorgenommen und der Stapes durch eine Schuknecht-Prothese ersetzt, die am mißgebildeten langen Amboß fixiert wurde. Der Hörgewinn betrug 15 bis 35 Dezibel.

Die Untersuchung der Eltern und der zwei Geschwister ließ keine genetische Belastungen erkennen, möglicherweise handelte es sich um eine Spontanmutation. Legt man diese Tatsache zu Grunde, besteht für die Nachkommen ein Erkrankungsrisiko von 50 %.

Fall 2: Bei einem zweiten Patienten – einem 8jährigen Knaben – diagnostizierten wir eine Störung, die der des Falles 1 sehr ähnlich ist und in der Literatur als Mengel-Konigsmark-

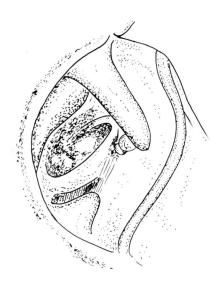

Bild 15 Synostose des Amboß-Steigbügel-Gelenks und Stapesfixation in einer undifferenzierten ovalen Nische bei einem 5jährigen Knaben mit Synphalangismus und partieller Syndaktilie (Fall 1)

Berlin-McKusick-Syndrom bekannt wurde. Der Erbgang soll autosomal rezessiv sein. Bei dem von uns untersuchten und behandelten Patienten fanden wir einen milden Grad von Ohrmuschel- und Gesichtsdysplasie kombiniert mit einer leichten antimongoloiden Augenstellung, einer verbreiterten Nasenwurzel und Synophyris (Bild 16). Weiter wurde eine Oligophrenie, ein Hypogonadismus und ein systolisches Herzgeräusch festgestellt. Über den Rahmen des angeführten Syndroms hinaus waren Skelettanomalien zu erkennen: distale Syndaktylie der Hände und Füße, Klinodaktylie und Bradydaktylie der kleinen Finger.

Audiogramm und Tympanometrie ergaben eine Schalleitungsschwerhörigkeit mit Verdacht auf Steigbügelfixation. Die Tympanometrie bestätigte die Stapesfixation, die durch eine Knochenwucherung bedingt war, die in sich die Eminentia pyramidalis mit der Sehne des M. stapedius und den hinteren Steigbügelschenkel umfaßte (Bild 17). Ab-

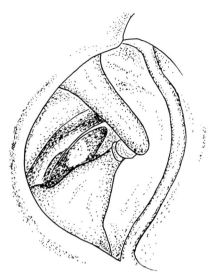

Bild 17 Stapesfixation bei dem gleichen Jungen (Fall 2)

fräsen der Knochenmasse, Entfernung der Fußplatte und Rekonstruktion mittels Schuknecht-Prothese. Hörgewinn 10 bis 15 Dezibel.

Die genetische Untersuchung der weiteren Familienangehörigen ergab kein weiteres Vollbild des Syndroms, jedoch vereinzelte Schwachformen.

Fall 3: Hierbei handelte es sich um ein Robinson-Miller-Bensimon-Syndrom. Gemeint ist damit ein autosomal vererbter Biotyp der ektodermalen Dysplasie mit Hyperhidrose und Innenohrschwerhörigkeit. Das Syndrom wurde von den kanadischen Autoren Robinson, Miller und Bensimon erstmals 1960 in drei Generationen einer Familie beschrieben. Die von uns beobachtete Familie zeigte im Stammbaum eine doppelte Blutsverwandtschaft bei den Urgroßeltern und Eltern des Patienten (Bild 18). Die Schallperzeptionsschwerhörigkeit und die weitere Symptomatologie betreffen den Vater und 3 von 4 Söhnen. Die Schwerhörigkeit trat bei allen Geschwistern im Vorschulalter auf und entwickelte sich bis zur praktischen Taubheit. Bei allen Syndromträgern wurde eine partielle Anodontie und Mikrodontie beobachtet (Bild 19). Der Schweißtest zeigte

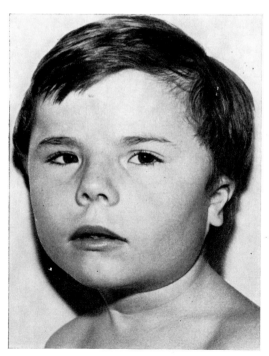

Bild 16 8jähriger Junge mit mildem Grad von Ohrmuschel- sowie Gesichtsdysplasie (Fall 2)

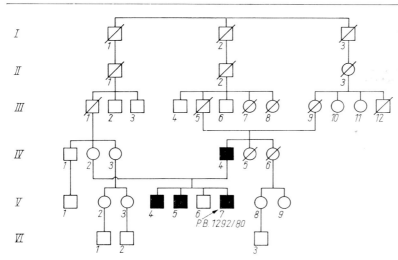

Bild 18   Autosomal vererbter Biotyp der ektodermalen Dysplasie mit Hyperhidrose und Innenohrschwerhörigkeit. Konsanguinität (Fall 3)

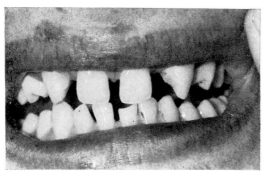

Bild 19   Partielle Anodontie und Mikrodontie bei einem Merkmalsträger (Fall 3)

eine Erhöhung der Natrium-Chlorid-Werte auf das doppelte der Norm. Möglicherweise ist die postnatale Entwicklung der Hörstörung auf eine Abiotrophie zurückzuführen, die ähnlich wie in den Schweißdrüsen zu einer Konzentration von Natrium-Chlorid-Ionen in der Innenohrflüssigkeit geführt haben könnte. Das Wiederholungsrisiko der Fehlbildung beträgt 50 %.

Zusammenfassend ist festzustellen: Die Humangenetik erlaubt bisher keine Kausaltherapie bei hereditären Hörstörungen bzw. bei genetisch determinierten Syndromen mit dabei einbezogenen Hörschäden. Deshalb muß das besondere Augenmerk auf die Prävention, d. h. auf die genetische Familien-

beratung gelegt werden. Dabei ist – so zeigen auch unsere Erfahrungen – festzustellen, daß gesunde Eltern genetischen Beratungen gegenüber überwiegend positiv eingestellt sind, während Eltern, die selbst Träger einer Anomalie sind, solchen Entscheidungshilfen gewöhnlich ablehnend gegenüber stehen.

2.1.9.
Ätiologie der Schwerhörigkeit bei der Mukopolysaccharidose

Die Mukopolysaccharidose ist eine genetisch determinierte Störung des Kohlenhydratstoffwechsels. Es ist bekannt, daß diese Enzymopathie nicht durch eine gestörte Synthese, sondern durch gestörte Spaltung bei der Glykoaminoglykolyse infolge des im Organismus produzierten, nicht aktiven Enzyms Idoronidase hervorgerufen wird. Seit 1957 ist auch die verstärkte Mukopolysaccharidausscheidung im Urin nachgewiesen. Dermatansulfat und Heparansulfat spalten sich nicht vollständig und lagern sich in den Zelllysosomen ab.

In Bulgarien waren Hörstörungen bei dieser Erkrankung bisher nicht bekannt. Wir hatten die Möglichkeit, einen Patienten von 8 Jahren zu untersuchen. Dieser Patient wurde seit 1973 ambulant kontrolliert und 1980 zur klinischen Untersuchung stationär aufgenommen.

Der Junge wurde nach normal verlaufender Schwangerschaft geboren, auch in der postnatalen Periode fehlen Angaben über bestehende Erkrankungen. Etwa ab zweitem bis drittem Lebensjahr begann er schlecht zu hören. Die Familienanamnese ist in dieser Hinsicht unauffällig.

Zum Status: Unproportionale Entwicklung des Schädels, große Stirn, Hypertelorismus, breite Nasenwurzel und Sattelnase, die Lippen grob und verdickt. Die röntgenologische Untersuchung des Skelettes zeigte bedeutende Veränderungen – starke Verdickung der Schädelkalotte und frühe Verknöcherung der Schädelnähte. Die Oberfläche der Wirbelkörper war uneben, ihre Ossifikation zum Teil defekt.

Über einen längeren Zeitraum verfolgten wir die Entwicklung des Gehörs. Zu Beginn bestand eine kombinierte Schwerhörigkeit. In der Folgezeit bildete sich die Schalleitungskomponente stärker heraus. Dies wurde durch eine Probetympanotomie bestätigt. Die Paukenhöhle war in ihrer räumlichen Ausdehnung sehr klein, der Fazialiskanal deutlich prominent. Das Promontorium erreicht fast das Niveau des N. facialis. Die Eminentia pyramidalis war nicht ausgebildet, ebenso die Sehne des M. stapedius. Der Stapes war nahezu vollständig unter dem Fazialiskanal verborgen. Bei diesen stark ausgeprägten anatomisch topographischen Veränderungen waren nach unserer Einschätzung operative Maßnahmen zur Hörverbesserung nicht indiziert. Dem Patienten wurde ein Hörgerät verordnet, und die Rehabilitation begann noch während des Klinikaufenthalts.

In der uns zugänglichen Literatur fanden wir keine Angaben über die von uns beschriebenen Befunde im Mittelohr. Diese von uns nachgewiesenen Veränderungen sind Ausdruck der bereits während der intrauterinen Phase beginnenden Störung der Mittelohrentwicklung. Unvollständig sind auch die Ossifikationszonen der Schläfenbeine. Dies ist das Resultat der für diese Erkrankung charakteristischen intrazellulären Anhäufung von Mukopolysacchariden, die wir sowohl in Biopsien der Haut als auch im Urin des Erkrankten nachweisen konnten.

Der Prozeß der Mukopolysaccharidanhäufung schreitet zwar langsam, jedoch stetig fort und bestätigte sich auch in der zunehmenden Hörverschlechterung des Patienten. Wir stellten nicht nur eine angeborene, sondern auch eine postnatal fortschreitende degenerative Veränderung des Hörorgans fest.

2.1.10.
Variante zum Fourman-Fourman-Syndrom

Fourman und Fourman beschrieben 1955 das kombinierte Auftreten von

– lateralen Halsfisteln,
– präaurikulären Fisteln oder Foveolae,
– Schwerhörigkeit

in wechselnder Ausprägung und Häufigkeit. Einzelne Teile des Mißbildungssyndroms waren bereits früher beobachtet worden und familiäres Vorkommen war bekannt. Der Erbgang ist autosomal dominant. Die Schwerhörigkeit kann sowohl eine konduktive Komponente, meist in Form von Mißbildungen oder Fixation der Gehörknöchelchen, als auch eine perzeptive Komponente, z. B. als Anomalie der Kochlea beinhalten. In einigen Fällen wurden Ohrmuscheldysplasien, präaurikuläre Anhänge, partielle Fazialisparese und Mikrognathie gesehen.

Kasuistik

Ein 4jähriger Junge (III/1) der Familie S. (Bild 20) wurde uns zur Hördiagnostik vorgestellt. Die klinische und audiologische Untersuchung ergab

– präaurikuläre Fisteln beiderseits. Die Fisteln waren etwa 1 mm sondierbar, gelegentlich entleerte sich serös-schleimiges Sekret. Es erfolgte eine operative Versorgung.
– Laterale Halszyste rechts. Die Zyste von Kirschgröße wurde operativ entfernt und histologisch bestätigt.

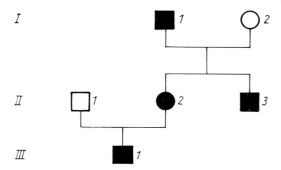

Bild 20 Stammbaum der Familie mit Fourman-Fourman-Syndrom

– Kombinierte Schwerhörigkeit. Tympanogramm und Impedanzmessung: beiderseits Typ B mit normaler Compliance. Stapediusreflexe konnten im Bereich 500 bis 4000 Hz nicht ausgelöst werden. Die BERA war entsprechend der Hörstörung unauffällig. Wegen der gestörten Tubenfunktion wurde eine Adenotomie durchgeführt und eine ambulante Tubenbehandlung eingeleitet. Röntgenaufnahmen nach Schüller, Stenvers und Schichtaufnahmen waren unauffällig. Die Mutter des Kindes lehnte eine Probetympanotomie ab.
– Tränengangsagenesie beiderseits. Die vom Augenarzt vorgeschlagene Operation wurde von der Mutter abgelehnt.

Auf Grund der mit Diabetes mellitus belasteten Familie wurde ein Glukosetoleranztest durchgeführt, der jedoch keine pathologischen Befunde erbrachte.
Die 25jährige Mutter des Patienten (II/2) wies folgende Merkmale auf:

– Präaurikuläre Fisteln beiderseits. Die Fisteln waren etwa 0,5 mm sondierbar und reizlos. Eine Sekretion war nicht beobachtet worden. Einer Operation stand die Patientin ablehnend gegenüber.
– Laterale Halsfisteln beiderseits am Vorderrand des M. sternocleidomastoideus. Die Fistel rechts war wegen rezidivierender Entzündungen im 15. Lebensjahr operiert worden.
– Kombinierte Schwerhörigkeit. Tympanogramm und Impedanzmessung: beiderseits Typ B mit normaler Compliance, keine Stapediusreflexe von 500 bis 4000 Hz, Tubenfunktion unauffällig. BERA unauffällig. Röntgenaufnahmen nach Schüller, Stenvers mit Schichtung bis auf Pneumatisationshemmung ohne pathologischen Befund.
– Tränengangsagenesie beiderseits. Die Patientin sucht gelegentlich den Augenarzt auf, steht aber einer Operation ablehnend gegenüber.
– Diabetes mellitus. Als manifester Diabetes im 22. Lebensjahr festgestellt, Einstellung auf Insulin B.

Beim 22jährigen Onkel des Patienten (II/3, Bruder der Mutter) sind eine angeborene Schwerhörigkeit, Halsfisteln und eine Tränengangsagenesie beiderseits bekannt.
Der Großvater mütterlicherseits (I/1) wies ebenfalls Schwerhörigkeit, Halsfisteln, Tränengangsagenesie beiderseits sowie Diabetes mellitus seit dem 27. Lebensjahr auf.

2.1.11.
Ohrmißbildung und sozialer Werdegang

Bei der Durchsicht der Literatur fällt auf, daß viele Beiträge sich mit der Mikrotie bzw. Mittelohrmißbildung und ihrer chirurgischen Rehabilitation beschäftigen. Wie aber besonders vermerkt werden muß, zeichnet sich heute nach dem anfänglichen Enthusiasmus über verbesserte Möglichkeiten einer operativen Rehabilitation unter dem Schutz von Antibiotika eine sehr nüchterne Einschätzung der Behandlungserfolge ab, die in der Empfehlung der Bevorzugung einer apparativen Versorgung solcher Patienten einmündet. Über die akustischen Rehabilitationserfolge der hier zur Diskussion stehenden Personengruppe liest man aber in der Literatur so gut wie nichts. Wenn wir hier das Wort »sozialer Werdegang« gewählt haben, dann bezieht sich dieser Terminus einerseits auf das durch die Mißbildung entstehende Hör- und psychische Handicap und andererseits darauf, wie eine durch Ohrmißbildung geschädigte Person im Berufsleben zurechtkommt.

Bei der Einschätzung des Hörhandicaps ergeben sich bereits unüberwindbare Schwierigkeiten; denn mit der Entwicklung der Audiometrie im internationalen Rahmen ist das ständige Bemühen um die Einschätzung des Hörhandicaps wie ein roter Faden sichtbar. Auf dem XVI. Internationalen Kongreß für Audiologie hat Ward 1982 sich sehr ausführlich mit dieser Thematik beschäftigt und schließlich festgestellt, daß das einfache Beurteilungsverfahren, das auf der Wertung des Tongehörs basiert gemäß der Empfehlung der Amerikanischen Akademie für ORL (AAO), immer noch die brauchbaren Methoden darstellt. Für die Bewertung des Tongehörs schlägt Ward (1983) die Mittelwertbildung der Hörverlustwerte von 500, 1000, 2000 und 3000 Hz in Weiterentwicklung der alten Empfehlung von AAOO und HAIC vor. Ein durchschnittlicher Hörverlust von 25 dB wird als unterster Grenzwert für ein beginnendes Hörhandicap empfohlen. Aber auf dem XVI. Internationalen Kongreß für Audiologie in Helsinki 1982 forderte Downs für Kinder, die eine Sprache zu erlernen haben, einen Grenzwert von 15 dB.

In den letzten 4 Jahren haben vor allen Dingen Smoorenburg (1986) und Salomon und Vesterager (1986) sich intensiv mit der Beurteilung und Bewertung des Hörhandicaps beschäftigt. Trotz aufwendiger Untersuchungen kamen sie aber zu dem Schluß, daß das Hörhandicap für die Einzelperson prinzipiell nicht kalkulierbar ist, weder aus speziellen Fragebögen noch aus konventionellen audiometrischen Daten, wie Ton- und Sprachaudiometrie usw. Dennoch empfehlen beide eben genannten Autoren, neben der einfachen Sprachaudiometrie erschwerte Sprachhörtests als Zusatzuntersuchungen heranzuziehen. Besonders geeignet sind verhallte Sprachtests oder künstliche Sprachtests im Vergleich zur lebenden Sprache usw.

Für unsere Beurteilung haben wir aus den eben angeführten Gründen das Tonaudiogramm, das in der DDR gebräuchliche Sprach-

audiogramm und den von uns entwickelten Halltest für die Beurteilung herangezogen. Außerdem entwickelten wir einen speziellen Fragebogen, den wir für unsere Untersuchungen bei der Anamneseerhebung in Anwendung brachten. Insgesamt haben wir 39 Personen von 55 angeschriebenen Personen nachuntersucht. Davon waren 27 Personen Mikrotiepatienten, 20mal einseitig und 7mal doppelseitig. Die isolierten Mittelohrmißbildungen, d. h. der Gehörgang, äußeres Ohr und Trommelfell, waren praktisch unauffällig, belaufen sich in unserem Krankengut insgesamt auf 12 nachuntersuchte Patienten. Davon litten 5 an einer einseitigen und 7 an einer doppelseitigen Mißbildung.

Alle hier zur Diskussion stehenden Personen wurden tonaudiometrisch untersucht. Für die Bewertung des Hörverlustes im Reintonaudiogramm nutzen wir in Abweichung zu dem Vorschlag von Ward (1983) den üblichen Mittelwert nach HAIC und 4000 Hz, da bekanntlich die reinen Mittelohrübertragungsstörungen, wie sie bei Mißbildungen vorkommen, Schalleitungsstörungen vom kombinierten Typ sind. Letzteres bedeutet, daß die Schalleitungsstörung sich durch die Mißbildungsveränderungen im Mittelohr bzw. an den Gehörknöchelchen ausnahmslos als elastische Versteifung darstellen. Da aber die Mißbildung auch im allgemeinen eine Massenzunahme besonders bei den Mikrotien durch eine Verlegung des Gehörgangs (Atresie) bewirkt, ist der Mißbildungsprozeß am Ohr stets mit einer Massenzunahme verbunden, die sich im Audiogramm durch einen Dämpfungstyp auszeichnet. Der Mittelwert für das nicht betroffene Ohr im Tonaudiogramm ist sowohl bei der einseitigen Mikrotie als auch bei der isolierten einseitigen Mittelohrmißbildung gleich und entspricht einem altersentsprechenden Normalwert. Auf dem schlechteren Ohr entspricht der Mittelwert für Mißbildungen des Ohres dem Maximalwert, wie er bei Schalleitungsstörungen gefunden wird, etwa 55 bis 60 dB. Bei den doppelseitigen isolierten Mittelohrmißbildungen ist der Wert deswegen geringer, weil die Schalleitungsstörung entsprechend der Ausdehnung der Mißbildung im Durchschnitt nicht immer maximal ist. In unserer Darstellung beträgt er daher 46,7 dB (Tab. 16). Die Untersuchungsergebnisse mittels Sprachaudiometrie mit der uns zur Verfügung stehenden Technik (Sprach- und Tonaudiometer der Firma VEB Präcitronic Dresden) bestätigen die gute Korrelation zwischen dem Mittelwert für das Tonaudiogramm nach der variierten HAIC-Empfehlung und dem Wert für den Hörverlust für Sprache, bezeichnet als a_1. Er beträgt für die Mikrotie 65 dB und für die doppelseitige isolierte Mittelohrmißbildung 50,3 dB. Die Mitbewertung von 4000 Hz aus dem Tonaudiogramm führt also zu keinen Abweichungen, wie das bei Schallleitungsstörungen dieser Art zu erwarten ist. Auf dem besseren Ohr liegt der Hörverlust für Sprache (a_1) nicht bei 0; er beträgt 9,25 dB für die einseitige Mikrotie und 7,0 dB für die einseitige isolierte Mittelohrmißbildung. Diese Werte sind noch als normal anzusehen. Die Darstellung des Hörverlustes in Prozent zeigt sehr deutlich die erhebliche Beeinträchtigung bei der doppelseitigen Mikrotie, der Wert beläuft sich nämlich auf 90 % und bei der doppelseitigen isolierten Mittelohrmißbildung auf 70 %. Wie diese Zahlen zeigen, sind die Hörstörungen bei der doppelseitigen Mikrotie ganz erheblich, aber auch nicht viel geringer bei der doppelseitigen isolierten Mittelohrmißbildung (Tab. 17). Besonders aufschlußreich ist die Anwendung des Halltests bei der Frage der Beeinträchtigung durch die hier zu besprechenden Hörstörungen. Überraschenderweise zeigte sich

nämlich, daß der Hallquotient auf dem besseren (gesunden) Ohr bei der einseitigen Mikrotie über dem Durchschnitt des Normalhörenden (1,29) liegt – Streubreite für Normalhörende: 1,3 bis 1,9 –. Auch bei der einseitigen isolierten Mittelohrmißbildung ergibt sich ein so ungewöhnlich guter Wert, er beträgt bei unserem Untersuchungsgut 1,18. Wie ferner zu vermerken ist, liegt der Hallquotient bei den beidohrigen Mißbildungen noch in dem Bereich, wo mit Sicherheit mit keiner aufsteigenden Degeneration im Hörnerv zu rechnen ist. Dies ist natürlich nicht ungewöhnlich und muß auch gefordert werden, denn bei der Mikrotie ist im allgemeinen eine Innenohrschädigung so gut wie nicht vorhanden bzw. nicht vordergründig. Der überraschend gute Hallquotient bei den einseitigen Mißbildungen läßt erkennen, daß Menschen, die nur auf ein Ohr angewiesen sind,

Tabelle 16   Erweiterter HAIC-Wert (0,5, 1, 2 und 4 kHz) der Tonhörverluste

Mißbildungsform	Anzahl der Patienten	Besseres Ohr	Schlechteres Ohr	Beide Ohren
Doppelseitige Mikrotie	7	–	–	56,4 dB
Einseitige Mikrotie	20	7,25 dB	61,6 dB	–
Doppelseitige isolierte Mittelohrmißbildung	7	–	–	46,7 dB
Einseitige isolierte Mittelohrmißbildung	5	6,0 dB	59,0 dB	–

Tabelle 17   Ergebnisse der Sprach- und Hallaudiometrie

Mißbildungsform	Anzahl der Patienten	a_1-Wert in dB		Hörverlust in %		Hallquotient	
		Besseres Ohr	Beide Ohren	Besseres Ohr	Beide Ohren	Besseres Ohr	Beide Ohren
Doppelseitige Mikrotie	7	–	65	–	90	–	1,5
Einseitige Mikrotie	20	9,25	–	0	–	1,19	–
Doppelseitige isolierte Mittelohrmißbildung	7	–	50,3	–	70	–	2,5
Einseitige isolierte Mittelohrmißbildung	5	7,0	–	0	–	1,18	–

das ihnen verbliebene einseitige Gehör besser nutzen können. Es findet wahrscheinlich doch ein zentral verursachtes Besserhören statt, weil der Patient ständig angehalten wird, die Auswirkung des einseitigen Schallhörausfalls zu kompensieren. Wir haben dieses Phänomen auch bei Personen mit einseitiger Ertaubung unklarer Genese in der frühen Kindheit gesehen.

Entsprechend unserer audiometrischen Daten stellt sich auch die berufliche Entwicklung dieses Patientenkreises dar. Die einseitigen Ohrmißbildungen gestatten doch eine recht günstige berufliche Ausbildung, weshalb diese Personen auch höher qualifizierte Berufe ergreifen können (Tab. 18 und 19). Wie die Zusammenstellung über erfolgte Rehabilitationsmaßnahmen zeigt, ist bei allen doppelseitigen Mikrotiefällen die operative Rehabilitation versucht worden. Dennoch mußte in 6 von 7 Fällen ein Knochenleitungshörgerät ausgegeben werden. Trotz Sonderschulbesuch (Schwerhörigenschule) waren 2 Personen auffallend schlecht rehabilitiert, dabei ist noch

Tabelle 18   Berufliche Tätigkeit der Mikrotiepatienten

Doppelseitige Mikrotie	Einseitige Mikrotie
Bauingenieur	Kochlehrling
Kranfahrer	Polit. Mitarbeiter
Datenerfasser	Dreher
Maschinenbauzeichner	Wirtschaftskaufmann
Werkzeugmacher-lehrling	Triebschneider
Zahntechniker	Elektronikfacharbeiter
Krankenpflegerin	Verkäuferin
	Konstrukteur
	Textilfacharbeiter
	Facharbeiter für Anlagentechnik
	Hebammenausbildung
	Student (Getreideverarbeitung)
	Diplomingenieur (Stadtrat)
	Hilfsarbeiter
	MTA
	Versicherungsökonom
	Student (Architektur)
	Elektromonteur
	Ökonom
	Maschinenbauingenieur

Tabelle 19   Berufliche Tätigkeit der Patienten mit isolierten Mittelohrmißbildungen

Doppelseitige Mittelohrmißbildung	Einseitige Mittelohrmißbildung
Stepperin	Kfz-Schlosser
Schlosser	Schwester
Agraringenieur	Zimmerer
Hilfsarbeiter	Verkäuferin
	MTA
Elektromonteur	
Kristallzüchter	

zu vermerken, daß die doppelseitigen Mikrotiepersonen wegen ihrer hochgradigen Schwerhörigkeit in den Schwerhörigenschulen als besonders schwerhörig auffällig sind.

Die psychische Beeinträchtigung ist aber dennoch auffallend gering (Tab. 20). Dies erklärt sich durch die seit Geburt bestehende Schwerhörigkeit. Die einseitige Mikrotie wurde von 4 Personen als psychisch und auch akustisch stark belastend angegeben. Alle Personen mit doppelseitiger Mittelohrmißbildung klagten ebenfalls über Verständigungsschwierigkeiten. Auffällig war der starke Wunsch nach einer Ohroperation bei einseitiger Mikrotie (10mal von 20 Fällen). Der Wunsch war aber in einer möglichen kosmetischen Behebung der Fehlbildung begründet. Postoperativ waren die Betroffenen schließlich bis auf eine Person über den kosmetischen Erfolg enttäuscht und weiterhin über die Tatsache, letztendlich HNO-ärztlicher Dauerpatient geworden zu sein.

Insgesamt ergeben sich für den HNO-Arzt folgende *Konsequenzen:* Alle doppelseitigen Mikrotien sind HNO-ärztlich im ersten Lebensjahr zu erfassen und einer akustischen sowie sonderpädagogischen Rehabilitation zuzuführen. Ein intensives Trainingsprogramm ist erforderlich, da nach unserer Studie die Rehabilitationserfolge bei den doppelseitigen Ohrmißbildungen enttäuschend waren. Bei den einseitigen Mißbildungen ist von ohrenärztlicher Seite darauf zu achten, daß der bei Kindern doch häufig auftretende Tuben-Mittelohr-Katarrh so früh als möglich durch eine Adenotomie vermieden

Tabelle 20 Operative, apparative, sonderpädagogische Rehabilitationsmaßnahmen und subjektive Belastung

Mißbildungsform	Anzahl der Patienten	Ohr- operation	Hörgeräte- träger	Besuch einer Sonder- schule	Verständi- gungs- schwierig- keit/heute	Psychische Beeinträch- tigung heute
Doppelseitige Mikrotie	7	7	6	4	2	1
Einseitige Mikrotie	20	10	–	–	4	4
Doppelseitige isolierte Mittelohrmißbildung	7	7	5	1	7	–
Einseitige isolierte Mittelohrmißbildung	5	3	–	–	4	–

oder möglichst beseitigt wird. Daher ist auch für diesen Personenkreis, sobald er erkannt wird, eine Dispensairebetreuung erforderlich. Wie die Feststellung der besseren Hörfähigkeit des gesunden Ohres bei einseitiger Mißbildung erkennen läßt, ist bei allen Berufen, die keine speziellen Anforderungen an das Gehör, besonders an die Hörsymmetrie, stellen, eine optimale Ausbildung möglich, wenn auch subjektiv über den einseitigen Hörverlust Klage geführt wird.

2.1.12.
Wertigkeit der Früherfassung, Diagnostik und Rehabilitation bisensoriell Geschädigter in Gehörlosenschulen

Bei Hörbehinderten, deren Hörreste keine normale Sprachentwicklung mehr zulassen, werden an den optischen Rezeptor besonders hohe Anforderungen gestellt. Es ist deshalb von größter Wichtigkeit, frühzeitig auf eine volle Funktionstüchtigkeit der Augen zu achten. Bei rechtzeitiger Erkennung von Sehstörungen lassen sich bleibende Schädigungen in den meisten Fällen durch korrektive Maßnahmen vermeiden.

Aus der Literatur und durch eigene ophthalmologische Langzeituntersuchungen an einer Gruppe von nunmehr 420 hochgradig hörgeschädigten Kindern ist bekannt, daß bei diesen Patienten häufiger Störungen am Sehorgan auftreten (Tab. 21). Von diesen

Tabelle 21 Querschnittsuntersuchungen – Hörgeschädigte (n = 420)

Korrekturbedürftige Refraktionsanomalien,	26,0%
davon Myopie über —1,0 dpt	1,5%
Störungen der Binokularität,	18,5%
davon manifester Strabismus concomitans	14,5%
pathologisch-morphologische Augenveränderungen	7,6%
Funduspigmentierungen,	23,0%
davon Retinopathia pigmentosa	2,0%

420 untersuchten Probanden hatten 26% eine korrekturbedürftige Refraktionsanomalie. In der Mehrzahl handelte es sich um eine Hyperopie von mehr als $+3{,}0$ Dioptrien sowie um hyperope Astigmatismen. Ähnliche Ergebnisse wurden bezüglich der Binokularität ermittelt. Bei 18,5% der Kinder wurden Fehlentwicklungen beim Binokularsehen festgestellt, davon in 14,5% ein manifester Strabismus concomitans.

Vergleicht man diese große Schielhäufigkeit mit den 5 bis 6% bei normaler Population, so mögen die Ursachen zum Teil in der hohen Quote von risikogeborenen Kindern mit einer größeren Fehlbildungsrate zu suchen sein. Da bei unbehandelten Schielern die Amblyopiehäufigkeit bei über 50% liegt, wird die große sozialmedizinische Bedeutung der frühen Diagnostik und Therapie deutlich. Durch eine rechtzeitig einsetzende und konsequent durchgeführte Behandlung kann eine Schielschwachsichtigkeit in all den Fällen verhindert werden, in denen nicht morphologische Veränderungen einen sekundären Strabismus bedingen.

Pathologisch-morphologische Augenveränderungen mit Mißbildungscharakter sind in 7,6 % mit unterschiedlichem Schweregrad bezüglich der Auswirkungen auf das Sehvermögen zu erwarten (2,8 % bei normaler Population).

Bei mehr als der Hälfte sind ein- bzw. beidseitige Veränderungen vorhanden, wie z. B. Mikrophthalmus, angeborene Katarakte, Nystagmus, Optikuskolobom und Retinopathia praematurorum, die keine normale Entwicklung des Sehvermögens erlauben.

Besonderes Interesse gilt auch Funduspigmentierungen, die insgesamt bei 23 % der betreuten Kinder beobachtet und in ihrer Entwicklung über 14 Jahre verfolgt werden konnten. Es wurde festgestellt, daß es sich bei 16 % um zentrale Augenhintergrundveränderungen handelte, die aber keinen Funktionsverlust bedingen (Syndrom nach Diallinas-Amalric). In 5,1 % bestanden periphere Pigmentierungen im Sinne eines Pfeffer-Salz-Fundus. Bei etwa 2 % ist mit einer Retinopathia pigmentosa mit progredientem Funktionsverfall bis zur Erblindung zu rechnen.

Durch Längsschnittuntersuchungen an einer Gruppe hochgradig Hörgeschädigter konnten wir nachweisen, daß eine einmalige augenärztliche Untersuchung auch primär ophthalmologisch unauffälliger Kinder nicht ausreichend ist.

Tabelle 22 Ophthalmologisches Dispensaireprogramm für Hörgestörte

I. Untersuchung bis zum 2. Lebensjahr

II. Untersuchung im 4. Lebensjahr

III. Untersuchung im 6. Lebensjahr

IV. Untersuchung vor Schulabschluß

Ziel: objektive Refraktometrie
Binokularfunktionsdiagnostik
morphologischer Augenbefund
berufliche Rehabilitation

Als optimal hat sich ein Dispensaireprogramm für alle Hörgeschädigten erwiesen, das nach einer frühestmöglichen Erstuntersuchung Kontrollen jeweils im zweiten, vierten, sechsten Lebensjahr und schließlich bei Schulabschluß vor der Berufslenkung vorsieht (Tab. 22).

2.2. Therapie

2.2.1. Chirurgie der Ohrmuschelmißbildungen

Die Ohrmuschelmißbildungen werden von Marx in drei Formen der Mikrotie aufgeteilt, diese Aufteilung wurde von Altmann fast unverändert in die 2. Auflage des Handbuches (1979) übernommen. Um alle Mißbildungsformen unterzubringen, sollte man das Wort »Mikrotie« lieber durch das Wort »Dysplasie« ersetzen. Danach sind zu unterscheiden:

1. Dysplasie I. Grades: Die Ohrmuschel hat fast alle Merkmale einer normalen Ohrmuschel. Die Ohrmuschel kann in der Regel ohne zusätzliche Haut oder knorpliges Stützgerüst rekonstruiert werden.
2. Dysplasie II. Grades: Die Ohrmuschel weist einige Merkmale einer normalen Ohrmuschel auf. Zur Rekonstruktion werden geringe Anteile von Hautlappen und Knorpel benötigt.
3. Dysplasie III. Grades: Es finden sich keine Merkmale einer normalen Ohrmuschel. Zur Rekonstruktion wird überwiegend zusätzliche Haut und zusätzlicher Knorpel benötigt.

Unter die Dysplasien I. Grades können die abstehende Ohrmuschel, die Makrotie, die quere Spalte (Kolobom), die Kryptotie, die Tassenohrdeformität I. und II. Grades sowie Lobulusmißbildungen eingeordnet werden. Die Dysplasie II. und III. Grades decken sich mit der Mikrotie II. und III. Grades.

Zu den Dysplasien I. Grades:

Otoplastik. Bei unserer Modifikation der Converse-Plastik fräsen wir mit einer Diamantfräse an den Stellen, an denen Converse (1977) indiziert. Wir sind so in der Lage, die Ohrmuschel etwas flexibler zu gestalten, außerdem ist diese Methode bei einer ganzen Reihe von Dysplasien I. Grades einzusetzen.

Tassenohrdeformität I. Grades. Bei dieser Operation gehen wir wie bei der Otoplastik vor, durch Ausformen der Anthelix und Aufsetzen der vorher überhängenden Helix kann die Ohrmuschel mit Matratzennähten sicher geformt werden.

Tassenohrdeformität II. Grades. Diese zeigt schon ein sehr viel weiteres Überhängen der oberen Ohrmuschel. Auch hier wird von hinten vorgegangen und die Knorpelrück- und Vor-

derseite vom hinteren Schnitt aus freipräpariert. Die Skapha wird durch unsere Otoplastik aufgerichtet, die überhängende Helix ab getrennt, um 180° gedreht und in der richtigen Position wieder angenäht. Bei zu weichem Knorpel muß durch zusätzlichen Konchaknorpel oder einen Rippenknorpelspan die Ohrmuschel abgestützt werden (Weerda 1984, 1986) (Bild 21–24).

Kolobom. Bei einem Patienten mit querer Spalte, bei dem das dystope Ohr zusätzlich noch abstand, konnten wir einmal durch unsere Otoplastikmethode das Ohr anlegen und durch eine Z-Plastik den Defekt schließen. Bei der Makrotie der Ohrmuschel setzen wir eine von Gersuny 1903 angegebene Methode ein. Wir messen die vorgesehene Verkleinerung aus und exzidieren ein entsprechendes, ovaläres Knorpelstück im Bereich der Skapha. Die Rückseite des Ohrmuschelknorpels präparieren wir von diesem Schnitt

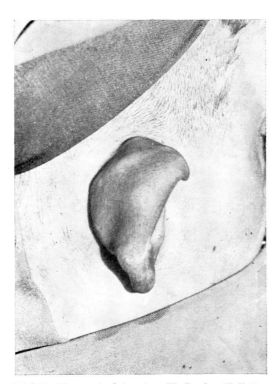

Bild 21   Tassenohrdeformität II. Grades (Fall 1)

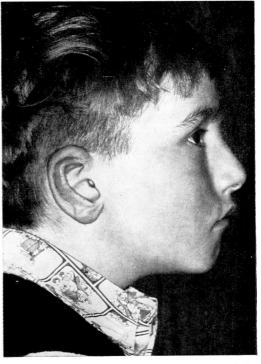

Bild 22   Zustand nach einzeitiger Rekonstruktion mit Formen der Anthelix, Aufrichten der Skapha und Aufsetzen der Helix (Fall 1)

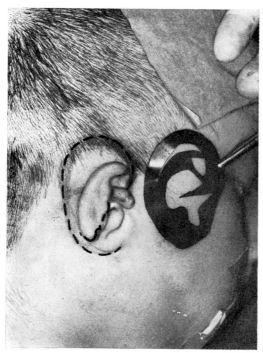

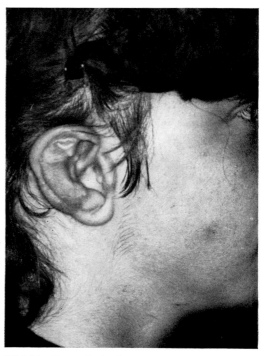

Bild 23   Rekonstruktion des Miniohres nach einer Modifikation der von Davis (1974) angegebenen Inzision der mittleren Ohrmuschel (– – –). Entfalten der Rudimente und Rekonstruktion des Mittelteils mit Rippenknorpel und Haut vom Mastoid. Die normale Lage der Ohrmuschel wird mit Hilfe einer Schablone eingezeichnet (Fall 2)

Bild 24   Zustand ein Jahr nach Rekonstruktion in drei Schnitten (Fall 2)

aus frei, wenn nötig führen wir zusätzlich eine Otoplastik durch. Durch Exzision aus der Helix im Übergang zum Lobulus und aus der Rückseite der Ohrmuschel wird dann überschüssige Haut entfernt, die Wunden werden mit feinem Nahtmaterial wieder verschlossen. Die Narben sind später kaum sichtbar.

Zu der Dysplasie II. Grades: Bei diesen Mikrotieformen sind besonders die Tassenohrdeformität III. Grades und das Miniohr zu nennen.

Tassenohrdeformität

Hier setzen wir zwei Operationsmethoden ein.

Rekonstruktion nach einer Modifikation von Davis (1974). Die Ohrmuschel wird in der Mitte aufgetrennt. Mit einem autologen

Rippenknorpelgerüst wird dann das Mittelstück erweitert und abgestützt. Durch einen Transpositionslappen aus der haarlosen Mastoidhaut decken wir dann zunächst die Vorderfläche und formen mit Matratzennähten die Helix und Anthelix aus. In einer 2. Sitzung wird dann die neue Ohrmuschel aus dem Bett gelöst und die Rückseite mit einem Vollhauttransplantat vom Gesäß abgedeckt.

Methode nach Brent (1980). Brent bevorzugt die Rekonstruktion des oberen Ohrmuschelteiles. Er fügt nach Unterminieren der Mastoidhaut ein geschnitztes Rippenknorpelgerüst ein. In einer 2. und 3. Sitzung wird die Ohrmuschel abgehoben, die beiden Ohrmuschelteile miteinander vereinigt und die Rückseite mit Vollhaut gedeckt.

Miniohr

Mit der von Davis (1974) angegebenen Methode haben wir auch das Miniohr im Mittelteil indiziert, mit Knorpel erweitert, abgestützt und das Knorpelgerüst dann mit Haut von der Mastoidregion abgedeckt. In 2 bis 3 Schritten kann so eine gut geformte Ohrmuschel aufgebaut werden (Bild 25 und 26).

Zur Dysplasie III. Grades: Hier einzuordnen sind die Mikrotie III. Grades und die Anotie. Bei einseitiger Mikrotie, normalem Gehör und normal geformtem Ohr auf der anderen Seite verzichten wir bei unseren Kindern auf eine Rekonstruktion des Mittelohres und bauen im 5. Lebensjahr die Ohrmuschel auf.
Bei doppelseitiger Mikrotie mit Atresia auris wird das schwerhörige Kind ab dem 7. Lebensmonat mit einem Knochenleitungshörgerät versorgt, im 4. Lebensjahr kann nach audiologischer und röntgenologischer Abklärung mit dem CT das günstigere Mittelohr aufgebaut werden. Wichtig ist, das Mastoid von einem Schnitt vor dem Rudiment freizulegen, um die retroaurikuläre Haut für den Ohrmuschelaufbau unberührt zu lassen. Auch die Transposition des Lobulus unterbleibt (Weerda u. Mitarb. 1985).
Im 5. Lebensjahr bauen wir dann beide Ohrmuscheln auf, später erfolgt – wenn nötig – die Versorgung des Kindes mit einem Hörgerät. Das zweite Ohr wird nur auf Wunsch im Erwachsenenalter operiert.
Bei der Rekonstruktion der mikroten Ohrmuschel haben wir uns weitgehend an die Vorschläge von Brent (1980) gehalten. Aus der 6. und der 7. Rippe der gleichen Seite wird ein Ohrmuschelgerüst geschnitzt. Der rudimentäre Knorpel wird von einer kleinen Inzision aus entfernt, die unbehaarte mastoidale Haut wird unterminiert und das Ohrmuschelgerüst eingezogen und mit Matratzennähten ausgeformt.
Nach 4 bis 6 Wochen befreien wir die Ohrmuschel aus ihrem mastoidalen Lager und decken die Ohrmuschelrückseite mit einem Vollhauttransplantat vom Gesäß ab. Die Skalphaut wird nach Mobilisation hinter die Ohrmuschel gezogen und stützt diese so ab. In weiteren Sitzungen muß dann der Lobulus transponiert und die Koncha ausgeformt werden. In der gleichen Sitzung können auch kleinere andere Korrekturen vorgenommen werden (Bild 27).

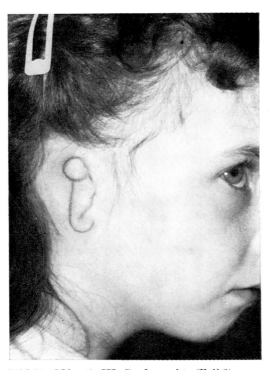

Bild 25   Mikrotie III. Grades rechts (Fall 3)

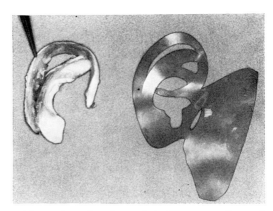

Bild 26   Aus der 6. und 7. Rippe wurde nach Schablone ein Gerüst geschnitzt

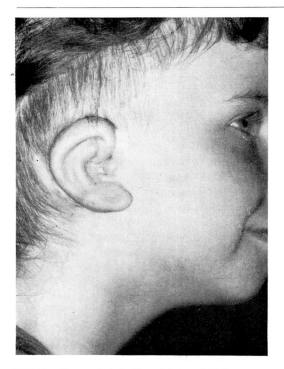

Bild 27   Zustand ein halbes Jahr nach Rekonstruktion in drei Schritten (Fall 3)

Mit den hier angesprochenen Methoden sind wir heute in der Lage, unseren mißgebildeten Patienten zu einer Rekonstruktion der Ohrmuschel zu raten.

2.2.2.
Gehörgangsatresie und ihre operative Behandlung

Es ist verständlich, wenn Eltern angesichts schwerer äußerer Ohrmißbildung bei ihrem Kinde zunächst an die Beseitigung des äußerlich sichtbaren Schadens denken. Die solche Mißbildungen meistens begleitende Gehörgangsatresie und Mittelohrmißbildungen und die damit verbundene Schwerhörigkeit mit all ihren Folgen für die psychische und geistige Entwicklung des Kindes werden anfangs oft nicht in Betracht gezogen bzw.

den Eltern bewußt gemacht. Es ist also wichtig, beim aufklärenden und beratenden Gespräch mit den Eltern herauszustellen, daß es bei operativen Maßnahmen mit der Beseitigung einer Gehörgangsatresie in erster Linie um die Hörverbesserung geht. Die operativen Maßnahmen des mißgebildeten äußeren Ohres stehen an zweiter Stelle, wobei noch hinzu kommt, den Eltern zu sagen, daß trotz aller Fortschritte auf dem Gebiet der plastischen Chirurgie die Ergebnisse des operativen Aufbaus der mißgebildeten Ohrmuschel oft nicht so eindrucksvoll schön sind. Es gilt, von vornherein allzu großen Erwartungen vorzubeugen. Der Hinweis, bei den Kindern durch Tragen längerer Haare den Ohrmuscheldefekt zu bedecken, ist sicherlich sehr nützlich.

Bei der Betreuung von Kindern mit Ohrmißbildungen außen und im Mittelohr sind aber noch andere Gesichtspunkte wesentlich. Da ist zunächst die Frage zu klären, ob überhaupt ein operatives Vorgehen indiziert ist und wenn ja, zu welchem Zeitpunkt. Bei einseitiger Ohrmuschelmißbildung mit Schwerhörigkeit und Normalgehör auf der anderen Seite wird man mit einem operativen Vorgehen sehr zurückhaltend sein und den Eingriff möglichst in das Erwachsenenalter verschieben. Auch bei beidseitiger Ohrmißbildung mit Schwerhörigkeit ist besonders bei sehr kleinen Kindern die operative Indikation heute nicht mehr so zwingend wie früher. Wir wissen, daß auch sehr erfahrene Operateure mit ihrer Indikationsstellung zur Operation bei beidseitiger Mißbildung des Ohres immer vorsichtiger geworden sind, weil die hörverbessernden Ergebnisse nach operativen Eingriffen keineswegs sich so konstant einstellten, wie es wünschenswert gewesen wäre. Hinzu kommt noch, daß neben mehr oder weniger ausgeprägten Mißerfolgen bezüglich der Hörverbesserung nach der Operation zusätzlicher Diskomfort infolge anhaltender Sekretion und Granulationen in der Operationshöhle, Behinderung beim Baden und Schwimmen, oder möglicher Narbenstenose des Gehörgangs sich einstellen kann.

Andererseits ist bekannt, daß bei beidseitiger Ohrfehlbildung auch mit apparativen Hörhilfen und durch ein intensives Hörtraining die Sprachentwicklung gesichert werden kann. So ist verständlich, daß der Zeitpunkt eines Eingriffs heutzutage hinausgeschoben werden darf, vorausgesetzt, die apparative Hilfe und das Hörtraining gestalten sich optimal. Das Hinausschieben des Operationszeitpunkts hat auch noch den Vorteil, daß man bei der späteren Entscheidung für Operation oder nicht sich auf verläßlichere diagnostische Daten stützen kann als auf die, die beim Säugling oder beim Kleinkind erhältlich sind. So wird man eine eventuelle einseitige Taubheit sicherer aufdecken können, wenn das Kind älter ist. Bei einseitiger Taubheit aber würden sich jegliche operative Maßnahmen am einzigen hörenden Ohr verbieten.

Was die Prognose der Hörverbesserung an sich betrifft, so ist schon bei den kleinen Mißbildungen der hörverbessernde Erfolg längst nicht so sicher wie etwa bei einer Stapesoperation infolge Otosklerose. Bei den schweren doppelseitigen Mißbildungen mit doppelseitiger Gehörgangsatresie ist die Prognose sehr ungewiß. Günstige Hinweiszeichen sind eine gute Pneumatisation der Warzenfortsätze, Normalbefund im Tomogramm, aber auch eine normale Schwellenkurve für Knochenleitung. Absolut ungünstig zu werten sind Befunde wie Knochenleitungsverluste bei 500 bis 2000 Hz, fehlende Pneumatisation des Warzenfortsatzes, fehlendes Cavum tympani im Tomogramm.

Bezüglich der Operationstechnik bei Gehörgangsatresie steht die Frage im Vordergrund, wie kann der operativ geschaffene neue Gehörgang offengehalten werden, wie läßt sich eine postoperative Narbenstenose des Gehörgangs vermeiden. Die Erfahrung zeigte, daß die lückenlose Auskleidung des operativ geschaffenen neuen Gehörgangs im knöchernen wie auch im häutigen Bereich mit Haut die wichtigste Maßnahme darstellt. Dabei wird gestieltem Hautlappen zur Auskleidung gegenüber freien Hauttransplantaten der Vorzug gegeben.

Um gestielte Hautlappen zu erhalten, wurden von Ombrédanne, Zühlke und anderen Autoren entsprechende Schnittführungen angegeben. Offensichtlich ist dabei, daß trotz solcher Maßnahmen die gestielten Lappen nicht ausreichen und man ohne zusätzliche freie Hauttransplantate nicht auskommt.

Eine wesentliche Rolle bei allen Maßnahmen zum Offenhalten des neu geschaffenen, sogenannten Neomeatus ist neben der lückenlosen Kutisauskleidung durch gestielte und freie Lappen, die feste Streifentamponade des Gehörgangs, die nach Möglichkeit mehrere Wochen liegen bleiben soll.

Bei unseren früheren Operationen haben wir es genauso gemacht und waren damit mehr oder weniger erfolgreich, d. h., es kam trotz der Langzeittamponade doch bei einigen Fällen zu Narbenstenosen im Gehörgang.

Bei einem 5jährigen Kind mit doppelseitiger Gehörgangsatresie, das wir kürzlich operierten, haben wir den Neomeatus nur mit freiem Kutisläppchen ausgekleidet. Ein nahezu lückenloses Tapezieren der Operationshöhle wurde dadurch erreicht, daß wir mit Hilfe von Fibrinkleber die einzelnen Hautläppchen an ihrem Bestimmungsort sicher und definitiv festklebten. Diese Art der Lappenfixierung gestaltete sich einfach. Ein präzises Arbeiten war ohne weiteres möglich. Am Schluß der Operation ergab sich ein vollständig mit Epithel versorgter Gehörgang. Auch der Übergang zur äußeren Haut wurde so geschaffen. Eine lockere Gehörgangstamponade und die Einlage von Silikonfolie an exponierten Stellen des neu geschaffenen Gehörgangs beendeten den Eingriff. Der postoperative Verlauf war komplikationslos. Die Läppchen heilten gut an. Der Neomeatus blieb auch ohne weitere Platzhalteranwendung weit offen.

Bei der Mittelohrrevision wurde eine Amboßmißbildung gefunden. Der Kontakt zum Stapes war unterbrochen. Der Amboß wurde umgelagert und so zwischen normalem Hammer und Stapesköpfchen plaziert, daß eine Schallübertragung wieder gewährleistet war. Die Rekonstruktion des Trommelfells, die

Bildung der Neomembran, erfolgte mittels Temporalisfaszie und freiem Kutisläppchen, wobei wiederum die Fixierung in der richtigen Lage mittels Kleber sich einfach machen ließ. Es kam zu einer optimalen Hörverbesserung.

Zusammenfassend ist zu sagen: Für Operationen bei Ohrmißbildungen gelten folgende Regeln:

1. Die Operationsresultate bei schweren Mißbildungen des äußeren Ohres sind kosmetisch gesehen meistens nicht so optimal wie es die Eltern erwarten. Verdecken der Mißbildung durch Tragen längerer Haare ist eine vernünftige Alternative zur Operation.
2. Bei einseitiger Gehörgangsatresie sollte man das Erwachsenenalter des Patienten abwarten, um ihn dann mit entscheiden zu lassen, ob operiert werden soll oder nicht.
3. Bei doppelseitiger Gehörgangsatresie steht die Sprachentwicklung an erster Stelle. Mittels Hörtraining und durch Anwendung apparativer Hörhilfen ist die Sprachentwicklung zu realisieren und der Operationstermin kann hinausgeschoben werden.
4. Die Eltern sind aufzuklären, daß bezüglich der hörverbessernden Operationen echte Mißerfolge nicht selten sind und daß nach der Operation langwierige und lästige Behandlungen erforderlich werden können.
5. Die lückenlose Epithelauskleidung des knöchernen Neomeatus mit freien Hautläppchen und deren Plazierung und Fixierung mittels Fibrinkleber ist zu empfehlen. Langzeittamponade scheint dabei entbehrlich zu sein.

2.2.3.
Chirurgische Rehabilitation von Ohrmißbildungen mit Gehörgangsatresie

Bei einseitigen Ohrmißbildungen mit Gehörgangsatresie steht der Otologe immer vor einer schwierigen Entscheidung. Soll er dem Patienten bei einem normalhörenden Gegenohr zu einer unsicheren Operation raten oder soll er lediglich die Ohrmuschel rekonstruieren und den Patienten einohrig ohne stereophones Gehör belassen.

Wir möchten aus der Analyse unseres Krankengutes dazu folgende Stellung beziehen:

1. Wenn röntgenologisch nachgewiesen werden kann, daß keine erheblichen Innenohrmißbildungen und eine normal angelegte Paukenhöhle vorliegen, ist auch bei Normalhörigkeit des Gegenohres eine Atresieoperation indiziert.
2. Durch eine optimale Operationstechnik ist eine Schalleitungskomponente unter 35 dB in 80 % der Fälle zu erreichen, d. h.,
3. nach der Bewertung des Schwellengehörs nach den Tabellen von Fowler-Sabine besteht in 70 % eine praktische Normalhörigkeit, in 20 % eine mittelgradige Schwerhörigkeit und nur in 10 % ist ein Versagen nachweisbar.
4. Die Nachteile eines pflegebedürftigen Gehörgangs überwiegen keineswegs die Vorteile eines stereophonen Hörens.
5. Die plastische Rekonstruktion der Ohrmuschel gestaltet sich schwierig und erbringt verbesserungswürdige Resultate.

Diese Ausführungen stützen sich auf eine Analyse von 19 Patienten (Tab. 23).

Tabelle 23   Analyse schwerer Ohrmißbildungen 1974–1983

Gehörgang	Tympanoplastik				Kind	Erwachsene	Gesamt
	Typ I	Typ III	keine	Myringovestibulopexie			
Normal				3	2	1	3
Stenose		4	1		3	2	5
Atresie	2	9			4	7	11
Gesamt	2	13	1	3	9	10	19

Wir wählen unsere Patienten nach einer strengen audiologischen Untersuchung einschließlich der Hirnstammpotentialaudiometrie und einer Röntgenuntersuchung der Pyramiden mit Schichtaufnahmen mit polyzyklischer Verwischung aus. Nachstehend soll die von uns geübte Einbeziehung der Röntgenbefunde bei der Indikationsstellung zur Operation einer Gehörgangsatresie deutlich werden.

Kontraindikationen zur Atresieoperation sind:

– fehlende oder sehr kleine Pauke,
– fehlendes rundes Fenster,
– Kochleamißbildung,
– Bogengangsaplasie.

Als ungünstige Faktoren für die Atresieoperation gelten:

– Dysostosis mandibulo-facialis,
– Pneumatisationshemmung,
– Duratiefstand,
– Evagination statt lateralen Bogengangs,
– aplastisches ovales Fenster,
– atypischer Fazialisverlauf.

Unser operatives Vorgehen ist gekennzeichnet durch eine intraaurikuläre Schnittführung, die durch entsprechende Z-Plastiken die Ohrmuschelrudimente verlagert und das Planum mastoideum gut exponieren läßt. Daraufhin werden Duraschale und auch Kiefergelenkkapsel dargestellt und der gesamte Warzenfortsatz ausgeräumt. Nach Identifizierung des lateralen Bogengangs wird das Gehörknöchelchenkonglomerat präpariert. Dabei muß eine Vibration durch die Fräse selbstverständlich vermieden werden. Nach Darstellung der ovalen Fensternische kann die Atresieplatte abgetragen werden. Dabei wird versucht, den verborgenen Hammergriff herauszumodellieren, und das Periost medial der Atresieplatte wird möglichst geschont. Die Paukenhöhle muß vor allen Dingen nach ventral weit dargestellt werden, um eine große schwingungsfähige Fläche für das Trommelfell zu erreichen. Beim Einstieg in das Mastoid werden die Knochenränder überhängend präpariert, so daß man am Schluß der Operation in der gesamten Zirkumferenz Bohrlöcher anbringen kann, welche die Knochen-Oberhaut-Nähte aufnehmen und gleichzeitig den Gehörgang weithalten. Die Gehörgangsrekonstruktion nehmen wir nach der Methode von Merman mittels Vollhauttransplantat vor. Dieser Methode konkurrierend gegenüber steht die Auskleidung des Gehörgangs mit retro- oder präaurikulären Transpositionslappen. Die dicke Spalthaut in der Größe mindestens 4×6 cm wird zu einem Schlauch vernäht und in den Gehörgang gestülpt. Wichtig ist, vor allem den tympanomeatalen Winkel im vorderen Anteil sorgfältig zu tamponieren. Das Trommelfell wird mit Temporalisfaszie rekonstruiert und der Gehörgang mit einer Mullsalbentamponade ausgekleidet. Die Gosau-Mündnichschen Nähte werden über einen Tupfer verknüpft und erlauben eine sichere Einheilung der Haut innerhalb von 3 Wochen. Die Auswertungen der funktionellen Resultate sind in Bild 28 und 29 bei den Frequenzen 0,5, 1, 2 und 4 kHz postoperativ dargestellt. Es zeigt sich, daß in einer großen Anzahl eine Schalleitungskomponente unter 30 dB erreicht werden kann. Bei der Darstellung der Luftleitungswerte geht natürlich auch die gelegentliche Verschlechterung der Innenohrkomponente bei 4 kHz mit ein. Trotzdem liegen noch 72 % der Luftleitungsschwellenpunkte unter 35 dB und nur 28 % oberhalb dieses Wertes.
In Bild 29 sind die Hörverlustprozente nach der Bewertungstabelle von Fowler-Sabine dargestellt. Wir sehen, daß bei 11 Patienten der Hörverlust unter 20 %, bei 4 Patienten von 30 bis 50 % liegt, das entspricht einer mittelgradigen Schwerhörigkeit, und nur 2 Patienten sind als Versager mit einer hochgradigen Schwerhörigkeit zu bezeichnen. Die große Patientengruppe unterhalb 20 % Hörverlust, die einer praktischen Normalhörigkeit entspricht, ist uns für das erreichte Hörvermögen sehr dankbar, da sie jetzt eine wirkungsvolle Stereophonie besitzt. Die Ohrmuschel rekonstruieren wir mit Rippenknorpel, der mit der Fräse modelliert wird.

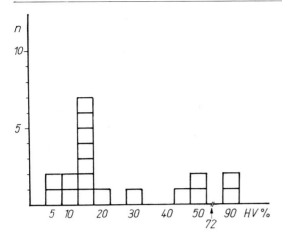

Bild 28   Postoperativer Hörverlust von 18 Patienten

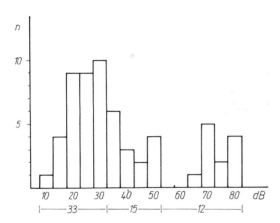

Bild 29 Verteilung der postoperativen Schallleitungswerte bei 0,5, 1, 2, 4 kHz

2.2.4.
Operationsergebnisse von Mißbildungen des äußeren Ohres und des Mittelohres

Für den zuerst konsultierten praktischen HNO-Arzt ist es von Interesse zu wissen, daß neben den typischen anamnestischen Angaben über eine seit Geburt bestehende Schwerhörigkeit – im Audiogramm als überwiegende Schalleitungsschwerhörigkeit von 30 bis 50 dB charakterisiert – kleine, mehr oder weniger auffällige Anomalien des äußeren Ohres oder der unmittelbaren Ohrumgebung häufig sind. 133 von 157 von uns operierten Patienten zeigten solche Veränderungen. Bei etwa der Hälfte von ihnen fanden wir Mikrotien der verschiedenen Grade, bei den übrigen sogenannte »Katzenklappohren« oder auch weniger auffällige Fehlbildungen wie Ohrfisteln, Aurikularanhänge, kongenitale Narben, seltener ein auffällig nach kaudal verlagertes Ohrrudiment und bei 2 Patienten eine Kryptotie.

Bei schwereren Mißbildungen des Mandibular- und Hyoidbogens, wie z. B. der Dysostosis mandibularis (Franceschetti), oder auffälligen Asymmetrien des Gesichtes durch Hypoplasie der Mandibula ist eine Ohrmißbildung auf der betroffenen Seite die Regel.

An der Hals-Nasen-Ohren-Klinik des Bereiches Medizin (Charité) der Humboldt-Universität Berlin kamen in der Zeit von 1975 bis 1984 insgesamt 222 Patienten mit Mißbildungen des äußeren und/oder des Mittelohres zur Behandlung. 157 wurden operiert, davon 139 einseitig und 18 doppelseitig. Unsere chirurgischen Erfahrungen basieren also auf der Operation von 157 Ohrmißbildungen. Im Nachfolgenden soll eine Zusammenfassung der bei den Operationen gesehenen Befunde, der Methoden der Rekonstruktion bei Gehörgangsstenosen und Aplasien und der Ergebnisse unserer Tympanoplastiken gegeben werden.

36 unserer Patienten wurden wegen einer Stenose des äußeren Gehörgangs operiert. Wir unterscheiden nach der Lokalisation der stärksten Ausprägung der Stenose 3 Typen, und zwar einen lateralen, einen mittleren und

In einer nächsten Sitzung lösen wir den Knorpel von der Unterlage und rekonstruieren mit Spalthaut den retroaurikulären Raum. Wichtig dabei ist die Modellierung eines füllgen Ohrläppchens, da der kraniale Teil der Ohrmuschel häufig unter dem Kopfhaar verborgen werden kann.

Zusammenfassend kommen wir zu der Aussage, daß eine einseitige Gehörgangsatresie in der heutigen Zeit mit den genannten Einschränkungen eine Operationsindikation darstellt und die Patienten durch die Erlangung der Stereophonie gut rehabilitiert sind.

einen medialen Typ. Natürlich ist bei diesen Stenosen auch der Rest des Gehörgangs in der Regel nicht normal weit. Bei 4 Patienten war es zur Cholesteatombildung im Gehörgang als Folge mehr lateraler Stenoseformen gekommen. Dies unterstreicht die Notwendigkeit einer chirurgischen Erweiterung der Gehörgänge immer dann, wenn das Trommelfell bei diesen Stenosen nicht mehr zu beurteilen ist.

In der Regel ist auch das Trommelfell bei solchen Anomalien des äußeren Gehörgangs nicht normal. Am häufigsten ist ein zu kleines Trommelfell bei nicht selten fehlendem Hammergriff. Hammergriffrudimente oder andere Variationen sind seltener.

78 Patienten hatten eine partielle oder komplette Aplasie des äußeren Gehörgangs Bei 2 Patienten, die eine Atresie nur des mittleren Teils des Gehörgangs hatten, fand sich, wie erwartet, medial davon ein Cholesteatom, das in einem Fall bereits in das Mittelohr eingebrochen war.

Bei 61 Ohren war eine isolierte Mißbildung von Mittelohrstrukturen die Ursache des Hörverlustes. Hammermißbildungen sahen wir insgesamt bei 102 Ohren (58,2 %). Fast ebenso häufig fanden sich Mißbildungen des Ambosses (103 Ohren = 58,8 %). Steigbügelmißbildungen waren am häufigsten (172 von 175 Ohren). Kombinationen solcher Mißbildungen mit Beteiligung mehrerer Gehörknöchelchen waren häufig. Die große Häufigkeit der Stapesmißbildungen weist darauf hin, daß dieser Teil der Gehörknöchelchenkette durch die komplizierten Vorgänge, die entwicklungsgeschichtlich bei der Ausbildung wirksam werden, besonders vulnerabel gegenüber verschiedenen Schädigungsmöglichkeiten ist.

Drei Strukturen des Mittelohres sind es vor allem, die die Entwicklung der Gehörknöchelchenkette beeinträchtigen können, wenn sie selbst einen vom Normalen abweichenden Entwicklungsgang haben, und zwar

1. der N. facialis,
2. eine persistierende A. stapedia,
3. die Chorda tympani.

Zum N. facialis. 2 Gruppen von Variationen im Verlauf des Nervs durch das Mittelohr kommen häufig vor, und zwar

1. ein Verlauf mit einer zunehmenden Abweichung nach kaudal und vorn,
2. mit einem nach lateral gerichteten Verlauf im mastoidalen Bereich.

Unsere Vorstellungen zur Entstehung dieser Verlaufsanomalien wurden bereits an anderer Stelle mitgeteilt (Gerhardt und Otto 1981). Hier sollen nur ein paar typische Beispiele und die daraus resultierenden Befunde an der Gehörknöchelchenkette sowie die Probleme, die sich für eine Tympanoplastik daraus ergeben, demonstriert werden.

In unserer Patientengruppe fanden wir Anomalien des Fazialisverlaufs in 87 Ohren. 60mal waren diese Anomalien erheblich und offenbar auch die Ursache für Fehlentwicklungen an der Gehörknöchelchenkette. Die leichteste und zugleich häufigste Form ist die mehr oder minder ausgeprägte Dehiszenz des knöchernen Fazialiskanals.

Partielle Überlagerungen des ovalen Fensters führen bereits zu sehr unterschiedlichen Fehlbildungen vor allem des langen Amboßschenkels und des Steigbügels, die bis zur Unterbrechung der Kette gehen können. Diese Formen finden sich besonders häufig beim Franceschetti-Syndrom.

Ein ausgesprochen schwieriges Problem stellt die völlige Überlagerung des ovalen Fensters durch den N. facialis dar. Die Schaffung eines neuen Fensters zum Innenohr bringt hier immer auch eine Gefährdung des Nervs, wenn nicht von vornherein nach dem Vorschlag von Plester (1971) das Promontorium in Richtung Vestibulum gefenstert wird (Malleovestibulopexie).

Günstiger sind die Verhältnisse für eine Tympanoplastik, wenn der Nerv zwischen beiden Fenstern oder gar vor beiden Fenstern verläuft. In diesen Fällen ist, offenbar durch Störung des Stapesblastems, die Induktion einer beweglichen Fußplatte im ovalen Fensterbereich immer unterblieben. Seltener sind Anomalien des proximalen Fazialisverlaufs zuweilen mit Fehlen der Kniebildung im Bereich des Ganglion geniculi. Wir sahen solche Fehlbildungen bei 3 von unseren Patienten.

Häufiger wiederum sind die bereits erwähnten Abweichungen des Nervenverlaufs nach lateral. Die theoretischen Überlegungen zum Zustandekommen dieser Anomalie haben wir 1984 publiziert. Der Chirurg muß an einen solchen Fehlverlauf, der im besonderen Maße das Risiko einer Nervenverletzung bei der Operation in sich birgt, vor allem dann denken, wenn der Gehörgang der betroffenen Seite deutlich tiefer steht, als auf der normalen Seite. Auch das Röntgenbild zeigt bei solchen Patienten in der Regel einen lateralen Tiefstand der Felsenbeinpyramide. Auch solche Lateralverläufe können mit sehr verschiedenen Defekten in der Gehörknöchelchenkette einhergehen.

Zur persistierenden A. stapedia. Wir haben sie bei unseren 175 Patienten 6mal als Ursache eines Hörverlustes gesehen. In jedem Fall war die Fußplatte fixiert, offenbar durch Störung der Entwicklung des Stapesblastems, und es mußte eine Stapedektomie nach bipolarer Koagulation des Gefäßes ausgeführt werden.

Zur Lateralposition der Chorda tympani. Bei 4 Patienten war sie die Ursache eines Defekts zwischen Hammerkopf und Hammergriff und damit für einen Hörverlust, der einer Kettenunterbrechung entsprach. All diese Patienten hatten gleichzeitig auch eine mittelgradige Stenose des äußeren Gehörgangs. Zwei hatten ein zu kleines Trommelfell, dem die Chorda tympani sichtbar angelagert war. Die beiden anderen Patienten hatten nur einen rudimentären Hammergriff und ein stark atrophisches zu kleines Trommelfell. Der lange Amboßschenkel war unterschiedlich stark an der Fehlbildung beteiligt. Durch Interposition zwischen Steigbügel und Trommelfell ließ sich 3mal ein gutes bzw. befriedigendes Ergebnis, 1mal nur eine mäßige Besserung des Hörvermögens erzielen.

Zu den Aplasien des äußeren Gehörgangs. Das Verhältnis von ein- zu doppelseitigen Aplasien des äußeren Gehörgangs lag bei unseren Patienten bei etwa 2 : 1. Die Fehlbildung war bei Männern häufiger, das rechte Ohr war häufiger betroffen als das linke Ohr. Eine gewisse Parallele zwischen dem Grad der Anomalie an der Ohrmuschel und dem äußeren Gehörgang und der Schwere der Mißbildungen im Mittelohr war unverkennbar. Bei Mikrotien war der äußere Gehörgang nie normal.

Das Problem der Rekonstruktion von Aplasien des äußeren Gehörgangs ist es, einen genügend weiten Gehörgang, ausgekleidet mit einem widerstandsfähigen Epithel und ohne Tendenz zur Schrumpfung zu erzielen. Wir gehen so vor: Mastoidektomie bis auf das Niveau des Ambosses und des horizontalen Bogengangs. Der periphere Teil des Zellsystems wird vollständig ausgeräumt. Der Knochen über der Pauke wird soweit wie möglich weggefräst, die innere Auskleidung durch Mukoperiost wird aber möglichst erhalten, um eine gute Auflage für den Trommelfellersatz zu haben.

Defekte in der Gehörknöchelchenkette werden, wie auch sonst bei Tympanoplastiken, durch unterschiedliche Materialien überbrückt. Die Operationshöhle wird zunächst mit Temporalisfaszie ausgekleidet. Zur epithelialen Auskleidung dient uns ein retroaurikulärer Lappen, oben gestielt, der in sich zu einem Rohr gefaltet und vernäht wird. Ein zweiter kleinerer Lappen aus dem Bereich des Cavum conchae oder, wenn dieses fehlt, aus dem Tragusbereich bildet die Haut der vorderen Gehörgangswand. Dieser Schlauch wird im Ganzen so in die Höhle eingebracht, daß sein abgeschlossenes unteres Ende das Epithel über dem späteren Trommelfell bildet. Die Methodik ist an anderer Stelle bereits ausführlicher beschrieben worden (Gerhardt und Otto 1981). Bei Mikrotien 2. Grades wird das Ohrrudiment gleichzeitig gespalten. Die beiden Teile werden in eine für die spätere Ohrmuschelrekonstruktion günstige Lage gebracht. Der Lappenstiel kann nach etwa 18 Tagen durchtrennt und die retroaurikuläre Restwunde dann auch verschlossen werden.

Die Abheilung erfolgt meist innerhalb von 3 Monaten, nur wenige Patienten müssen über 1 Jahr hinaus wegen Restepitheldefekten behandelt werden.

Bei Stenosen des äußeren Gehörgangs wird ein knöcherner Zugang geschaffen, der etwa doppelt so weit wie ein normaler Gehörgang ist. Das eröffnete Zellsystem wird zunächst mit Temporalisfaszie gedeckt, um das Einwachsen von Plattenepithel zu vermeiden. Das vorhandene Epithel wird geschont und auf der Faszie ausgebreitet. Nur wenn der verbleibende Defekt sehr groß ist, werden zusätzlich freie Kutistransplantate verwendet. Nur in wenigen Fällen ist die Rekonstruktion des Gehörgangs in gleicher Weise erforderlich wie bei den Aplasien.

Zu den Resultaten. Sehr befriedigend sind die Ergebnisse bei isolierten Mittelohrmißbildungen, wenn wegen Stapesmißbildung z. B. eine Schuknecht-Prothese verwendet werden kann, wenn nur eine Interposition zwischen einem mobilen Steigbügel und das Trommelfell wegen Defekts des langen Amboßschenkels erforderlich ist, wenn bei einer Gehörgangsstenose nur eine Erweiterung des Gehörgangs erforderlich ist oder wenn sich der Defekt in der Gehörknöchelchenkette durch eine verlängerte Schuknecht-Prothese vom Hammergriff zum ovalen Fenster überbrücken läßt. Die mittlere Restschallleitungskomponente in diesen Gruppen liegt zwischen 10 und 13 dB. Bei der letzten Gruppe ist jedoch zu beachten, daß zwischen die um den Hammergriff gelegte Drahtschlinge und das Trommelfell immer auch eine Knorpelscheibe interponiert wird, um eine spätere Perforation der Drahtschlinge durch das Trommelfell zu vermeiden.

Nicht so günstig sind die Ergebnisse bei den Gehörgangsaplasien, selbst wenn die aufgedeckte Gehörknöchelchenkette noch funktionstüchtig ist. In dieser Gruppe hatten nur 9 % der Patienten eine Restschallleitungskomponente von 0 bis 10 dB, weitere 30 % eine solche von 11 bis 20 dB. Die mittlere Restschallleitungskomponente lag bei 21,9 dB. Noch unbefriedigender sind die Ergebnisse,

wenn bei einem Patienten mit Gehörgangsaplasie auch noch Kettendefekte überbrückt werden müssen. 70 % dieser Patienten hatten eine Restschalleitungskomponente von mehr als 30 dB. Die mittlere Restschalleitungskomponente betrug 31,2 dB.

Es sei auch nicht verschwiegen, daß wir bei 7 unserer Aplasiepatienten einen isolierten Hochtonverlust, wahrscheinlich als Folge eines Bohrtraumas, zu verzeichnen hatten. Faßt man diese Erfahrungen zusammen, so kann man sagen, daß eine Tympanoplastik bei Mißbildung des Mittelohres für die meisten Patienten einen hohen Nutzen bringt. Die Ergebnisse bei kompletter Aplasie des äußeren Gehörgangs sind jedoch nicht selten enttäuschend, vor allem dann, wenn auch die Mittelohrverhältnisse weitergehende rekonstruierende Maßnahmen erfordern. Patienten mit einer einseitigen Gehörgangsaplasie müssen daher vor der Operation darauf hingewiesen werden, daß die zu erwartende Hörverbesserung nicht selten unbefriedigend ist, vor allem dann, wenn das Gegenohr normalhörend ist. Bei doppelseitiger Aplasie sollte das nach dem Röntgenbefund günstiger erscheinende Ohr operiert werden. Selbst bei nur mittelgradiger Hörverbesserung hat der Patient dann die Möglichkeit, auf diesem Ohr eine Luftleitungshörhilfe zu tragen, mit der er in der Regel befriedigender versorgt ist, als mit einer Knochenleitungshörhilfe.

2.2.5.
Latente Fehlbildungen des Mittelohres

Angeborene Mittelohrdysplasien sind sicher häufiger als früher angenommen wurde. Zu den latenten Fehlbildungen des Mittelohres gehören einerseits Veränderungen am horizontalen oder vertikalen Verlauf des N. facialis, andererseits Dysplasien der Ossikula und sehr selten Anomalien im Bereich der Fenster.

Eigene Beobachtungen

In den letzten 10 Jahren wurden an der Universitäts-HNO-Klinik Prag 644 Patienten unter der Diagnose »Otosklerose« operiert.

Dabei fanden wir bei 35 Kranken (5 %) eine erhebliche Dystopie des N. facialis mit weitem Überragen der Fensternische, zum Teil mit Anschluß an die Steigbügelschenkel. Bei 81 Patienten war durch den atypischen Verlauf des N. facialis die Fensternische zumindest um ein Drittel eingeengt. Bei allen diesen Patienten wurde im Rahmen der Otoskleroseoperation eine Schuknecht-Drahtprothese eingesetzt, um postoperativ Verwachsungen mit dem N. facialis zu verhindern.

Kongenitale Fehlbildungen der Ossikula wurden bei 8 Patienten (1 %) beobachtet, zweimal fehlte der Amboß bei ansonsten normal ausgebildeter Ossikula. In beiden Fällen wurden im Bereich der Steigbügelfußplatte otosklerotische Herde nachgewiesen. Einmal fehlte der Steigbügel einschließlich seiner Sehne, und einmal war die Steigbügelsehne ossifiziert. In 4 Fällen handelte es sich schließlich um eine isolierte Dysplasie des Steigbügels, wobei in allen Untersuchungen otosklerotische Veränderungen der Steigbügelfußplatte nachzuweisen waren.

Im einzelnen handelt es sich bei den 4 Steigbügelfehlbildungen um folgende Situation:

Fall 1: Stark verdickter hinterer Steigbügelschenkel bei Aplasie des vorderen Steigbügelschenkels (rudimentärer Fortsatz).

Fall 2: Umbildung des Steigbügels als formlose, starke Kolumella zwischen Steigbügelfußplatte und Amboß.

Fall 3: Horizontale Lagerung des hinteren Steigbügelschenkels mit Fixation am unteren Rand des Vorhoffensters. Der vordere Steigbügelschenkel war in der unteren Platte fixiert.

Fall 4: Verdünnter Steigbügelvorderschenkel mit unvollständiger Ausbildung des hinteren Schenkels.

Alle Patienten mit Steigbügeldysplasien konnten mit der Schuknecht-Prothese versorgt werden und zeigten eine wesentliche Verbesserung des Gehörs.

Wesentlich ist die Tatsache, daß alle genannten Fehlbildungen der Ossikulakette erst nach Abklappen des Trommelfells und nach Kontrolle des ovalen Fensters und des Canalis facialis festgestellt wurden. In zwei Fällen zeigte sich auch, daß das ovale Fenster wesentlich kleiner war als das normalerweise der Fall ist.

Die präoperativ angefertigten Röntgenaufnahmen hatten bei allen Patienten ebenso wie die mikroskopischen Trommelfelluntersuchungen keine Auffälligkeiten ergeben. Die audiologische Untersuchung in Kombination mit der Tympanometrie hatte die Verdachtsdiagnose »Otosklerose« gestützt. Auch die zum Teil angefertigten Tomogramme ließen keine Veränderungen des Mittelohres erkennen.

Wir kommen *zusammenfassend* zu der Feststellung, daß Fehlbildungen im Verlaufe des N. facialis und Dysplasien der Ossikulakette durchaus nicht selten sind. Folgerichtig sollte bei Verdacht auf einseitige Otosklerose besonders im Jugendalter an latente Fehlbildungen des Mittelohres gedacht werden. Es empfiehlt sich, präoperativ eine Computertomographie durchzuführen. Schonendes operatives Vorgehen und gegebenenfalls Fotodokumentation sind angezeigt.

2.2.6.
Erfahrungen mit dem extrakochlearen Implantat

Die Bemühungen um Rehabilitation der Patienten, die aus verschiedensten Ursachen ertauben, sind seit Jahrzehnten groß.

Die Zahl der Gehörlosen zeigt in der ganzen Welt eine Wachstumstendenz. Laut großer Statistiken kommt die Taubheit bei 0,2 % bis 0,05 % der Gesamtpopulation vor.

Durch intensive Forschungstätigkeit in den siebziger Jahren wurde die Rehabilitation der vollkommen Tauben mit dem kochlearen Implantat möglich. Mit der Hilfe des kochlearen Implantats wird der Kochlearnerv mit elektrischem Strom stimuliert und dadurch wird im Hörnerv, in der Hörbahn und in der Hörsphäre (Hörrinde) das Erlebnis des Hörens erzeugt. Das kochleare Implantat hat zwei Hauptformen:

1. das intrakochleare, d. h. im Innenohr untergebrachte Implantat,
2. das extrakochleare Implantat.

Wir wenden an der Universitäts-HNO-Klinik Budapest seit Oktober 1985 die von Hortmann-Bánfai-Kubik entwickelte, von Morgenstern modifizierte Implantationstechnik an. Wir haben an unserer Klinik – in Zusammenarbeit mit der Universitäts-HNO-Klinik Düsseldorf – das extrakochleare, achtkanalige Implantat bis jetzt in 6 Fällen angewandt und damit versucht, gehörlose Patienten zu rehabilitieren. Bei 5 Kranken wurde die Methode bei postlingualer Taubheit, bei einem Kranken bei prälingualer Taubheit eingesetzt.

Das angewandte kochleare Implantat besteht aus drei Teilen:

1. das in das Mittelohr eingepflanzte wirkliche Implantat, das die 8 Elektroden enthält,
2. aus dem Sender,
3. aus der um den Gehörgang untergebrachten Antenne.

Das kochleare Implantat wird mit der Hilfe des Sprachprozessors gereizt. Der Sprachprozessor verstärkt die Stimme und transformiert sie in einen elektrischen Reiz. Das elektrische Signal wird in den Sender geführt, von dort gelangt es in das Implantat. Ein großer Teil der Schnecke wird durch das Implantat gereizt. Die 8 Elektroden sind in der Weise auf dem Promontorium untergebracht, daß das Labyrinth an 8 verschiedenen Orten gereizt wird. Diese 8 Stellen entsprechen den Bereichen für die Aufnahme der Sprachfrequenzen.

Die von verschiedenen Stellen zu uns geschickten Kranken werden in der Klinik vor der Operation selektiert. Die Diagnostik der für die kochleare Implantation geeigneten Patienten besteht in unserer Klinik aus mehreren Phasen. Die Schritte sehen wie folgt aus:

– Eingehende HNO-Untersuchung,
– routinemäßige Audiometrie,
– Impedanzaudiometrie,
– otoneurologische Untersuchung,
– Intelligenzprüfung und psychologische Untersuchung (Die Intelligenz, die Kooperationsbereitschaft, die Motivation der Kranken dem kochlearen Implantat gegenüber sind von außerordentlicher Wichtigkeit.) ,
– normale und tomographische Röntgenuntersuchung des Felsenbeins,
– Promontoriumtest,
(Mittels des Promontoriumtestes kann der Zustand der Fasern des Hörnervs beurteilt werden, es kann darauf geschlossen werden, ob noch funktionierende Hörnervfasern vorhanden sind. Der Promontoriumtest wird nach Lokalanästhesie transtympanal ausgeführt. Die Elektrode wird transtympanal auf das Promontorium geleitet. Der Hörnerv wird mit verschiedenen Strömen gereizt: mit 30, 60, 90, 120 Hz Sinusstrom, mit der Spannung von 0,3, 0,6, 0,9, 1,2 Volt).

Der für das kochleare Implantat geeignete Patient kann die tiefen und die hohen Töne gut differenzieren und die starke und die schwache Reizung gut unterscheiden. Liegen die Schmerzschwelle und die elektrische Hörschwelle zu nahe beieinander, so ist der Patient für das kochleare Implantat ungeeignet. Im Idealfall liegen die Schmerz- und die Hörschwelle weit auseinander.

Bei den mittels des Promontoriumtests ausgewählten Patienten wird auch die Hirnstammpotential-(BERA)-Audiometrie ausgeführt.

Die Familienverhältnisse des Patienten werden ebenfalls sorgfältig untersucht, insbesondere die Frage, wie sich die Familie, die Umgebung des Kranken zu der Rehabilitation verhält.

Bei dem ausgewählten Patienten wird die Operation der kochlearen Implantation in Narkose durchgeführt. Von der Fossa infratemporalis ausgehend wird die Haut retroaurikulär durchschnitten; später wird auch der Gehörgang zirkulär durchtrennt. Die

Faszie des M. temporalis wird abgehoben und in der Fossa temporalis wird eine Tasche geschaffen, wo der Sender fixiert wird. Die Tasche wird durch das Abheben des Periosts des Planum mastoideum gebildet. Dann wird die Antrotomie ausgeführt. Die Hinterwand des Gehörgangs wird abgetrennt und mit dem Trommelfell nach vorn geschoben, wodurch die Paukenhöhle bis zur Tube freigelegt ist. Das Antrum wird eröffnet. Hammerkopf und Amboß werden entfernt. Steigbügel und Hammergriff bleiben zurück. Dann wird das Implantat von hinten, vom Attikus her, in die Paukenhöhle gelegt. Die 8 Elektroden werden genau so eingestellt, daß sie an 8 verschiedenen Stellen das Labyrinth reizen in den Frequenzen von 100 bis 8000 Hz. Die Schleimhaut des Promontoriums wird abgezogen und die Wand mit einem Diamantbohrer verdünnt, dann wird das Implantat mit Fibrinklebemittel fixiert. Die Antenne wird nach einer zirkulären Inzision des Gehörgangs um diesen gelegt. Danach wird der Gehörgang wieder vereinigt. Nach der Fixierung des Senders, der Antenne und des Implantats wird die retroaurikuläre Haut wieder vernäht, und es wird ein Druckverband aufgelegt. Die retroaurikulären Nähte werden am 7. Tag, die Nähte des Gehörgangs nach 10 Tagen entfernt. Das Funktionieren des Implantats kann später mittels Elektro-BERA oder mittels Positronemissionstomographie objektiv kontrolliert werden. 10 Wochen nach der Operation wird der Patient wieder hospitalisiert, und es wird das Training mit dem Transplantat begonnen. Das Sprachtraining wird täglich fortgesetzt, zum Teil mit mündlicher Rede, zum Teil mittels Magnetophon- und Video-Aufnahmen, so daß der Patient wieder ein Hörerlebnis hat und die gehörte Stimme gut identifizieren kann.

Nach der Operation ist das Training der wichtigste Teil, die ständige Übung und die entsprechende surdopädagogische Arbeit. Die genaue Einstellung des Sprachprozessors, die Untersuchung der einzelnen Kanäle ist die Aufgabe der Techniker. Die Adaptation und die Korrektur des Sprachprozessors werden von der technischen Abteilung in der Klinik durchgeführt. Sehr wichtig ist die tägliche Rehabilitationsarbeit, zum Teil vom fachkundigen Pädagogen, Sprachtherapeuten geleitet. Das später, zu Hause ausgeführte Programm ist von bedeutender Hilfe im Lehrprozeß. Nach 6 Monaten oder einem Jahr kehrt der das Implantat erhaltene Patient in die Klinik zurück und wird dort weiter getestet.

Unsere bisher operierten Patienten berichten alle über ein Hörerlebnis nach der Implantation. Ein bedeutender Teil der Patienten hört die Klingel, die Geräusche der Umgebung und seine eigene Stimme durch das Implantat. Die Kranken haben das Gefühl, daß ihre Sicherheit zugenommen hat, sie können mit ihrer Umgebung besser kommunizieren. Sie hören die Schritte, das Öffnen und Schließen der Türen und das Geräusch der vorbeifahrenden Fahrzeuge. Das Sprachverständnis hat sich bei unseren Patienten in hohem Maße gebessert. Die Fähigkeit des Ablesens vom Munde wurde auch viel besser.

Zusammenfassend kann gesagt werden, daß das kochleare Implantat eine neue Möglichkeit zur Besserung der Taubheit bietet. Nach unserer Erfahrung ist das Implantat mit 8 Kanälen eine gute Methode. Mit seiner Hilfe gelangen wir zu einer neuen, guten Methode der Rehabilitation der völlig Tauben. Sein Vorteil besteht darin, daß das Innenohr nicht geschädigt wird, die Gefahr der Labyrinthitis ist minimal, und notfalls kann ein Austausch des Implantats leicht durchgeführt werden. Bei postlingual Ertaubten bietet das extrakochlear angewandte Implantat eine gute Methode zur Rehabilitation.

3. Fehlbildungen im Bereich der Nase, der Nasennebenhöhlen und des Gesichtsschädels

3.1.
Fehlbildungen und klinisch wichtige anatomische Varianten in der inneren Nase

Fehlbildungen der inneren Nase sind relativ selten zu beobachten. Das zeigen auch die bei annähernd 5000 endoskopisch untersuchten Nasen erhobenen Befunde. Am häufigsten findet man noch die Choanalatresie: Bei ihr verstreicht meist das hintere Ende der unteren Muschel in der Atresieplatte. Rückwärts werden die Verhältnisse meist so eng, daß sie in diesem Bereich schwer weiter abzuklären sind. Typisch ist aber, daß der Recessus spheno-ethmoidalis immer normal ausgebildet ist.

Selten kann auch im Bereich der unteren Muschel eine Anomalie gefunden werden: So konnten wir bei einer über 70jährigen Frau, die nie Beschwerden in der Nase hatte, auf einer Seite ein Fehlen des unteren Nasengangs und auf der anderen eine Verwachsung der unteren Muschel mit dem Nasenboden finden, wobei sich der untere Nasengang mit einem Ostium in Höhe des hinteren Muschelendes in den gemeinsamen Nasengang öffnete. Beidseits mündete in diesem Fall der Ductus nasolacrimalis in normaler Höhe an der medialen Fläche der »unteren Muschel«.

Bei einem Gaumenspaltenträger stand die obere Muschel genau im Zenit der Nase und überragte nach vorne die mittlere Muschel, ein Zeichen, daß die Siebbeinmuscheln, die ja septalen Ursprungs sind, nicht ganz ihre Wanderung in die laterale Nasenwand vollenden konnten.

Die Mündung des Ductus nasolacrimalis kann gelegentlich einmal durch eine zarte Membran verschlossen sein und dadurch eine Epiphora bestehen. Im Falle einer einseitigen Anophthalmie mündete der Tränennasengang

siebartig mit 5 nebeneinanderliegenden Öffnungen.

Manchmal lassen sich endoskopisch auch Reste aus der Entwicklungsreihe beobachten: So kann als Rudiment des Nasoturbinale, also der Nasenbeinmuschel, eine mehr oder weniger deutliche Leiste am Oberrand des Agger nasi gegen den Ansatz der mittleren Muschel ziehen und von oben her eine Rinne bilden, die zum Beginn des mittleren Nasengangs führt.

Auch Rudimente eines oberen Wendels der unteren Muschel können beobachtet werden. Bei manchen höheren Säugetieren und auch einigen Affenarten ist die untere Muschel doppelt gewendet, d. h., von der Pars horizontalis (duodeni), die aus der lateralen Nasenwand entspringt, rollt sich nach oben und nach unten je ein Wendel. Endoskopisch kann man beim Menschen manchmal am oberen Teil der unteren Muschel eine zarte Leiste finden, die nach rückwärts etwas höher wird. In einem meiner Fälle entsprang von so einem Wendel isoliert ein invertiertes Papillom, das die Choane blockierte. Da der Zustand endoskopisch und im Tomogramm erkannt werden konnte, war die Operation durch Abtragen des oberen Wendels mit der Schere unter endoskopischer Führung leicht. Eine angeborene Zyste in der lakrimoethmoidalen Rinne machte bei einem Kollegen erst im Alter von etwa 60 Jahren Symptome; sie reichte vom Agger nasi bis zum Beginn der Keilbeinhöhle und war im Tomogramm primär als maligner Tumor angesprochen worden.

In einem Fall fand sich auch ein beidseits offener Canalis incisivus, durch den die Patientin Luft aus dem Mund in die Nase blasen konnte.

Wichtiger als diese seltenen Vorkommnisse sind aber die vielfältigen anatomischen Varianten im Ethmoid, die endoskopisch zu erkennen und von pathologischen Veränderungen zu differenzieren sind. So finden sich vor allem in der mittleren Muschel nicht selten sagittale, aber auch frontale Furchen. Sie sind für die Funktion und die Pathologie praktisch immer bedeutungslos. Als Extrem konnte ich eine mittlere Muschel beobachten, die in vier Teile aufgespalten war.

Der Processus uncinatus kann im mittleren Nasengang verschiedene Formen zeigen. Meist verläuft er in seinem oberen Teil leicht nach medial geneigt nach rückwärts. Nicht selten ist aber sein oberer Teil wie eine Hutkrempe (Kaufmann 1890) nach medial gebogen und imponiert wie eine accessorische Muschel im mittleren Nasengang. Er kann auch nach medial vorspringend steil nach unten verlaufen und so eine Kontaktstelle mit der mittleren Muschel bilden.

Die Bulla ethmoidalis ragt meist nach medial bis knapp an die laterale konkave Fläche der mittleren Muschel, den Muschelsinus, und kann so eine Engstelle bilden. Sie kann aber auch pilzförmig aus der lateralen Nasenwand entspringen und nach unten den Hiatus semilunaris knapp überragen; in seltenen Fällen kann sie sich auch in die hintere Hälfte des Infundibulums entwickeln und dieses einengen.

Manche pneumatische Räume im Ethmoid können sich auch noch im Laufe des späteren Lebens vergrößern: So konnten wir bei einem etwa 40jährigen Patienten eine übergroße Bulla ethmoidalis beobachten, die in ihrer Größe die Lamina verticalis der mittleren Muschel destruiert hatte, und die bis an das Septum reichte. Bei einem anderen Patienten war es erst in einem Alter von über 80 Jahren zu einer sehr störenden Behinderung der Nasenatmung gekommen. Ursache war eine riesige Muschelzelle in der Concha nasalis media, die den Eingang in die innere Nase vollständig blockierte.

Solche Engstellen sind normalerweise gegen Infektionen sehr widerstandsfähig. Erkranken sie aber, heilen sie meist nicht mehr spontan ab, bilden einen umschriebenen Entzündungsherd, von dem aus es immer wieder zu Infektionen der näheren oder weiteren Umgebung

bzw. der nachgeordneten großen Sinus kommt. Endoskopisch und tomographisch sind solche Stellen meist leicht zu orten. Ihre Sanierung bzw. Resektion ist unter Führung des Endoskops exakt möglich und so die von ihnen verursachte rezidivierende Rhinosinusitis leicht zu sanieren.

3.2.
Fehlbildungen im Bereich der Schädelbasis

Fehlbildungen im Bereich der Schädelbasis sind selten. Von 1979 bis 1986 haben wir insgesamt 13 Mißbildungen der Schädelbasis im engeren Sinne operativ behandelt (Tab. 24). Die klassischen Ohrmißbildungen sind nicht berücksichtigt. Am häufigsten handelt es sich um Nasenfisteln und -zysten. Es folgen Meningoenzephalozelen, kraniofaziale Mißbildungen und das Schädelbasisteratom. Nach *klinischen* Gesichtspunkten lassen sich *zwei Gruppen* unterscheiden. *Okkulte* und *manifeste Fehlbildungen* der Schädelbasis (Tab. 25 und 26).

Die *okkulten Malformationen* sind äußerlich nicht ohne weiteres sichtbar. Sie manifestie-

Tabelle 24   Fehlbildungen der Schädelbasis – 1979 bis 1986 operativ behandelt

2	Kraniofaziale Mißbildungen
3	Meningoenzephalozelen
7	Nasenfisteln und -zysten
1	Schädelbasisteratom
n = 13	

Tabelle 25   Okkulte Schädelbasisfehlbildungen

Äußerlich nicht sichtbar

Klinisch primär durch Komplikationen auffällig (häufig Meningitis)

Diagnosestellung durch systematische CT- und Kernspintomographie

Für Patient Operationsnotwendigkeit nicht ohne weiteres einsehbar

Tabelle 26   Manifeste Schädelbasisfehlbildungen

Äußerlich sichtbar
Häufig entstellend
Gelegentlich Funktionsstörung
Komplikationen möglich
    1. entzündlich
    2. nachbarschaftsbedingt

Patient will vor allem
    1. ästhetische Korrektur
    2. Vermeidung von Funktionsstörungen

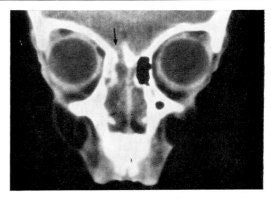

Bild 30   Meningoenzephalozele des rechten Siebbeins bei einem 7jährige Jungen. Im CT wird der Defekt des Siebbeindaches rechts deutlich (Pfeil)

ren sich klinisch primär durch Komplikationen, sei es durch spontanen Liquorfluß oder häufiger in Form einer Meningitis. Im Liquor lassen sich dann Keime der oberen Luftwege, z. B. Pneumokokken nachweisen. Endokranielle Komplikationen, deren Ursache unklar ist, sollten Anlaß zu einer systematischen computer- und kernspintomographischen Suche nach Mißbildungen der Rhino- und Otobasis (Wullstein 1972) mit den angrenzenden pneumatischen Räumen sein. Dazu zwei Beispiele:

Kasuistik 1: Das Hauptsymptom bei einem 7 Jahre alten Jungen war eine wiederholte wäßrige Rhinoliquorrhoe. Zweimal kam es zu einer Meningitis. Die Biopsie aus einem weißlichen Tumor medial der mittleren Muschel ergab ein »Gliom«. Deshalb wurde der Patient zu uns überwiesen.
Im Computertomogramm ließ sich ein Defekt an der rechten vorderen Schädelbasis mit Einschluß der Lamina cribrosa und des Siebbeindachs erkennen (Bild 30). Deshalb vermuteten wir eine transethmoidale Enzephalozele, die operativ versorgt werden mußte.
Vor dem osteoplastischen transethmoidalen Eingriff von außen hatten wir intrathekal 2 ml 5 %iges Natriumfluoreszein entsprechend der Empfehlung von Messerklinger (1972) injiziert. Damit konnte der kongenitale Defekt der Dura leichter identifiziert und die Meningoenzephalozele entfernt werden. Die harte Hirnhaut wurde mit einem lösungsmittelgetrockneten Duratransplantat verschlossen und der osteoplastische Knochen-

deckel wieder eingesetzt. Seit über zwei Jahren ist kein Liquorfluß oder eine entzündliche endokranielle Komplikation mehr aufgetreten.

Kasuistik 2: Bei einem einjährigen Jungen trat ohne erkennbare Ursache eine Pneumokokkenmeningitis auf. Die auswärts routinemäßig durchgeführte kraniale Computertomographie erbrachte einen Normalbefund. Die Meningitis konnte antibiotisch beherrscht werden. Ein Hinweis auf eine Hörstörung war nicht gegeben. Ein $3/4$ Jahr später wurde uns das Kind erstmals bei erneuter Pneumokokkenmeningitis konsiliarisch vorgestellt. In der Annahme einer okkulten Mastoiditis bei röntgenologisch verschattetem Mastoidzellsystem entschlossen wir uns zur Mastoidektomie. Postoperativ bestanden trotz fortgeführter hochdosierter Antibiotikagabe weiterhin erhöhte Temperaturen.
Das daraufhin veranlaßte Hochauflösungscomputertomogramm zeigte unerwartet eine Mißbildung des rechten Innenohres (Bild 31, aus Pfok und Kahle 1986). Bei Zustand nach Mastoidektomie sieht man den rechten inneren Gehörgang verkürzt. Er öffnet sich nach lateral in eine große Höhle. Hier wären normalerweise Schnecke und Vestibulum zu erwarten gewesen. Auch die Schenkel des Bogengangapparates waren deformiert.
Die CT-Rekonstruktionen in koronarer Schnittführung zeigten eine 3 bis 4 mm breite

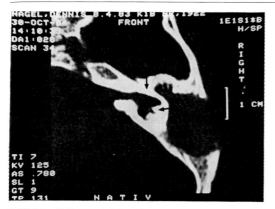

Bild 31   Schwere Mißbildung der Innenohrstrukturen rechts, Zustand nach Mastoidektomie. (Einzelheiten siehe Text)

Öffnung der genannten Höhlenbildung zum Hypotympanon. Ein Teil der Pauke wird randständig weichteildicht verschattet. Wiederholte BERA-Untersuchungen bestätigten die bei der Mißbildung erwartete rechtsseitige Surditas. Es ließen sich jedoch auch links keine reproduzierbaren AEPs auslösen, so daß davon ausgegangen werden mußte, daß die zweite Meningitis auch eine linksseitige Ertaubung zu Folge hatte, nachdem zunächst die Sprachentwicklung normal war.
Bei der zur eindeutigen Befunderklärung vorgenommenen Tympanoskopie zeigte sich oberhalb des mißgebildeten ovalen Fensters eine Arachnoidalzyste, die sich weit in die Pauke vorwölbte und das Substrat der weichteildichten Verschattung im CT war. Nach deren Eröffnung entleerte sich Liquor. Offensichtlich hatte hier bei Otitis media die Keimaszension stattgefunden. Nach Entfernung des Stapes wurde die Verbindung zum inneren Gehörgang durch ein Muskeltransplantat und ein Stück Dura verschlossen. Zeichen einer Vestibularisstörung traten postoperativ nicht auf, was eine bereits vor der Operation fehlende Funktion des Gleichgewichtsorgans belegt. Mehrere Monate nach diesem Eingriff ist das Kind in einem sehr guten Allgemeinzustand, aber taub. An derartige, sehr seltene Entwicklungsstörungen, sogenannte *primäre Arachnoidalzysten* als Ursache von rezidivierenden Meningitiden

ist zu denken und danach zu suchen, möglichst bevor das gesunde Ohr ertaubt ist.

Kommen wir zu den *manifesten Fehlbildungen* der Schädelbasis. Hier sind an erster Stelle die durch Kraniosynostose bedingten Mißbildungssyndrome zu nennen. Nachdem uns heute die Möglichkeiten der von Tessier begründeten kraniofazialen Chirurgie zur Verfügung stehen, sollten Deformitäten wie das klassische Crouzon-Syndrom im Erwachsenenalter immer seltener werden.

Kasuistik 3: Bei einem $^1/_2$jährigen Jungen war erfreulich früh eine vorzeitige Verknöcherung der Schädelnähte mit beginnendem Turmschädel diagnostiziert worden (Bild 32). Deshalb haben wir zusammen mit dem Neurochirurgen Samii (Neurochirurgische Klinik Nordstadtkrankenhaus Hannover) das frontoorbitale Advancement mit Schädelkalottenplastik und Resektion der verknöcherten Nähte indiziert und durchgeführt. Nach Bildung eines Skalplappens über einen bitemporalen Bügelschnitt wurden das supraorbitale Gefäßnervenbündel beider Seiten dargestellt und die Orbitaweichteile vom umgebenden Knochen gelöst. Es folgte die Markierung der Knochenschnitte. Die supraorbitale Knochenspange sowie das Os frontale als Kalottenanteil wurden osteoplastisch präpariert und temporär entnommen. Die knöcherne Orbitabegrenzung wurde um 1,5 cm nach vorne

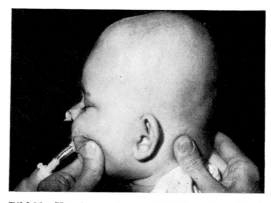

Bild 32   Kraniosynostose mit beginnendem Turrizephalus präoperativ

versetzt und ebenso wie die Kalotte mit Vicrylnähten fixiert. Darüber hinaus haben wir di everknöcherten Suturen reseziert. Ein Jahr später wies das Kind eine normale Schädelkonfiguration auf (Bild 33).

Die größte Gruppe von Fehlbildungen der Schädelbasis bildeten in unserem Krankengut *Nasenfisteln* bzw. *-zysten.* Hier soll nur auf einige Details hinsichtlich Diagnose und operative Behandlung basierend auf den eigenen Erfahrungen eingegangen werden. Klinisch können Nasenzysten und -fisteln sofort nach der Geburt offensichtlich werden, aber sich auch lange Zeit diskret verhalten, bis eine Entzündung zu einer zunehmenden Verunstaltung oder einer lebensbedrohlichen endokraniellen Komplikation führt. Heute ist die Hochauflösungscomputertomographie mit Rekonstruktion in verschiedenen Projektionen ein Muß, um intra- von extrakraniellen Fehlbildungen zu differenzieren. Nicht selten läßt sich eine Nasenfistel bis in die pneumatisierte Christa galli nachweisen.

Indikationen für die operative Beseitigung nasaler Fisteln und Zysten sind:

1. Die Verhinderung einer zunehmenden äußeren Entstellung durch entzündliche Hautveränderungen.
2. Die Vorbeugung oder Behandlung von endokraniellen Komplikationen.

Oberstes chirurgisches Gebot ist, daß derartige Veränderungen vollständig entfernt

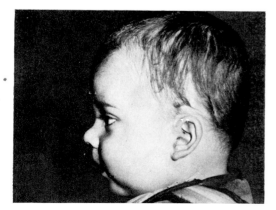

Bild 33 Zustand 1 Jahr nach der kraniofazialen Operation (Fall von Bild 32)

werden. Knöcherne und knorpelige Nasenstrukturen werden an Weichteilen gestielt nach außen geklappt, so daß für die mikrochirurgische Entfernung der Mißbildung eine gute Sicht entsteht. Den Operationsdefekt füllen wir mit Bankknorpelwürfeln und Fibrinkleber auf. Anschließend werden die knöchern-knorpeligen Infrastrukturen der Nase zurückverlagert und darüber die Weichteile geschlossen.

Kasuistik 4: Das folgende Beispiel zeigt, wie problematisch die operative Behandlung einer Nasenfistel werden kann: Ein 17jähriges Mädchen wies man uns nach drei operativen Interventionen zur Entfernung einer Nasenfistel durch einen erfahrenen HNO-Chirurgen andernorts zu. In der Zwischenzeit waren bereits zweimal schwerwiegende entzündliche Reaktionen mit Zeichen einer Meningitis aufgetreten. Obwohl wir drei weitere Operationen vornahmen, um alle entzündlich infiltrierten Weichteile und Knochen zu beseitigen, entwickelte sie innerhalb eines $3/4$ Jahres zwei Abszesse des rechten Frontalhirns. Sie wurden durch den Neurochirurgen Samii (Neurochirurgische Klinik des Nordstadtkrankenhauses Hannover) entfernt. Langsam erholte sich die Patientin, die sich für uns im Verlauf von 3 Jahren zu einem Alptraum entwickelt hatte. Wir sind froh, daß sie noch in einem guten Allgemeinzustand am Leben ist. Das äußere Erscheinungsbild ist erheblich beeinträchtigt (Bild 34). Im nächsten Jahr soll es durch weitere rekonstruktive Maßnahmen verbessert werden. Wahrscheinlich führten eine primär unvollständige Entfernung der Mißbildung und extrem resistente Erreger zu diesem katastrophalen Verlauf. Der Fall verdeutlicht, wie wichtig die vollständige Entfernung bei der ersten chirurgischen Intervention ist.

Zum Schluß noch eine Rarität unter den manifesten Schädelbasisfehlbildungen, über die es weniger als 20 Veröffentlichungen in der Weltliteratur gibt.

Kasuistik 5: Bereits unmittelbar nach der Geburt fiel bei einem Mädchen ein ausge-

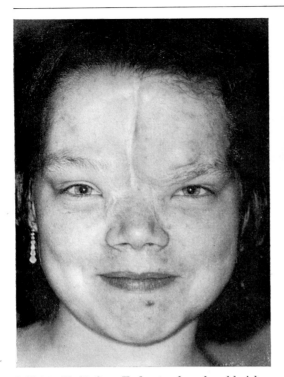

Bild 34   Vorläufiger Endzustand nach zahlreichen Operationen und mehrfachen endokraniellen Komplikationen einschließlich eines zweimaligen Hirnabszesses bei Nasenfistel (Einzelheiten siehe Text)

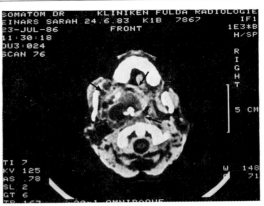

Bild 35   Ausgedehntes Teratom der Schädelbasis links

dehnter Tumor des linken Naso- und Oropharynx auf. Wegen eines erheblichen Stridors war eine Tracheotomie erforderlich geworden. Im weiteren Verlauf entwickelte sie eine Gesichtsasymmetrie. Die außerhalb durchgeführte Biopsie ergab gliomatöses Gewebe. Eine chirurgische Intervention lehnte man zu dieser Zeit ab, da sie als zu gefahrvoll angesehen wurde. Als wir das Kind erstmals ein Jahr später sahen, fanden wir einen zystischen Tumor mit einigen verkalkten Strukturen von der Schädelbasis bis in Höhe des Larynx reichend (Bild 35). In der frontalen computertomographischen Rekonstruktion war ein Knochendefekt der Schädelbasis sichtbar. Mit Hilfe der Kernspintomographie konnte ein Hirnprolaps in den Tumor ausgeschlossen werden. Deshalb vermuteten wir ein Teratom der Schädelbasis. Der Versuch der vollständigen Entfernung dieses

Gebildes erschien aus drei Gründen gerechtfertigt:

1. Zur eindeutigen histologischen Klärung,
2. wegen der zunehmenden Asymmetrie des wachsenden Gesichtsschädels,
3. um nach Möglichkeit das seit Geburt bestehende Tracheostoma zu beseitigen.

Wir entschlossen uns, den direkten seitlichen und den dorsokaudalen Zugang zur lateralen Schädelbasis mit der transoralen Exposition des Clivus zu kombinieren. Der Tumor wurde Schritt für Schritt exponiert, nachdem zunächst die wichtigen Gefäß- und Nervenstrukturen in seiner Umgebung einschließlich der kaudalen Hirnnerven dargestellt waren. Nach temporärer Entfernung des Arcus zygomaticus konnte der Zugang zur Fossa temporalis und infratemporalis erweitert werden. Dann erfolgte die Freilegung von seitlich unten. Im letzten Schritt wurde die transorale Mobilisation durchgeführt und der Tumor in einem Stück vollständig entfernt. Zur Rekonstruktion des Pharynx benutzten wir wegen des geringsten Risikos einen myokutanen pektoralen Lappen.

Die mikroskopische Untersuchung bestätigte die Diagnose Teratom mit Gewebsanteilen von Ekto-, Meso- und Entoderm einschließlich Haaren und Zähnen. Nach weiteren histochemischen Spezialuntersuchungen konnte eine Malignität ausgeschlossen werden. Der postoperative Heilverlauf war problemlos. Durch Kombination der verschiedenen Zugänge war weder eine Resektion des Unterkiefers noch des harten Gaumens erforderlich geworden. Postoperativ bestand keinerlei Hirnnervenparese. Drei Wochen später konnte auch das Tracheostoma verschlossen werden. Das Kind schluckt einwandfrei (Bild 36).

Zusammenfassung: Es wurde versucht, Indikationen und einige technische Details für die Behandlung von Fehlbildungen der Rhino- und Otobasis zu skizzieren. Die Kombination von Makro- und Mikrochirurgie ermöglicht gute bis sehr gute Ergebnisse hinsichtlich Funktion und ästhetischem Erscheinungsbild. Wir sind überzeugt, daß ein Teil der Probleme nur und optimal durch die Kooperation mit den Neurochirurgen gelöst werden kann.

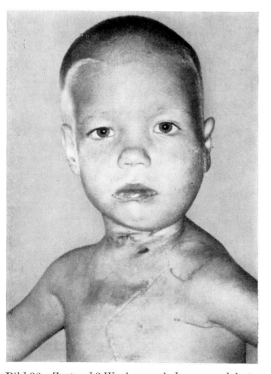

Bild 36   Zustand 3 Wochen nach dem ausgedehnten Schädelbasiseingriff. Keine Hirnnervenparesen (Fall von Bild 35)

3.3.
Glioma nasi

In die Differentialdiagnose des nasalen Tumors im Säuglingsalter muß neben Nasenpolypen, Meningoenzephalozelen, Dermoidzysten, Dysembryoplasien und gutartigen bzw. bösartigen Epithelproliferationen auch das nasale Gliom einbezogen werden.

Definition und Lokalisation

Mit dem Begriff »Glioma nasi« – inauguriert von Schmidt 1900 – bezeichnet man heute im allgemeinen einen kongenitalen ektopischen Rest von neuralem Gewebe am Nasenrücken oder in der Nasenhaupthöhle (Scheiber u. Mitarb. 1980). Als weitere Lokalisationen sind der Nasopharynx und der Gaumen beschrieben. Der Tumor ist als eine Heterotopie des ZNS aufzufassen (Azumi u. Mitarb. 1984). Nach Whitaker u. Mitarb. (1981) besteht nur in etwa 20 % der Fälle eine echte Verbindung zum endokraniellen Raum. Auf Grund der gutartigen Dignität des Tumors (Huth u. Mitarb. 1972) lehnten bereits 1927 Gutherie und Dott den Begriff »Glioma nasi« – ausgenommen Fälle, wo Gliome direkt vom Hirn in die Nase durchbrechen – ab. In der Literatur verwendete Synonyma sind: Choristom, kongenitaler Hirnvorfall, Enzephalom, Enzephalochoristom, Glioblastom, Astrozytom (Huth u. Mitarb. 1972).
Das Glioma nasi ist relativ selten. In der Literatur wurde bisher über etwa 150 Fälle eines nasalen Glioms berichtet.

Pathogenese

Zur Erklärung der Entstehung eines nasalen Glioms existieren unterschiedliche Theorien Die beiden bedeutendsten sind zum einen die von Schmidt (1900) inaugurierte Theorie der Gliaabschnürung, zum anderen die durch Süssenguth (1909) erstmalig vertretene Theorie der olfaktorischen Genese. Bei 6 bis 7 Wochen alten Embryonen klafft im Dach des Siebbeins das Foramen olfactorium beiderseits, das später von einer Knorpelspange überbrückt wird. Durch Verknöcherung entsteht die Siebplatte. Hirngewebe kann durch diese Foramina olfactoria in den Nasenbereich gelangen und später abgeschnürt werden. Daraus erklärt sich auch das häufige Fehlen eines Tumorstiels. Die Ganglienzellen gehen zugrunde, während die Gliazellen persistieren (Huth u. Mitarb. 1972).

Nasale Gliome können auch von Strukturen der Riechnerven abgeleitet werden. Während der Fetalentwicklung bildet sich der Riechlappen zum N. olfactorius zurück. Dabei kann es zur Abschnürung von Gewebe kommen, das durch fetale Verschiebevorgänge in den extrakraniellen Bereich gelangt.

Die beschriebene Entstehung von Gliomen erklärt den Häufigkeitsgipfel ihres Auftretens bei Säuglingen und Kleinkindern. Die Darstellung zeigt, daß die Entstehung von Gliomen der Genese von Enzephalozelen und Dermoidzysten gleicht (Hughes u. Mitarb. 1980).

Symptome

Hinweisende Symptome sind für das nasale Gliom:

1. Einseitiger Nasentumor bei Neugeborenen oder Kindern,
2. verbreiterte bzw. vorgewölbte Nasenwurzel,
3. okulärer Hypertelorismus,
4. Fremdgewebe im mittleren oder oberen Nasengang mit Septumdislokalisation,
5. spontane Rhinoliquorrhoe.

Diagnostik

Zahlreiche Autoren – unter anderem Scheiber und Mitarbeiter (1980) – sprechen sich wegen einer möglichen Liquorrhoe gegen eine Probeexzision aus dem Tumor aus, sofern nicht eine Verbindung zum ZNS ausgeschlossen werden konnte. Zur Diagnostik sollten die Röntgen-Schädel-Übersicht, die Nativtomografie des Schädels, das kranielle Computertomogramm

und eine Liquorraumszintigraphie herangezogen werden.

Therapie

Die Auswahl der Operationstechnik richtet sich nach der Art der Mißbildung. Eine fehlende Verbindung zum ZNS erlaubt rhinochirurgisches Vorgehen. Die nachgewiesene Liquorrhoe erfordert ein neurorhinochirurgisches Vorgehen, das zweizeitig oder einzeitig erfolgen kann (Bagger-Jöback u. Mitarb. 1983).

Kasuistik

Patient St. Sch., männlich, 4 Monate alt. Der Säugling zeigte nach normaler Klinikgeburt (Geburtsgewicht 3770 g) eine etwa 1 cm große derbe Auftreibung der Nasenwurzel, die in der Folgezeit an Größe zunahm. Bei der stationären Aufnahme wurde weiterhin eine Verlegung der rechten Nase festgestellt, wobei sich der glatt begrenzte elastische Tumor vom Septum abdrängen ließ. Aus der rechten Nase wurde ein Abfließen von klarer Flüssigkeit beobachtet. Der Glukosetest mit Biophan G-Streifen fiel bei bestehendem Verdacht auf eine Liquorrhoe negativ aus. Das Computertomogramm des Schädels zeigte eine weichteildichte Abschattung der rechten Nasenhaupthöhle ohne Schädelbasisdestruktion und eine weichteildichte Vorwölbung im Bereich der Nasenwurzel. Hirnstrukturen und Liquorsystem waren unauffällig. Das Liquorszintigramm mit ^{169}Yb-DTPA konnte nicht sicher beurteilt werden. Die Messung der Radioaktivität von Nasentampons erbrachte rechts höhere Werte. Damit wurde der dringende Verdacht auf eine Liquorrhoe rechts geäußert. Eine Probeexzision aus dem Tumor der rechten Nase führte zum histologischen Ergebnis eines ektopen nasalen Glioms. Auf Grund der fehlenden Verbindung zum Endokranium erfolgte die rhinochirurgische Operation. Der Tumor an der Nasenwurzel wurde als derbes, glattes Gebilde mit einem Durchmesser von 1 cm unter Erhaltung der

Haut exzidiert. Ein Tumorstiel und Destruktionen des knöchernen Nasengerüstes konnten nicht nachgewiesen werden. Das histologische Ergebnis lautete: ektopes nasales Gliom. Auf Grund der persistierenden Liquorrhoe wurde einzeitig die neurochirurgische Operation angeschlossen. Durch Kraniotomie kamen stark verdickte Tractus olfaktorii zur Darstellung. Linksseitig konnten 3 kleine Foramina festgestellt werden. Die Schädelbasis war ansonsten intakt. Auf Grund der rechtsseitigen Liqourrhoe erfolgte rechts die Durchtrennung des N. olfactorius und eine Abdeckung mit einem gestielten Galeaperiostlappen. Die geplante Entfernung des rechtsseitigen intranasalen Tumors entfiel vorerst, da bei erfolgender Rhinoskopie anterior keine intranasale Vorwölbung mehr nachgewiesen werden konnte. Der postoperative Verlauf war unauffällig.

Diskussion

Bei dem dargestellten Fall handelt es sich am ehesten um ein multiples Glioma nasi, das nach unseren Kenntnissen in der Literatur bisher noch nicht beschrieben wurde. Der Tumor der Nasenwurzel kann als extranasales Gliom ohne Verbindung zum Endokranium betrachtet werden. Intranasal wurde durch die präoperativ vorgenommene Probeexzision ebenfalls ein Glioma nasi, jedoch mit Liquorrhoe, diagnostiziert. Die intraoperativ dargestellten verdickten Tractus olfactorii deuten auf die olfactorische Genese des intrakraniellen Glioma nasi hin.

3.4.
Septum- und Nasendeformitäten – ihre genetische Ätiologie und funktionelle Korrektur

Septum- und Nasendeformitäten verursachen sowohl im Kindes- als auch im Erwachsenenalter funktionelle und ästhetische Probleme. Während bei Kindern für uns die Besserung

der chronisch behinderten Nasenatmung oberstes Indikationsprinzip ist, spielen bei Erwachsenen funktionelle und ästhetische Aspekte eine etwa gleichrangige Rolle. Abgesehen von eindeutigen Septumveränderungen konnten wir auch bei den routinemäßig durchgeführten Nasenwiderstandsmessungen mit der den Probanden wenig belastenden Eigenstromrhinomanometrie eine oft gestörte Nasenatmung bei Sattelnasen, hängenden Nasenspitzen und bei hohen schmalen Höckernasen feststellen. Grundlage unserer Untersuchungen waren mehr als 250 Rhinoplastiken im Erwachsenenalter zwischen 18 und 51 Jahren und 52 kindliche Septumplastiken zwischen 7 und 16 Jahren.

Genetische Ätiologie

Nach Art und Ursache der Septumverbiegungen lassen sich bei Kindern die in Bild 37 dargestellten Beziehungen ermitteln. Durch oft fehlende Merkmale eines Traumas (in unserem Material in 18/52 Fällen) wird besonders die Longitudinaldeviation mehr genetischen und wachstumsbedingten Einflüssen zugeordnet. Die Familienanamnese der erwachsenen Patienten ergab bei nahezu einem

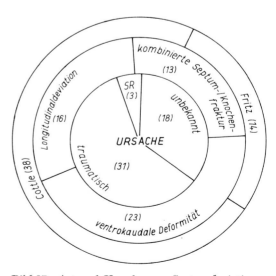

Bild 37   Art und Ursache von Septumdeviationen bei Kindern

Drittel (31,5 %) Merkmalsträgerkombinationen, aus denen zum Teil autosomal dominante Stammbäume (Beispiel Bild 38), aber auch autosomal rezessive Erbgänge zu ermitteln waren. Bei vorherrschender Wirkung polygener Erbfaktoren auf die Nasenform läßt sich für bestimmte Muster eine autosomal dominante Vererbung mit variabler Expressivität annehmen. Wahrscheinlich tritt der autosomal dominante Erbgang häufiger als der autosomal rezessive auf.

Funktionelle Korrektur

Nachuntersuchungsergebnisse bei 44 kindlichen Septumkorrekturen 2 bis 7 Jahre postoperativ demonstriert Bild 39. Gute, mit der Eigenstromrhinomanometrie kontrollierte Ergebnisse zeigen sich bei 81,8 % der Untersuchten. Im Gegensatz zu postoperativen Frühresultaten verblieben nur etwa zwei Fünftel aller Septen in annähernd gerader Position. 15 besonders im frühen Kindesalter operierte Kinder wiesen erneut Septumabweichungen auf. Trotz dieses Deviationsrezidives haben nur 8 (18,2 %) Kinder eine ins Gewicht fallende Atmungsbehinderung (Müller 1983: 14,5 %; Cottle 1951: 18 %). Maßnahmen an der Pyramide haben wir bisher im jüngeren Kindesalter nicht durchgeführt, so daß Formabweichungen den präoperativen Befunden entsprachen. Somit blieb die Höckernase als Familienmerkmal erhalten.

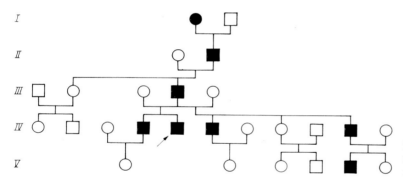

Bild 38 Autosomal dominanter Erbgang bei Höckernase

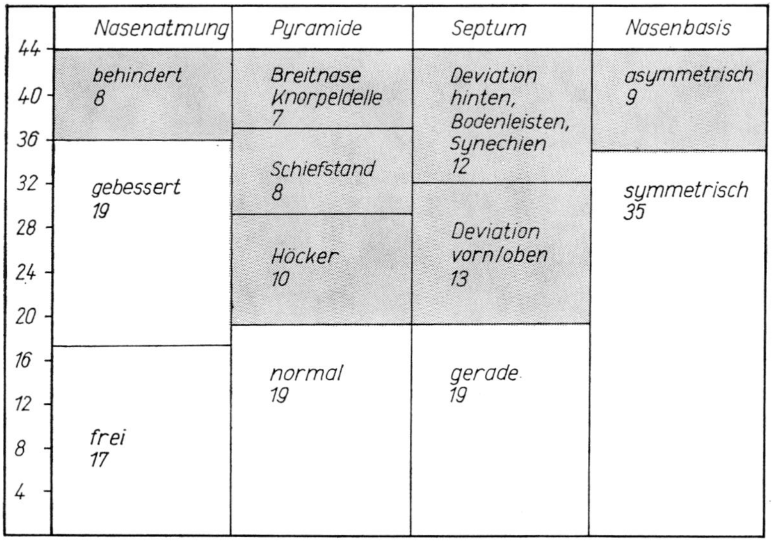

	Nasenatmung	Pyramide	Septum	Nasenbasis
44				
40	behindert 8	Breitnase Knorpeldelle 7	Deviation hinten, Bodenleisten, Synechien 12	asymmetrisch 9
36				
32	gebessert 19	Schiefstand 8		symmetrisch 35
28			Deviation vorn/oben 13	
24		Höcker 10		
20				
16		normal 19	gerade 19	
12				
8	frei 17			
4				

Bild 39 Nachuntersuchungsergebnisse bei kindlichen Septumplastiken (n = 44)

Kontrollergebnisse von 101 Rhinoplastiken im Erwachsenenalter (40 Männer, 61 Frauen; Durchschnittsalter: 28,8 Jahre) ergaben, daß 90 % (91 Patienten) mit der ästhetischen Formverbesserung voll und weitere 8 % überwiegend zufrieden waren. Überprüft wurden:

24 Patienten mit Schiefnase (23,8 %)
40 Patienten mit Höckernase (39,5 %)
12 Patienten mit Sattelnase (11,9 %)
 5 Patienten mit Plattnasen (5,0 %)
13 Patienten mit kombinierter Veränderung
   (12,9 %)
 7 Patienten mit Spitzenkorrektur (6,9 %).

Bei 52 Eingriffen (51,5 %) erfolgten gleichzeitig Septumplastiken. Dreiviertel der Untersuchten zeigten präoperativ Behinderungen der Nasenatmung. Nur 4 Patienten (5,3 %) waren postoperativ mit der Funktion nicht zufrieden.

Sattelnasen weisen immer einen deutlich erhöhten Nasenwiderstand auf. Die Wiederherstellung des Septums, die Streckung des ballonierten inneren Nasenloches und nicht allein die Begradigung des Nasenrückens verbessern die Funktion.

Auch bei Schiefnasen normalisiert nur eine die Septumplastik betonende Nasenkorrektur den erhöhten Nasenwiderstand. Sie stellt auch die beste Rezidivprophylaxe dar. Auch bei anderen Nasendeformitäten bringt die bewußt strukturverbessernde intranasale Korrektur (intrakartilaginäre Schnittführung, septumplastische Maßnahmen) neben dem gewünschten ästhetischen auch den HNO-ärztlichen angestrebten funktionellen Gewinn.

3.5.
Morbus Osler

Der Hals-Nasen-Ohren-Arzt muß nicht selten sogenanntes »unstillbares Nasenbluten« behandeln. Ein Krankheitsbild – der Morbus Osler – darf in seinen differentialdiagnostischen Überlegungen nicht fehlen. Das von Osler (1901) beschriebene Krankheitsbild wird auch als Teleangiektasia haemorrhagica hereditaria bezeichnet. In diesem Namen sind die drei Hauptmerkmale des Krankheitsbildes enthalten, nämlich: Teleangiektasien, Blutung und genetische Determiniertheit.

Der Morbus Osler wird den vaskulär bedingten hämorrhagischen Diathesen zugeordnet. Seine Häufigkeit liegt bei 1:100000. Das schwer beeinflußbare *Nasenbluten* ist gekennzeichnet durch flächenhafte, oft unilokuläre Blutungen. Differentialdiagnostisch ist der Ausschluß von Bluterkrankungen notwendig. Die *Teleangiektasien* treten an der Haut, an den Schleimhäuten und an den inneren Organen auf. Am häufigsten findet man jedoch die typischen dunkelroten, stecknadel- bis reiskorngroßen »Angiotome« im Bereich der vorderen Nasenschleimhäute, der Lippen- und Mundhöhlenschleimhäute sowie auf der Zunge. Pathohistologisch zeigen sich nach Untersuchungen von Kindler und Tiedemann (1956) proliferative und degenerative Veränderungen sowohl an den Gefäßen als auch am perivaskulären Stützgewebe.

Beim Morbus Osler handelt es sich um eine Genmutation mit bis jetzt unbekanntem Basisdefekt. Der *autosomal dominante Erbgang* ist an zahlreichen betroffenen Familien gesichert. Das Krankheitsmerkmal äußert sich in fast vollständiger Penetranz und stark variabler Expressivität. Bei der allgemeinen Diagnostik des Morbus Osler sollte die Aufnahme der Familienstammtafel daher nicht fehlen.

Die Vielzahl der aufgezeigten Behandlungsmaßnahmen weist auf das noch nicht völlig gelöste therapeutische Problem des M. Osler hin. Unter anderem wurde von Menefee und Mitarbeitern (1975) eine orale Östrogen-Gestagen-Therapie angegeben, deren Wirkungsmechanismus ungeklärt ist. Ey (1958) und Flery (1976) empfehlen eine intranasale Kontaktbestrahlung mit Radium oder Iridium.

Als *chirurgische Maßnahme* bei schwerer rezidivierender Epistaxis ist die Dermoplastik nach Saunders (1964) indiziert. Hierbei werden die erkrankte Schleimhaut des vorderen

6*

Septums und des Nasenbodens entfernt und durch Spalthaut plastisch ersetzt. Das freie Spalthauttransplantat wird dabei unter Vermittlung des aktivierten Fibrinklebers auf das Perichondrium des Septumknorpels tamponiert und nur im vorderen Teil durch zwei Situationsnähte gehalten. Durch die Verwendung des Fibrinklebers sind Einzelknopfnähte in der Tiefe der Nase nicht erforderlich, so daß von einem Durchtrennen der Nasenflügel und Wegklappen derselben – wie es von Saunders (1964) für nötig erachtet wird – Abstand genommen werden kann. Hervorzuheben sind die sehr guten hämostyptischen Wirkungen und der günstige Einfluß des Klebers. Vier kurze Fallberichte sollen die seltene Krankheit verdeutlichen und die therapeutischen Schwierigkeiten aufzeigen.

Fall 1: Im 41. Lebensjahr wurde der Morbus Osler klinisch manifest. Nachdem die rezidivierenden Blutungen mit Tamponade und Ätzungen nicht zu beherrschen waren, wurde die submuköse Septumresektion durchgeführt. Zwei Jahre später erfolgte die Unterbindung der A. carotis externa links. Diese operativen Maßnahmen waren im Prinzip erfolglos. Eine gewisse Besserung brachte die endonasale Iridiumbestrahlung. Die Patientin erhielt im Laufe ihrer Erkrankung über 200 Bluttransfusionen. Sie verstarb im 56. Lebensjahr an einer Hirnembolie.

Fall 2: Bei einem 40jährigen Mann mit typischem M. Osler (seit 10 Jahren) verordneten wir das Antikonzeptivum Non-Ovlon. Bereits nach kurzer Zeit nahm das Nasenbluten deutlich ab, bis es völlig sistierte. Nach einem halben Jahr mußte diese bereits auf 1 Dragee alle 3 Tage reduzierte Hormontherapie abgebrochen werden, da der Patient an einer Prostatitis und an einem temporären Diabetes mellitus erkrankte. Diese Erkrankungen wurden bald geheilt. Das Nasenbluten stellte sich jedoch – zwar etwas vermindert – wieder ein.

Fall 3: Eine 60jährige Patientin litt ebenfalls seit 10 Jahren an Morbus Osler mit sich ständig verstärkendem Nasenbluten beiderseits. Die Therapie erfolgte medikamentös. Eine Ovosiston-Therapie brachte eine gewisse Bes-

serung, mußte aber wegen thromboembolischen Prozessen bei ausgeprägter Varikosis abgebrochen werden. Nach der Anfang 1984 durchgeführten modifizierten Septumplastik nach Saunders ist die Patientin gegenwärtig beschwerdefrei. Der Eingriff war durch Verwendung eines gestielten Schleimhautlappens auf der weniger teleangiektatisch veränderten Seite und eines retroaurikulären Spalthautlappens einzeitig möglich.

Fall 4: Der 74jährige Patient litt seit seinem 20. Lebensjahr unter Nasenbluten. Bei einer typischen Familienanamnese (Vater und Großvater Merkmalsträger) fanden sich multiple Osler-Knötchen auf der Wangenschleimhaut, Zunge und Gesichtshaut. Anterhinoskopisch war – als Folge früherer Ätzungen – eine große Septumperforation ersichtlich. Im Februar 1986 erfolgte die doppelseitige Dermoplastik nach Saunders. Die Perforation konnte nicht voll verschlossen werden, stärkeres Nasenbluten trat jedoch bisher nicht wieder auf.

Zusammenfassend läßt sich hinsichtlich der Therapie schlußfolgern: Eine Besserung des Leidens ist durch die Dermoplastik nach Saunders möglich. Daneben sollte eine lokale Kontaktbestrahlung oder eine hormonelle Antikonzeptivatherapie – unter Abwägung der Kontraindikationen – in Betracht gezogen werden.

3.6.
Proboscis lateralis nasi

Die Proboscis lateralis ist eine ganz seltene angeborene Mißbildung. Die Charakteristik besteht darin, daß ein rüsselförmiger Anhang eine Nasenhälfte ersetzt. Dieser Anhang entwickelt sich zwischen der Nasenwurzel und dem inneren Augenwinkel.

Als erster beschrieb diese Abnormität Selenkoff im Jahre 1844. Später beobachteten auch andere Autoren einige Fälle, die sich durch die Größe des Rüssels und andere Abnormitäten bei einzelnen Patienten un-

terschieden, wie Kolobom des Unterlides, Aplasie des Tränensackes, Choanalatresie usw.
Die Genese der Proboscis lateralis ist nicht eindeutig geklärt. Höchstwahrscheinlich beginnt die Entwicklung dieser Mißbildung in der 4. bis 5. Woche des Embryonalstadiums durch die Verschiebung des lateralen Nasenfortsatzes, aus dem sich normaler Weise die laterale Wand der äußeren Nase entwickelt.
Als Ursache dieser Fehlbildung werden vor allem exogene Faktoren angesehen: Traumen, Amnionanomalien, Bestrahlung oder Medikamente (Zausch 1926, Biber 1949, Rao 1963, Dasgupta und Mitarb. 1971, Kotyza, 1975, Pellant 1976).
Wir selbst beobachteten an der Otolaryngologischen Klinik in Oran (Algerien) einen Fall von Proboscis lateralis nasi. Es handelte sich um ein 10 Monate altes Mädchen. Das Kind befand sich in gutem Allgemein- und Ernährungszustand. Vier ältere Geschwister hatten sich normal entwickelt. Die Mutter war während der Schwangerschaft nicht krank und hatte auch keinen Unfall erlitten.
Die linke Hälfte der äußeren und der inneren Nase war nicht entwickelt. Diese wurde durch einen Rüssel von etwa 5 cm Länge ersetzt. Die Basis des Rüssels befand sich zwischen (der Nasenwurzel und dem inneren Augenwinkel Bild 40). Der Rüssel war voluminöser als die rechte Hälfte der äußeren Nase. Am Ende des Rüssels war eine kleine Vertiefung, durch welche man mit der Sonde in die Tiefe eindringen konnte. Aus dem blind endenden Kanal floß bei der Sondierung eine kleine Menge seromuköser Flüssigkeit.
Der Defekt der linken Hälfte der inneren Nase wurde skiagraphisch bestätigt. Durch die ophthalmologische Untersuchung wurde Kolobom des Unterlides und Aplasie des Tränenkanals an der Seite der Nasenmißbildung festgestellt.
Bei der ersten Hospitalisation lehnte die Mutter eine chirurgische Rekonstruktion der Nase ab. Erst im Alter von 3 Jahren wurde eine plastische Operation der äußeren Nase mit gutem Erfolg durchgeführt. Hierzu wurde als Material ein Teil des Rüssels verwendet.

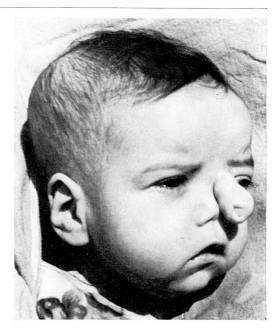

Bild 40 10 Monate altes Mädchen mit Proboscis lateralis nasi

3.7.
Klinisches Bild und Besonderheiten bei kongenitalen Nasenfisteln und -zysten

In der Pathogenese der nicht häufig zu beobachtenden kongenitalen Nasenfisteln und -zysten werden auch heute noch unterschiedliche unvollständige embryonale Entwicklungsabläufe diskutiert.

Derartige Fehlbildungen können ausgelöst werden durch:
– unvollständiger Verschluß des Neuroporus ab 3. Embryonalwoche,
– ektodermale Einschlüsse,
– inkomplette Rückbildung des Sulcus supranasalis,
– abnorme Verwachsung der mittleren und seitlichen Nasenfortsätze.

Je nach Lokalisation der Fisteln oder Zysten ist die eine oder andere Entwicklungsstörung anzunehmen.

Klinisch imponieren diese Fehlbildungen im allgemeinen als Schwellungen oder kleine Fistelöffnungen median im Nasenwurzel- oder Nasenrückenbereich. Seltener sind sie am Nasensteg oder paramedian des Nasenrückens zu finden. Ihre Erkennung bereitet keine Schwierigkeiten.

Wesentlich problematischer ist der Nachweis eventueller Aufzweigungen und Verlaufsrichtungen des Fistelgangs. Wenn auch die Mehrzahl der Fisteln blind in den Weichteilen der Nase enden, so können auch unterschiedliche Verlaufsvarianten vorliegen, die mitunter in eine tief gelegene Dermoidzyste einmünden. Diese Beobachtungen sind für das operative Vorgehen von großer Wichtigkeit.

Wegen der Vielgestaltigkeit des Gangsystems ist nur in den seltensten Fällen eine Röntgendiagnostik (einschließlich Sondierung) oder eine Kontrastmitteldarstellung wegen des atheromartigen Inhaltes aussagekräftig, so daß in erster Linie das klinische Bild und die Anamnese für die operative Intervention ausschlaggebend sind (Keßler 1969). Die Therapie besteht in einem subtilen operativen Vorgehen, wobei die gründliche Entfernung aller Epithelreste zur Umgehung eines Rezidivs notwendig ist.

Die Eingriffe sind möglichst in den ersten Lebensjahren vorzunehmen, weil bei längerem Belassen ungünstige Einwirkungen auf das Wachstum des knöchernen Nasengerüstes mit Nasendeformitäten resultieren können. Letzteres trifft vor allem für kongenitale Zysten infolge Druckusur zu (Sattelnase, Breitnase).

Anders gelagert ist die Herausbildung der Nasenvorhofzysten (Gesichtsspaltenzysten). Sie treten vorrangig am Nasenboden, seltener an der Innenseite des Nasenflügels in Form von prall elastischen zystischen Tumoren auf und wölben sich gegen Nasenvorhof und Wange, gelegentlich auch gegen das Vestibulum oris vor. Im Gegensatz zu den Dermoidzysten des Nasenrückens sind sie mit einem Zylinderepithel ausgekleidet und enthalten muköses Sekret. Ebenso wie bei den medianen Nasenzysten ist auch hier die Genese noch unklar.

Neben entzündlichen Faktoren wird die Entstehung aus Schleimdrüsen, aus atypischen Zahnanlagen und aus Resten des Ductus nasopalatinus angenommen. Einige Autoren sehen den Ursprung in einer verlängerten Anlage des Ductus nasolacrimalis bis in den Nasenvorhof hinein. Für die überwiegende Mehrzahl der bisher veröffentlichten Fälle ist die Auffassung Klestadts die naheliegendste. Die Lokalisation der Nasenvorhofzysten läßt am ehesten an abgeschnürte, im mesodermalen Gewebe liegende Epithelreste des embryonalen Gesichtsspaltes denken. Die Kreuzungsstelle zwischen Kieferspalte, seitlicher Nasenspalte und schräger Gesichtsspalte stellt eine derartige Prädilektionsstelle für Abschnürungsvorgänge dar und kommt damit der Genese am nächsten. Vom allgemein pathologischen Standpunkt aus müssen die fissuralen Gesichtsspaltzysten als terratoide Zysten, sogenannte Hamartome, aufgefaßt werden.

Klinisch interessant ist die Feststellung, daß die Nasenvorhofzysten im Gegensatz zu den kongenitalen medianen Nasenzysten vorwiegend in fortgeschrittenem Alter auftreten. Während der letzten 20 Jahre konnten wir in unserer Klinik 14 mediane Nasenfisteln, 6 mediane Nasenzysten, 2 paramediane Nasenzysten und 14 Nasenvorhofzysten diagnostizieren und operieren (Tab. 27). Das Durchschnittsalter lag bei den äußeren Nasenveränderungen in der frühen Kindheit, während die Nasenvorhofzysten ein Durchschnittsalter von 49 Jahren aufwiesen.

Tabelle 27   Altersverteilung und Lokalisation von 36 Nasenfisteln und -zysten

Lokali-sation	Mediane Nasen-fisteln	Mediane Nasen-zysten	Para-mediane Nasen-zysten	Nasen-vorhof-zysten
n	14 (Steg 3)	6	2	14
Durch-schnitts-alter (Jahre)	6	2,5	1,5	49
Rezidive	3	–	–	2

In etwa einem Drittel der Fälle kamen die Kinder erst zur stationären Aufnahme, nachdem entzündliche Schübe im Bereich der Fisteln bzw. Zysten vorlagen. Die Operationen erfolgten prinzipiell nach vollständiger Rückbildung der Entzündungserscheinungen. Zwei klinische Besonderheiten sollen kurz dargelegt werden. Bei einem 88jährigen Patienten trat etwa 1 Jahr vor der stationären Aufnahme eine Schwellung im linken Nasenvorhof auf, die klinisch das typische Bild einer Nasenvorhofzyste bot. Das stumpfe Herausschälen und Ablösen von den umgebenden Knochenstrukturen war mühelos. Überraschenderweise zeigte das histologische Bild ein teils verhorntes, teils nicht verhorntes, Plattenepithelkarzinom neben einem zum Teil noch vorhandenen Zylinderepithel. Ausgehend von der Tatsache, daß terratoide Zysten mitunter ektodermale Anteile beinhalten, muß hier infolge einer dysregulierten Proliferation die maligne Entartung angenommen werden.

Daß Dermoidzysten nicht immer im Nasenrücken-Glabella-Bereich vorliegen müssen, zeigt der nächste Fall. Dabei handelt es sich um ein Neugeborenes mit einer ausgeprägten, fast kindskopfgroßen Dermoidzyste ausgehend vom Nasensteg, die sowohl Haare als auch angedeutete knöcherne Elemente aufwies.

Zusammenfassend kann festgestellt werden, daß

1. die kongenitalen medianen Nasenfisteln und -zysten besondere Prädilektionsstellen aufweisen.
2. Das Fistelgangsystem kann in seinem Verlauf sehr variabel sein.
3. Die restlose operative Entfernung ist die Therapie der Wahl. Zur Vermeidung von Nasendeformitäten ist der frühzeitige operative Eingriff notwendig. Diese Feststellung trifft vor allem für Dermoidzysten zu. Bei Fistelgängen mit zystischen Erweiterungen in der Tiefe des Nasengerüstes sollte, falls notwendig, auch das knöcherne Nasengerüst durchtrennt und anschließend wieder in normaler Stellung fixiert werden.
4. Die subtilen operativen Eingriffe sollten Fachabteilungen mit breiten operativen Erfahrungen vorbehalten bleiben.

3.8. Wertigkeit von Entwicklungsfehlern im Bereich der ableitenden Tränen-Nasen-Wege aus ophthalmologischer und rhinologischer Sicht

Unter den Entwicklungsfehlern der ableitenden Tränen-Nasen-Wege (TNW) hat die angeborene postsakkale Stenose eine überragende Stellung. Wegen der Folgeerkrankungen in Form der Dakryozystitis mit Phlegmone- und Abszeßbildung bis hin zur Orbitalphlegmone und Lebensbedrohung müssen allein an der Augenklinik Halle jährlich weit über 100 Säuglinge und Kleinkinder ambulant oder stationär behandelt werden. Versagen alle Behandlungsmaßnahmen zur Beseitigung des Verschlusses, insbesondere bei Vorliegen einer knöchernen Stenose, dann ist die Tränengangsplastik nach Toti indiziert (Welham, Hughes 1985). Voraussetzung ist eine umfassende diagnostische Abklärung durch den Ophthalmologen und den HNO-Arzt unter Einschluß von Anamnese, klinischer Inspektion, Röntgendiagnostik und Funktionsproben.

Wir haben ein Patientenkollektiv der Universitäts-Augenklinik Halle aus den Jahren 1970 bis 1986 hinsichtlich anamnestischer und klinischer Anhaltspunkte für Vererbung und Schwere des Krankheitsbildes sowie in bezug auf das funktionelle Langzeitergebnis nachuntersucht. Es handelt sich um 23 Kinder, an denen im Alter von 10 Monaten bis zu 9, 10 Jahren insgesamt 33 Dakryozystorhinostomien sowie eine Tränensackexstirpation durchgeführt wurden. In 5 Fällen ließ sich das Auftreten eines »Tränenwegsleidens« in der Familie sichern (21,7 %). Allein achtmal bestanden bei den Probanden weitere Fehlbildungen der ableitenden TNW wie Atresie der Tränenpünktchen oder der -kanälchen und Tränensackfisteln (34,8 %).

Andere Fehlbildungen im Augenbereich traten bei 5 Kindern auf. Im Kopfbereich wurden die fehlerhafte Anlage der Prämolaren (1mal) und bei einem 9jährigen Knaben eine beiderseitige Ohrmuscheldysplasie festgestellt. Ein 4 Jahre alter Junge mit doppelseitiger postsakkaler TNW-Stenose war wegen Lippen-Kiefer-Gaumen-Spalte beidseits und symmetrisch gebildeter Spalthände und -füße im Rahmen eines Walker-Clodius-Syndroms (Wiemann und Walker 1970) bereits wiederholt operativ korrigiert worden. Ein weiteres 1,2 Jahre altes Kleinkind mit schwerster einseitiger phlegmonöser und abszedierender Dakryozystitis zeigte im Rahmen einer hemifazialen Mikrosomie eine Mikrotie mit Nichteröffnung des äußeren Gehörgangs und einen hypoplastischen Unterkiefer. Eine Lippen-Kiefer-Gaumen-Spalte war bereits vorher operativ versorgt worden.

Besonders herausragend war eine Familie, bei der über vier Generationen prä- und postsakkale TNW-Mißbildungen bis hin zum Auftreten isolierter Tränensäcke, weiterhin eine partielle Verdoppelung der zweiten Zehe und angeborene Herzklappenfehler gesichert werden konnten. Intraoperationem waren bis an die Crista lacrimalis anterior heranreichende Siebbeinzellen zu erkennen.

Hinsichtlich des Operationsergebnisses aller nachuntersuchten Patienten konnte auf Grund des klinischen Befundes, des Spülversuchs, des konjunktivalen Farbstofftests sowie der Angaben von Kindern und Eltern bei 20 der 22 Kinder (27 der 29 operierten TNW) ein stabiler funktioneller Erfolg nachgewiesen werden (93,1 %). Die einzig notwendige Tränensackexstirpation bei dem Kleinkind mit hemifazialer Mikrosomie brachte eine dauerhafte Beseitigung der Infektionsquelle.

Diese Untersuchungsergebnisse lassen folgende *Rückschlüsse* für die klinische Praxis zu:

1. Das Vorliegen weiterer lokaler und allgemeiner Fehlbildungen deutet auf eine schlechtere Prognose der angeborenen postsakkalen TNW-Stenose hin und macht

oft eine DCR nach Toti erforderlich. Ebenfalls muß bei familiärer Häufung an eine Therapieresistenz gedacht werden.

2. In diesen ungünstigen Fällen ist die enge Zusammenarbeit zwischen Augen- und HNO-Arzt in Diagnostik und Therapie Voraussetzung für das Erreichen eines funktionellen Langzeiterfolges.

3. Die Erfolgsrate der Dakryozystorhinostomie im Kindesalter ist dann nicht schlechter als die bei erwachsenen Patienten, so daß die Indikation zur alleinigen Tränensackexstirpation nur noch im Ausnahmefall gegeben ist.

3.9.
Operative Rehabilitation von Gesichtsmißbildungen unter plastisch-chirurgischen Aspekten (ausgenommen Lippen-Kiefer-Gaumen-Spalte)

Gesichtsmißbildungen stellen die am Kopf tätigen plastischen Chirurgen vor verantwortungsvolle und komplizierte Aufgaben, die mit viel Fingerspitzengefühl und Zurückhaltung gelöst werden müssen. Ohne Zweifel stellt die Lippen-Kiefer-Gaumen-Spalte die häufigste kongenitale Gesichtsanomalie dar. Für sie ist gegenwärtig das komplexe interdisziplinäre Rehabilitationsprogramm in der Praxis optimal bestätigt. Es gibt jedoch eine ganze Anzahl anderer Mißbildungen, die in der Plastischen Chirurgie auf ein spezielles Interesse stoßen. Diese kommen häufig simultan vor, so daß man sie vielfach unter dem Syndrombegriff zusammenfaßt. Sie können sowohl erblich als auch erworbenen Ursprungs sein. In vielen Fällen liegen pränatal schädigende Einflüsse vor, die mit einer genetisch determinierten Prädisposition zusammenwirken, so daß beide Faktoren von Wichtigkeit sind. Nach der Lippen-Kiefer-Gaumen-Spalte nimmt das Syndrom des 1. und 2. Kiemenbogens mit einer Inzidenz von 1 auf 5642 Klinikentbindungen den zweiten Platz in der Häufigkeit der fazialen Mißbildungen ein.

Auf Grund der Vielzahl und variablen Ausprägung der bekannten Mißbildungssyndrome existiert bislang keine effektive Klassifikation dieser kongenitalen Gesichtsanomalien. Von der Art und Weise des korrektiv-rekonstruktiven Verhaltens her schlagen wir folgende Einteilung vor, die allerdings keinen Anspruch auf Vollständigkeit erhebt und durch weitere Syndrome ergänzt werden kann (Tab. 28).

Tabelle 28   Einteilungsvorschlag für Gesichtsmißbildungen aus plastisch-chirurgischer Sicht

Laterofaziale Anomalien:	Syndrom des 1. und 2. Kiemenbogens (otomandibular dystosis, unilateral facial agenesis) Treacher Collins Syndrom (mandibulofacial dysostosis, bilateral facial agenesis) Hemiatrophia faciei (Romberg disease) Möbius-Syndrom (bilateral congenital facial paralysis)
Mediofaziale Anomalien:	Hypertelorismus verus Spaltnase Doppelnase Nasenfisteln und -zysten Kombinationen laterale und schräge Gesichtsspalte
Kraniofaziale Anomalien:	Crouzon-Syndrom Apert-Syndrom
Zervikofaziale Anomalien:	Halszysten und -fisteln Pterygium colli (Pierre-Robin-Syndrom

Der Klassifikationsvorschlag basiert auf der Tatsache, daß

Gruppe I   im wesentlichen Hypoplasien der lateralen Gesichtsstrukturen Ohr, Jochbein, Unterkiefer, Muskeln, N. facialis und Schläfenbein aufweist, so daß je nach Ausprägungsgrad Aufbauplastiken in Frage kommen;

Gruppe II   im wesentlichen Hemmungsmißbildungen beim Verschluß der

Medianlinie darstellen, so daß Korrektureingriffe Verschlußplastiken und Gewebebewegungen zur Mittellinie hin beinhalten;

Gruppe III   im wesentlichen Malformationen des knöchernen Hirnschädels mit Einflüssen auf das Gesicht infolge pränataler Synostosen verschiedener Schädelsuturen umfaßt, so daß neurochirurgische Dekompressionseingriffe notwendig werden können und

Gruppe IV   rein zervikale, korrekturbedürftige Mißbildungen mit gelegentlichen Einflüssen auf das Untergesicht darstellen.

Während abortive Formen der *laterofazialen Anomalien* selten Anlaß zu Korrektureingriffen geben, umfaßt das operative Repertoire für das Vollbild eine Palette von Konturplastiken am Jochbein mit Korrektur der antimongoloiden Lidspalte über Transplantationen in den hypoplastischen Unterkiefer bis hin zu mehrzeitigen Mikrotiekorrekturen, Gehörgangskonstruktion und Tympanoplastik. Bei erfolgversprechenden Mittel- und Innenohrverhältnissen gilt die doppelseitige Gehörgangsaplasie als Indikation zur Gehörgangsrekonstruktion mit Tympanoplastik bereits im Kindesalter. Dieses wird wegen der Diagnostik meist erst nach dem 3. Lebensjahr möglich sein. Als Minimaleingriff hat sich dabei die Transplantation eines röhrenförmigen Vollhauttransplantates mit Myringoplastik und Kollumellisation zum oft normalen Stapes bewährt. Rekonstruktionen der Ohrmuschel sollten nach dem 10. Lebensjahr vorgenommen werden. Zum Gerüstaufbau bevorzugt man das modellierte, autogene Rippenknorpeltransplantat unter Verwendung der ortsständigen Ohrmuschelrudimente. Da die Unterkieferhypoplasie am wachsenden Gesichtsskelett zu starken Asymmetrien führt, werden gegenwärtig Transplantationen von knöchernen Wachstumszonen (Rippenköpfchen) in die Mandibula klinisch mit teilweise sehr guten Erfolgen erprobt. Die hypoplastische Ausprägung der Jochbeine, die vorwiegend die antimongoloide Lidspalte und Abflachung der Wange bedingt, erfordert zur Korrektur sowohl eine Erhöhung des Jochbeinkörpers als auch die zusätzliche operative Lidspaltenkorrektur mit Kolombeseitigung, Unterlidplastik nach Kuhnt-Szymanski und Kranialinsertion des Ligamentum canthi laterale. Dem Jochbeinaufbau mit Hilfe eingeklebter, autogener Rippenknorpeltransplantate sollten Modellstudien am präoperativen Gesichtsabdruck vorausgehen.

Die Korrektur *mediofazialer Anomalien* (ausgenommen Lippen-Kiefer-Gaumen-Spalte) sollte sich im Wachstumsalter auf dringend notwendige Eingriffe an den Weichteilen mit Wiederherstellung der Funktionen beschränken. Das betrifft in erster Linie die Abtragung von Überschußbildungen, die Rücklagerung dystoper Anteile der knorpeligen Nase, die Beseitigung angeborener Nasenstenosen oder den Verschluß der Gesichtsspalte. Gelegentlich werden bei sehr entstellenden Mißbildungen auch größere Eingriffe notwendig. Die Medianbewegung von Knochenarealen bei knöchernen Spaltnasen und echtem Hypertelorismus sollte in den postpubertären Lebensabschnitt verschoben werden, da hierbei die Mobilisierung des Nasoethmoidalkomplexes mit Verschiebung des Orbitainhalts notwendig ist. Im Kindesalter nimmt man in diesen Fällen lediglich eine Pseudokorrektur mit Medianverlagerung der Augenbrauen vor, weil damit im Sinne einer optischen Täuschung die Interpupillardistanz scheinbar verkleinert wird. Doppelanlagen der Nasenlöcher oder rüsselförmige Lateralnasen (Proboscis lateralis) werden unter subtiler Verwendung der bedeckenden Haut und eventueller Austauschlappen mit sparsamer Schnittführung und »atraumatischer« Gewebebehandlung exstirpiert oder in die normale Position gebracht. Die entstehenden Narben können die weitere Entwicklung der operierten Weichteilstrukturen erheblich beeinträchtigen.

Die häufigsten *kraniofazialen Gesichtsanomalien*, bei denen infolge pränataler Verknöcherung verschiedener Schädelsuturen Malforma-

tion von Hirn- und Gesichtsschädel auftreten, erfordern die neurochirurgischen Dekompressionseingriffe mit Nahtsprengung und ausgedehnter Verlagerung des fronto-naso-orbitalen Komplexes ohne Eröffnung von Nasenhöhle oder Nasennebenhöhlen. Bei Blindheit und schweren geistigen Störungen sowie Hirnanomalien sind diese Operationen kontraindiziert. Zudem bleiben sie nur wenigen speziellen Zentren vorbehalten. Die Operationsmortalität konnte durch Verbesserung der Operationstechnik und Fortschritte in der Intensivtherapie in den letzten 10 Jahren erheblich verringert werden.

Die Mißbildungen des Untergesichtes und Halses *(zervikofaziale Anomalien)* umfassen ein sehr heterogenes Spektrum und sind bis auf das Pierre-Robin-Syndrom meist rein zervikale Anomalien. Darunter fallen auch die lateralen und medianen Halsfisteln und -zysten. Ihre Therapie erfordert keine besonderen plastisch-chirurgischen Spezialkenntnisse.

Für das Pierre-Robin-Syndrom mit drohender Atemwegsobstruktion hat sich als Methode der Wahl die Raffnaht des Zungengrundes mit temporärer »tongue-to-lip-adhäsion« bewährt. Die Tracheotomie ist nur noch selten notwendig. Das Pterygium colli wird erfolgreich mit Serien-Z-Plastiken korrigiert.

Abschließend soll betont werden, daß gerade für die diskutierten, äußerst seltenen fazialen Anomalien jegliche Schematisierung der Therapie fehl am Platze wäre. Jeder einzelne Fall beinhaltet eine Vielzahl individueller Probleme, die auch streng individuell gelöst werden müssen. Allen chirurgischen Maßnahmen sind aber 3 Minimalforderungen gemeinsam:

1. Der vorgesehene Eingriff muß erprobt sein und sich bewährt haben.
2. Der Sekundärschaden durch Gewebeverlagerung oder -entnahme muß in einem vertretbaren Verhältnis zum Operationsziel stehen.
3. Durch einen Eingriff im Kindesalter darf die Chance einer definitiven Korrektur im Erwachsenenalter nicht verbaut werden.

3.10.
Epidemiologie und Verlauf von konnatalen Choanalatresien

In einem Zeitraum von 20 Jahren (1966–1985) wurden in der Hals-Nasen-Ohren-Klinik Berlin-Buch 26 Patienten mit Choanalatresien behandelt. In größeren Statistiken, Handbüchern, Lehrbüchern und Monographien wird die Choanalatresie als »seltene« oder »relativ seltene« Mißbildung bezeichnet, ohne daß die Inzidenz genauer zahlenmäßig belegt wird. Nach Zschoch und Fritze steht in einer 26 Gruppen umfassenden Mißbildungsstatistik – gewonnen an Leichenmaterial –, was die Häufigkeit betrifft, die Nase an drittletzter Stelle. Gerade wegen der Seltenheit erscheint es uns gerechtfertigt, daß trotz relativ geringer Fallzahlen über gewonnene Erfahrungen berichtet wird.

Wir haben versucht, anhand unseres Krankengutes und der Gesamtzahl der Lebendgeborenen aus dem Einzugsbereich unserer Klinik, welcher die nördlichen Stadtbezirke Berlins und einige Kreise der Bezirke Potsdam und Frankfurt/O. umfaßt, die Häufigkeit der Choanalatresien zu ermitteln. Es kann sich bei solchen Zahlenangaben aus rein klinischen Erhebungen immer nur um relativ grobe Annäherungswerte handeln, da sich die Einzugsbereiche der entsprechenden geburtshilflichen Einrichtungen und der zuständigen Fachklinik nicht genau decken. Für den Versorgungsbereich der HNO-Klinik Berlin-Buch haben wir eine Inzidenz der Choanalatresien von 0,2 auf 1000 Lebendgeborene gefunden, worin ein- und doppelseitige Atresien enthalten sind.

In unserem Krankengut handelte es sich immer um hintere und komplette Atresien. Vordere und mittlere Atresien wurden nicht beobachtet. Die Geschlechtsverteilung betrug 10 Jungen zu 16 Mädchen. In einigen Fällen bestanden gleichzeitig andere komplexe Mißbildungen, 4 Neugeborene sind an diesen bereits innerhalb der ersten Lebenstage verstorben. Da einige Kinder aus anderen Einrichtungen stammten oder in früheren Jahren ambulant versorgt wurden, konnten nur 14 Krankengeschichten ausgewertet werden: Danach trat die Choanalatresie 6mal einseitig und 8mal doppelseitig auf. In einem Fall, es betraf hier eine einseitige Atresie, wurde diese bei einer Frau erst im Alter von 30 Jahren entdeckt und anschließend transpalatinal operiert.

Die doppelseitigen nasalen Atresien sind als schwere Mißbildungen zu bezeichnen und stellen eine akute Lebensbedrohung dar. Sie erfordern deshalb fast immer sofortige Hilfe. So kamen diese Neugeborenen auch alle innerhalb der ersten Lebenstage, in zwei Fällen sogar am Tag ihrer Geburt, in unsere Behandlung. Die Diagnostik mittels Rhinoskopie, Sondierung und Prüfung der Luftdurchgängigkeit mit dem Politzer-Ballon bereitet kaum Schwierigkeiten. Auf Röntgenaufnahmen, Kontrastdarstellungen sowie Farbstoffinstillationen, die ebenfalls empfohlen werden, kann nach unseren Erfahrungen verzichtet werden.

Die Erstversorgung erfolgte bei uns, in Übereinstimmung mit Vorschlägen anderer Autoren, bei den doppelseitigen Atresien in allen Fällen durch Perforation der Atresie, unter sorgfältiger Schonung des Rachendaches und der Rachenhinterwand, mit Troikaren oder Nasenbougies. Anschließend wurden durch Einlage von PVC-Röhrchen und wiederholte Bougierungen (bis zu 21mal) über mehrere Wochen oder Monate die Atresien offen gehalten. Für die Bougierungen hat es sich bei uns in den letzten Jahren bewährt, die üblichen Ösophagusbougies zu benutzen. Durch deren Flexibilität und die Möglichkeit durch Erwärmen ihre Form und Konsistenz noch zu beeinflussen, finden sie leichter den richtigen Weg und erlauben auch für das Kind ein schonenderes Vorgehen, zumal fast immer in Lokalanästhesie bougiert wird. An Komplikationen haben wir in einem Fall eine Perforation des weichen Gaumens erlebt, die jedoch in wenigen Tagen wieder verheilte. In 2 Fällen erfolgte im Alter von 6 Jahren bzw. im Erwachsenenalter die transpalatinale Operation.

Eine Nachuntersuchung bzw. briefliche Befundeinschätzung gelang leider nur in 5 Fällen

Danach bestehen bei drei Patienten völlig normale Verhältnisse in der Nase, was Beschwerden und Funktion anbelangt. In einem Fall wird über gehäufte Rhinitiden berichtet und bei einer Patientin ist die Nasenatmung auf der betroffenen Seite durch Narbenbildung völlig verlegt. Eine nochmalige Operation wird aber von der komplex geschädigten Patientin und deren Eltern trotzdem abgelehnt.

Zusammenfassend möchten wir unsere Erfahrungen bei der Behandlung von Choanalatresien wie folgt einschätzen: Die doppelseitige Choanalatresie ist eine seltene, aber lebensbedrohliche Mißbildung, jedoch im Gegensatz zu vielen anderen Mißbildungen läßt sie sich relativ einfach und meistens vollständig beseitigen. Sie stellt deshalb ein dankbares Betätigungsfeld für den HNO-Arzt dar. Neben dem geschilderten Vorgehen bei der Erstversorgung, nämlich Perforation der Atresie, wiederholten Bougierungen, Einlage von Plasteröhrchen, muß in jedem Fall in enger Zusammenarbeit mit dem Pädiater nach weiteren Mißbildungen gefahndet werden, falls diese nicht ohnehin im Vordergrund stehen, wie das bei einigen unserer Patienten der Fall war. Bei einem beträchtlichen Teil der Patienten läßt sich bereits mit dem oben geschilderten Vorgehen ein funktionell und anatomisch einwandfreies Endresultat erzielen. Trotzdem empfehlen wir, in Übereinstimmung mit anderen Autoren, die endgültige transpalatinale Operation auch dann, wenn nur relativ geringe Funktionseinschränkungen zurückbleiben. Dieser Eingriff kann frühestens dann durchgeführt werden, wenn der Zustand des Kindes eine sichere und länger dauernde Allgemeinanästhesie erlaubt. Wenn der Beschwerdekomplex im jeweiligen Fall es gestattet, würden wir es jedoch vorziehen, nicht vor dem 3. Lebensjahr zu operieren. Bei einseitigen Choanalatresien kann, je nachdem, ob stärkere Beschwerden vorhanden sind oder nicht, bis nach dem 3. Lebensjahr oder später abgewartet werden. Trotzdem halten wir aber eine operative Beseitigung der Atresie wegen der bekannten nachteiligen Folgen einer be-

hinderten Nasenatmung und auch Tubenbelüftung auf jeden Fall für indiziert.

3.11.
Koexistenz verschiedener Mißbildungen mit angeborenen Choanalatresien

Die angeborene Choanalatresie kann mit vielfältigen anderen Mißbildungen kombiniert sein (Hogeman und Toremalm 1968, Maniglia und Goodwin 1981). McGovern (1953) analysierte in der Literatur 45 Fälle mit angeborener Choanalatresie und stellte dabei das gleichzeitige Vorkommen mit folgenden Mißbildungen fest: hoher Gaumen (10mal), Gesichtsasymmetrie (5mal), angeborene Iris- und Retinaspalte, Doppeltragus der Ohrmuschel, Uvula bifida, Ohrfisteln und Polydaktylie. Flake und Ferguson (1964) beobachteten bei 50 wegen Choanalatresie behandelter Patienten bronchotracheale Fisteln, Ösophagusatresien, Meningozelen, Kraniosynostosis, angeborene Herzfehler u. a. Beschrieben wurden auch Fälle, wie Kombination von Choanalatresien mit Lippen- und Gaumenspalten, Unterentwicklungen des Oberkiefers, Duplikationen von Nierenbecken und Harnleiter, Gehörgangsatresien und Hüftgelenksluxationen (Jatho 1966, Brecht und Johnson 1985).

Die Ursache der angeborenen Choanalatresien lassen sich im Einzelfall nicht immer sicher klären. Genetische Faktoren spielen zweifellos eine wesentliche Rolle (Dirlewanger 1966), andererseits sind auch Choanalatresien als Folge exogener Schäden (z. B. im Rahmen der Thalidomidembryopathie) beschrieben worden (Jörgensen 1972).

In den letzten 15 Jahren wurden an der HNO-Klinik der Medizinischen Akademie Poznań 9 weibliche Kranke mit angeborener Choanalatresie chirurgisch behandelt. Darunter befanden sich 2 doppelseitige Choanalatresien. 5mal war die Choanalatresie rechtsseitig und 2mal linksseitig. Bei allen Patienten war der Verschluß membranös-knöchern. Bei 5 der Kranken wurden neben der Choanalatresie noch weitere Mißbildungen festgestellt. Diese Fälle sollen im folgenden kurz beschrieben werden:

Fall 1: 14jähriges Mädchen mit angeborener Choanalatresie rechts, weiterhin wurde ein hoher Gaumen und eine Verlängerung des oberen und unteren rechten Zahnbogens festgestellt. Die Patientin wies weiterhin einen erheblichen Wachstumsrückstand auf. Es wurde eine rechtsseitige Skoliose festgestellt. Die Bewegung des Kopfes war stark eingeschränkt, insbesondere die Beugung nach rechts. Das Röntgenbild zeigte eine Blockwirbelbildung im Bereich der Halswirbelsäulenspalte von C_4 bis C_7 sowie einen Blockwirbel im Bereich von C_2 bis C_3. Die endokrinologische Untersuchung ergab eine Hemmung der Geschlechtsentwicklung. Die geistige Entwicklung des Kindes war beeinträchtigt. Eine familiäre Belastung war nicht nachzuweisen.

Fall 2: 17jähriges Mädchen mit doppelseitiger Choanalatresie hohes Hartgaumengewölbe und progenische Mißokklusion mit Behinderung des Zahnschlusses, Beeinträchtigung der geistigen Entwicklung.

Fall 3: 1,5 Jahre altes Mädchen mit angeborener doppelseitiger Choanalatresie. Zusätzliche Befunde: Deformation des Gesichtsschädels mit antimongoloider Fehlstellung der Lidspalte und Verwachsung der äußeren Augenlidwinkel, erheblicher geistiger Entwicklungsrückstand, Taubheit. Keine familiäre Belastung nachzuweisen.

Fall 4: 13jähriges Mädchen mit linksseitiger Choanalatresie. Zusätzlich wurde ein hoher Hartgaumen und eine Fehlstellung der Zähne (Kreuzbiß und Progenie) diagnostiziert, Sklerose der Brustwirbelsäule, reduzierte Intelligenz, keine familiäre Belastung.

Fall 5: 1jähriges Mädchen. Die Schwangerschaft war im 3. Monat durch eine Fehlgeburt bedroht. Bei der Patientin wurde eine rechtsseitige Choanalatresie festgestellt. Zusätzlich fanden sich weitere Anomalien, wie

Hinweiszeichen auf Omphalozele, verzögerte Dention. Der 2 Jahre nach der Operation erhobene Zahnstatus ergab eine Mißokklusion als Folge eines Kreuzbisses.

3.12. Behandlung der Choanalatresie

Die Choanalatresie ist eine seltene Mißbildung, die im Einzugsgebiet unserer Kliniken einmal unter 10000 Geburten gefunden wurde. Die doppelseitige Choanalatresie verursacht beim Neugeborenen schwere asphyktische Zustände, weil das Kind in den ersten drei Lebenswochen erst die Mundatmung erlernen muß. Wird dieser Zustand nicht durch die Einlage eines Guedel-Tubus oder einer Intubation behoben, kann es zur Aspiration mit nachfolgender schwerer Bronchopneumonie kommen. Die doppelseitige Choanalatresie sollte beim Neugeborenen, sobald es der Zustand des Kindes erlaubt, pernasal trepaniert werden. Die einseitige Choanalatresie wird wegen der oft blanden Symptome übersehen. Der chronische einseitige Schnupfen ist häufig der wichtigste Anstoß zur Diagnosestellung. Die operative Behandlung erfolgt hier erst im Kleinkindalter. Nach der pernasalen, wie der transpalatinalen Atresieoperation ist eine Dilatationsbehandlung mit konsequenter Nasenpflege notwendig (Masing 1984, Strome und Hengerer 1984).

An der Klinik für HNO-Krankheiten und der Klinik für Kinderheilkunde der Medizinischen Akademie Magdeburg wurden von Januar 1974 bis Juni 1986 21 Choanalatresien behandelt. Dabei waren 11 doppelseitige und 10 einseitige Mißbildungen ohne Seitendominanz zu verzeichnen. Das Verhältnis weiblich zu männlich war nahezu 1:1. Die Choanalatresien waren in 23,8% (5 Fälle) mit multiplen Mißbildungen kombiniert. Zur Nachuntersuchung, die 1 bis 12 Jahre nach dem Abschluß der Behandlung erfolgte, der mittlere Untersuchungszeitraum war 3,5

Jahre, erschienen 16 Patienten. 3 Kinder waren inzwischen an den Folgen von Mehrfachmißbildungen verstorben. Bei 9 Kindern erfolgte die transpalatinale Choanalatresieresektion. 12 Kinder wurden pernasal trepaniert und anschließend einer Bougierungsbehandlung unterzogen. Im Behandlungseffekt, einer zufriedenstellenden Choanalweite, zeigt die pernasale Trepanation gegenüber der transpalatinalen Resektion keinen Unterschied. Dagegen wurden zwischen beiden Methoden in der Behandlungsdauer deutliche Differenzen festgestellt. So betrug die mittlere Behandlungsdauer nach transpalatinaler Resektion nur 4,3 Wochen, während nach pernasaler Trepanation durchschnittlich 13,4 Wochen notwendig waren. Eine ursprünglich mit 4 Jahren transpalatinal operierte Choanalatresiepatientin mußte wegen Stenosierung transseptal nach von Eicken im 10. Lebensjahr nachoperiert werden. Die Nachuntersuchung ergab 7 Jahre nach dem Zweiteingriff eine weite Choane. Bei einem Kind mit Morbus Crouzon war nach pernasaler Trepanation und Bougierungsbehandlung einer doppelseitigen Atresie im Neugeborenenalter kein zufriedenstellendes Resultat erzielt worden, so daß eine kombinierte transseptale/transpalatinale Nachoperation erfolgen mußte. Die Nachkontrolle ergab 2 Jahre nach Abschluß der Behandlung eine ausreichende Choanenweite.

Das Computertomogramm hat sich bei der Diagnostik der Choanalatresien bewährt, wobei nicht nur die Knochenstrukturen, sondern auch die stenosierenden Weichteile darstellbar sind. Sekundärschnitte liefern gute Zusatzinformationen bei der Diagnostik, der Operationsplanung und der postoperativen Nachsorge.

Unsere Untersuchungen legen nahe, daß die pernasale, die transpalatinale und die transseptale Choanalatresieoperation ihre Berechtigung hat. Die mikrochirurgische transpalatinale Choanalatresieoperation erfordert die geringste stationäre und ambulante Behandlungszeit. Sie ermöglicht eine gute Übersicht des Operationsfeldes und die Anlage einer Schleimhautplastik unter weitgehender Vermeidung korrespondierender Schleimhautschnitte.

Nach Schonung der Mittelsutur des Gaumens während des operativen Eingriffs wurden bisher Wachstumsstörungen des Oberkiefers bzw. Zahnstellungsanomalien nicht beobachtet (Freng 1978).

Mißbildungskomplexe, wie der Morbus Crouzon erfordern individuelle Behandlungsverfahren. Auf Grund der vorliegenden, einschließlich der Computertomographie verifizierten Befunde, sollte über den einzuschlagenden therapeutischen Weg individuell entschieden werden, wobei der Wert der Nachbehandlung nicht unterschätzt werden darf.

3.13.
Probleme der angeborenen Anosmie

Den zusammenfassenden Begriff »angeborene Anosmie« verwenden wir für alle Patienten, bei denen nach Anamnese und olfaktometrischem Befund anzunehmen ist, daß sie noch nie in ihrem Leben etwas riechen konnten. Gerüche sind für diese Menschen völlig unvorstellbare Reize, so wie sich der von Geburt an Blinde und Taube nichts unter Farben und Musik vorstellen kann. Diese besondere Lage schafft Probleme für den Betroffenen, seine Umgebung und den Arzt, über die hier berichtet werden soll.

Unsere Erfahrungen beruhen auf Beobachtungen und Untersuchungen an 34 Patienten bzw. Familien mit angeborenen Anosmien. Das sind mehr als uns von anderen Autoren bisher bekannt sind und berechtigt uns zu dem Versuch, einige Verallgemeinerungen vorzunehmen. Wie aus Tabelle 29 hervorgeht, konnten wir während des Beobachtungszeitraumes von 20 Jahren ein ständiges Anwachsen der Zugänge feststellen. Das ist nicht die Folge einer absoluten Zunahme, sondern des vermehrten Beobachtens und Bekanntwerdens unseres Interesses an diesen Patienten.

Daraus ist zu schließen, daß diese Störungen häufiger sein dürften, als aus den Literaturangaben gefolgert werden kann.
Wir teilen die Patienten in 3 Gruppen ein:

1. Hinweise auf Heredität gaben 7 Patienten. Insgesamt waren 12 weitere Familienmitglieder, verteilt über 5 Generationen, betroffen: Urgroßtante, Urgroßvater (2), Großvater, Großmutter, Vater (2), Mutter, Schwester (2), Tochter, Sohn. Es handelt sich bei ihnen um einen Gendefekt. Im Schrifttum ist man sich im allgemeinen darüber einig, daß ein dominant autosomaler Erbgang mit unvollständiger Penetranz vorliegt. Da jedoch meist nur Einzelbeobachtungen von Familien mitgeteilt wurden, die Anosmien innerhalb dieser Familien oft sehr selten sind und nie ein umfangreicheres Material nach modernen humangenetischen Gesichtspunkten untersucht wurde, können daran Zweifel aufkommen und polygene Vererbungen in Betracht gezogen werden. Deswegen sind weitere Untersuchungen dieser Frage gerechtfertigt.

2. Die Anosmie war kombiniert mit anderen angeborenen Störungen. Darunter befanden sich 4 Patienten mit einem Kallmann-Syndrom, dem hypogonadotropen Hypogonadismus mit Anosmie. Die Kombinationen mit Hör- (2) oder Sehstörungen (1) müssen hinsichtlich eines ursächlichen Zusammenhangs sehr zurückhaltend betrachtet werden. Wahrscheinlich sind sie zufällig.

3. Bei 20 Patienten trat die Anosmie erstmalig und isoliert auf. Zwar kommt differentialdiagnostisch ein frühkindliches Trauma (2), eine Meningitis (1) oder eine andere Ursache in Frage, doch ist bei unseren Patienten wegen der Seltenheit dieser Hinweise auch hier in erster Linie an einen Zufall zu denken.

Bei der Erstvorstellung waren mit einer Ausnahme alle Patienten über 10 Jahre alt, die Hälfte befand sich sogar bereits im Erwachsenenalter. Dieses Alter setzt sich im Durchschnitt aus 3 Abschnitten zusammen: 1. Den Betroffenen wird die Störung erst im Alter zwischen 5 und 15 Jahren bewußt (Mittelwert: 10 Jahre). Die Angaben darüber sind jedoch meist sehr unscharf. 2. Vielfach wenden sich die Patienten erst viel später an einen Arzt. 3. Ihre Störung wurde auch von Ärzten oft kaum zur Kenntnis genommen und eine Abklärung verzögert.
Die Geschlechtsverteilung in unserem Krankengut ist nahezu ausgeglichen; es sind 19 männliche und 15 weibliche Patienten.
Aus der Tatsache der Anosmie ergeben sich Probleme, die nicht alle identisch mit denen bei erworbener Anosmie sind, denn der Betroffene muß den Ausfall eines Sinnes kompensieren, dessen Spezifik er nie kennengelernt hat. Mancher ist ängstlich im Umgang mit verderblichen Speisen oder mit Stadtgas, ein anderer raucht, gibt aber an, keinen Genuß davon zu haben, eine junge Frau durfte nicht Chemieingenieurin werden, ein Gasmonteur erledigt bestimmte Arbeiten

Tabelle 29 Verteilung von 34 Patienten mit angeborener Anosmie getrennt für 3 Gruppen der Erscheinungsform, auf den 20jährigen Berichtszeitraum

	1967 bis 1970	1971 bis 1974	1975 bis 1978	1979 bis 1982	1983 bis 1986	Gesamt
Hereditär	–	2	–	2	3	7
Erstmalig kombiniert	1	–	2	–	4	7
Erstmalig isoliert	–	2	4	6	8	20
Gesamt	1	4	6	8	15	34

nur mit anderen zusammen usw. Damit fällt den Umgebungspersonen die Aufgabe zu, für den Betroffenen »mitzuriechen«, ihn gegebenenfalls anzuleiten, zu kontrollieren und ihm zu helfen. Dies setzte voraus, daß auch ihnen das Problem bewußt werden muß, in erster Linie gehören dazu die Eltern.

Die Schwierigkeiten für den HNO-Arzt beginnen bei der Diagnose. Sie ist oft leicht zu stellen, doch gelegentlich sind die Antworten bei der Riechprüfung unklar, weil die Verständigungsgrundlage für die zu untersuchende Sinnesempfindung fehlt. Wir kennen auch Beispiele, in denen nach Anamnese und Befund zunächst eine angeborene Anosmie angenommen wurde, sich aber nach genauerer Untersuchung einschließlich der Schleimhautabschwellung im Bereich der Riechspalte eine respiratorische oder kombinierte Anosmie herausstellte.

Nach gesicherter Diagnose muß die Ätiologie aus der Eigenanamnese, der Familienanamnese und erforderlichenfalls zusätzlichen Hormon- oder Familienuntersuchungen herausgefunden werden.

Eine Therapie zur Beseitigung der Anosmie gibt es nicht. Das wird den Patienten mit aller Klarheit gesagt. Bedeutsam ist jedoch folgendes: Wird bei einem Kind oder Jugendlichen, möglichst vor der Pubertät, eine Anosmie festgestellt, so sollte man an die Möglichkeit eines Kallmann-Syndroms den-

ken, die dazu notwendigen Untersuchungen veranlassen und damit die Voraussetzungen für eine rechtzeitige Substitutionstherapie schaffen. Auch wir kennen Beispiele dafür, daß dann eine normale geschlechtliche Entwicklung möglich ist.

Bei allen übrigen Patienten beschränken wir uns auf die Beratung. Befürchtungen hinsichtlich einer möglichen Vererbung können zerstreut werden. Auf das der Störung angemessene Verhalten im Leben allgemein, im Umgang mit Nahrungs- und Genußmitteln, Gewürzen, Parfüm usw. wird hingewiesen. Hier zeigt sich oft, daß zwischen dem Wissen um die Tatsache der Anosmie und der bewußten Einstellung darauf eine Lücke besteht. Diese muß durch das Gespräch mit dem Arzt geschlossen werden. Dazu gehört der Hinweis auf die Berufswahl. Manche Berufe kommen nicht in Betracht, andere sind nicht zu empfehlen, weil ein beruflicher Nachteil von vornherein in Kauf genommen würde. Es tauchen bei diesen Gesprächen zahlreiche Einzelfragen auf, die banal erscheinen und dennoch Beachtung verdienen.

Zusammenfassend ist festzustellen, daß es bei den angeborenen Anosmien vor allem darauf ankommt, sie zu erkennen, richtig einzuordnen und hinsichtlich ihrer Bedeutung mit den Patienten ausreichend und individuell zu besprechen.

4. Fehlbildungen im Bereich der Mundhöhle und des Halses

4.1.
Die normale und die pathologische Entwicklung des sekundären Gaumens – ein neues Konzept

Lippen-Kiefer-Gaumen-Spalten verschiedener Grade und Kombinationen gehören zu den häufigsten Mißbildungen; ihre Inzidenz beträgt 1 : 500. Trotz intensivster Forschung gibt es aber bis heute keine zufriedenstellende Darstellung der Normalentwicklung des sekundären Gaumens, und noch viel weniger weiß man über die Pathogenese der hier vorkommenden Mißbildungen. Dazu gehören die offenen, die submukösen und die seltenen atypischen Spalten sowie die noch selteneren fissuralen Zysten. Die klinische und die histologische Analyse aller Mißbildungsformen und ein genaues Studium der Ontogenese dieser Region führten uns zu einem neuen Konzept über die normale und die pathologische Entwicklungsdynamik dieser Region.

Am Ende der 7. Embryonalwoche legen sich bekanntlich beim menschlichen Embryo die beiden Gaumenfortsätze (GF 1 und 2) und das Nasenseptum (S) aneinander. Dabei entstehen folgende Kontaktepithelzonen: Am harten Gaumen (Bild 41a) die beiden horizontalen septopalatinalen Verbindungslamellen (sp VL 1 und 2) und die vertikale palatinale VL (p VL). Die letztere kommt am weichen Gaumen allein vor, weil hier das Septum fehlt (Bild 41c). Diese Epithelbarrieren müssen beseitigt werden, damit eine mesenchymale Fusion zustande kommen kann. In den Lehrbüchern der Embryologie steht, daß sie durch das Mesenchym zerstört werden. Allerdings erkannten bereits einige Untersucher, daß es hier keinen sogenannten programmierten Zelltod gibt, und daß morphologische Phänomene des Todes nur an

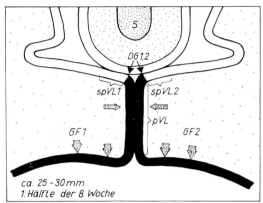

ca. 25–30 mm
1. Hälfte der 8. Woche

Bild 41a

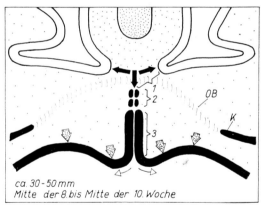

ca. 30–50 mm
Mitte der 8. bis Mitte der 10. Woche

Bild 41b

Bild 41 Normalentwicklung des sekundären Gaumens beim Menschen (einige Abkürzungen siehe Text).
Harter Gaumen: a Bildung der Kontaktepithelzonen und Lage der Differenzierungsgrenzen (*DG* 1 und 2). Beginn Ende 7. Woche p. c.; *b rasche* mesenchymale Fusion (1) durch zeitlich determinierte, synchrone Epitheltrennung entlang der DG 1 und 2 und Epithelverlagerung. Termingerechte Fusion der potentiellen Osteoblasten. – *Allmähliche* mesenchymale Fusion durch Fraktionierung (2, 3) des restlichen vertikalen Kontaktepithels zu Epithelinseln — Epithelperlen (EP). *Weicher Gaumen:* c Lage der DG 1 und 2 in mittlerer Höhe; *d* nach der Epitheltrennung umfassen die Epithelverlagerung und die mesenchymale Fusion sofort die gesamte (niedrige) Höhe der Fusionszone. Termingerechte Fusion der potentiellen Myoblasten. Keine Bildung von EP

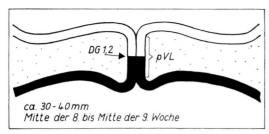

ca. 30 - 40 mm
Mitte der 8. bis Mitte der 9. Woche

Bild 41 c

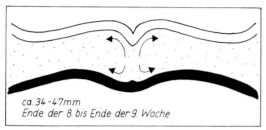

ca. 34 - 47mm
Ende der 8. bis Ende der 9. Woche

Bild 41 d

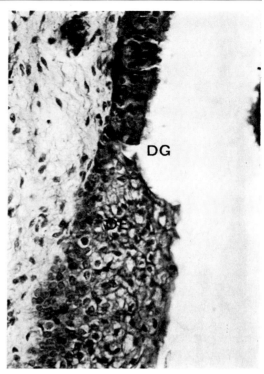

Bild 42 Scharfe Differenzierungsgrenze (*DG*) zwischen respiratorischem (*RE*) und oralem Epithel (*OE*) am gespaltenen weichen Gaumen eines 24 Wochen alten menschlichen Feten (Vergr. 1 : 370)

relativ wenigen Kontaktepithelzellen nachweisbar sind, und die meisten Zellen ihre strukturelle und metabolische Integrität behalten.

Von den Embryologen und Teratologen blieb bisher eine ganz wesentliche Tatsache völlig unberücksichtigt: Die Kontaktepithelzellen sind zwar in der Fusionsphase noch uniform, aber trotzdem sind sie genetisch unterschiedlich determiniert. Das wird bei fehlender Fusion (wie z. B. am gespaltenen weichen Gaumen eines 24 Wochen alten Feten) deutlich sichtbar (Bild 42). Aus den Zellen des vertikalen Kontaktepithels (KE) haben sich unten orales und oben respiratorisches Epithel differenziert. Beide stoßen hier in scharfer Grenze aneinander. Folglich muß es schon vorher an jedem Gaumenfortsatz zwischen den noch undifferenzierten Zellen unterschiedlicher genetischer Potenz eine Differenzierungsgrenze (DG) geben. Diese ist nur so früh noch nicht erkennbar; sie besitzt aber offenbar bei der normalen und der pathologischen Entwicklung des sekundären Gaumens eine Schlüsselfunktion.

Die Lage der noch unsichtbaren Differenzierungsgrenzen konnte mit verschiedenen Methoden indirekt ermittelt werden. Sie befinden sich am harten Gaumen am oberen

Ende und am weichen etwa in mittlerer Höhe des vertikalen Kontaktepithels. Erst nach der Bildung dieses Epithelkontakts erfolgt die Weichenstellung zur weiteren normalen oder zur pathologischen Entwicklung.

Normalentwicklung

Zu einem genetisch determinierten, also ganz bestimmten, normalen Zeitpunkt kommt es an den beiden Differenzierungsgrenzen annähernd synchron zu einer Trennung zwischen dem potentiell oralen und dem potentiell nasalen Epithel (Bild 41 b und 41 d). Dieser zentrale Schlüsselvorgang beginnt vorn am Foramen incisivum und schreitet (wie bei einem sich öffnenden Reißverschluß) geordnet nach hinten bis zur Uvula fort. Durch den mesenchymalen Wachstumsdruck, erkennbar am starken Volumenwachstum der Gaumenfortsätze in dieser Phase, erfolgt gleichzeitig eine rasche initiale Verlagerung der drei frisch voneinander getrennten Kontaktepithelzonen. Die beiden horizontalen werden dabei nach lateral gezogen und offenbar voll in die basale Auskleidung der Nasenhöhle einbezogen. Dadurch ist die septopalatinale Fusion beiderseits in voller Breite gesichert.

Beim vertikalen KE ist die Situation etwas komplizierter. Die Anlage des harten Gaumens ist beim Menschen aus entwicklungsdynamischen Gründen sehr dick bzw. hoch. Die hohe vertikale Kontaktepithelzone kann deshalb initial nur partiell, d. h. nur eine kleine Strecke oralwärts verlagert und unten in das Gaumenepithel integriert werden. Dadurch kommt es zunächst nur dorsal zu einer schmalen Zone zum schnellen, »primären« Mesenchymkontakt. Aber hier stoßen auch die noch niedrigen Schichten der potentiellen Osteoblasten beiderseits der Fusionsebene aufeinander, so daß sie hier termingerecht fusionieren können. Der große, untere Rest des vertikalen Kontaktepithels bleibt aber beim Menschen zunächst noch erhalten. Er zerfällt, allmählich von nasal nach oral fortschreitend, in Epithelinseln, die später teilweise oder vollständig zu Epithelperlen auswachsen. Diese liegen in der Submukosa der Raphe palati und werden bekanntlich bis zum Ende des 3. Lebensjahres in die Mundhöhle abgestoßen. Im unteren Kontaktepithelbereich kommt es auf diese Weise beim Menschen also ganz allmählich zu einer »sekundären« mesenchymalen Fusion.

Die Anlage des weichen Gaumens ist nur halb so hoch wie die des harten, und die Differenzierungsgrenze liegt hier in mittlerer Höhe. Deshalb umfaßt die initiale Epithelverlagerung sofort die ganze Fusionshöhe, und es entstehen hier keine Epithelperlen.

Pathologische Entwicklung

Wenn die Epitheltrennung entlang der DG völlig ausbleibt, kann auch keine Epithelverlagerung erfolgen, und es entsteht die totale offene Gaumenspalte vom Foramen incisivum bis zur Uvula. Es ist eine Nonfusionsspalte. Im anderen Fall können die Epitheltrennung und -verlagerung nach ihrem Beginn an jedem beliebigen Punkt entlang der Differenzierungsgrenze wieder sistieren. Dadurch entsteht die teratologische Reihe der partiell offenen Gaumenspalten, einschließlich der Uvula bifida.

Nach Grimm (1981) haben 50 % aller Spaltpatienten eine durchgehende offene Spalte des primären und des sekundären Gaumens. Hier bewirkt offensichtlich das frühzeitige Aufklaffen der Spalte des primären Gaumens, d. h. das Auseinanderweichen der Gesichtsfortsätze, auch eine Aufhebung des Epithelkontakts der Gaumenfortsätze, noch bevor hier die Epitheltrennung entlang der DG einsetzte, und es resultiert auch hier eine Nonfusionsspalte.

Bei den submukösen Spalten ist zwar der Gaumen geschlossen, aber es besteht in der Raphe palati eine Muskellücke, die an der transluzenten Zone erkennbar ist, häufig auch eine Knochenkerbe am hinteren harten Gaumen und eine Uvula bifida. Funktionell besteht eine Rhinophonie. Die submukösen Spalten entstehen lediglich durch eine zeitliche Variante der normalen Entwicklungsvorgänge: Die Epitheltrennung entlang der beiden Differenzierungsgrenzen kann auch mehr oder weniger asynchron erfolgen. Geschieht dies termingerecht nur auf einer Seite (D_1), so entsteht eine einseitige, breite, septopalatinale Fusion (X_1) (Bild 43). Bleibt die Epitheltrennung auf der Gegenseite (D_2) völlig aus, so resultiert hier eine einseitige offene Gaumenspalte. Wenn aber die Epitheltrennung auf der Gegenseite mit einer zeitlichen Verzögerung doch noch erfolgt, so werden die beiden restlichen Kontaktepithelbarrieren (sp VL 2) und p VL) nur noch gering verlagert, und die verspätet entstandene Fusionzone (X_2) bleibt sehr schmal. Bei einer bilateralen Verzögerung der Epitheltrennung (Bild 44) sind dann alle Fusionszonen sehr schmal.

Das vertikale Kontaktepithel bleibt bei uni- oder bilateral verzögerter Epitheltrennung

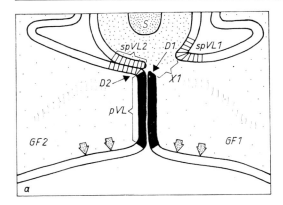

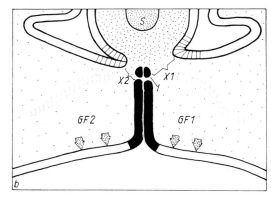

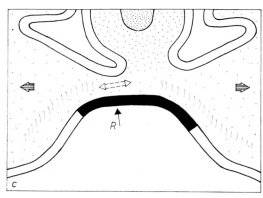

länger als normal bestehen. Deshalb verläuft später der zeitlich streng terminierte mesenchymale Fusionsvorgang nicht mehr normal ab: Die schmalen Schichten der potentiellen Osteo- und Myoblasten bekommen zum ent-

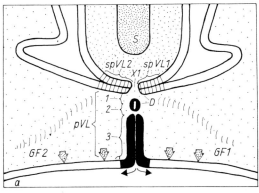

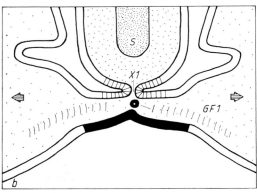

Bild 44   Pathogenese einer bilateralen Postfusionsrupturspalte aus einer bilateralen submukösen Spalte. *a* Stark verspätete Epitheltrennung an beiden Differenzierungsgrenzen (D_1 und D_2). Geringe Verlagerung aller Kontaktepithelzonen und schmaler mesenchymaler Fusionsbereich zwischen den Gaumenfortsätzen; zum Septum kann er fehlen oder abreißen. Keine Fusion der potentiellen Osteo- und Myoblasten; *b* Dehnung und Ruptur der bilateralen submukösen Spalte an ihrer schwächsten Stelle. Im Spaltrand des harten und des weichen Gaumens Epithelperlen möglich

Bild 43   Pathogenese einer unilateralen Postfusionsrupturspalte aus einer unilateralen submukösen Spalte (Abkürzungen siehe Text). *a* Die termingerechte Epitheltrennung an nur einer Differenzierungsgrenze (D_1) führt zu einseitigen breiten septopalatinalen Fusion (X_1); *b* die verlängerte Persistenz des vertikalen Kontaktepithels (p VL) verhindert die (termingerechte) Fusion der potentiellen Osteoblasten bzw. Myoblasten. Bei verspäteter Epitheltrennung auf der Gegenseite (D_2) $\rightarrow$ nur noch eine geringe Epithelverlagerung. Fusion jetzt nur noch durch Fibroblasten und in schmaler Zone (X_2). Aus

dem dorsalen Rand der breit persistierenden p VL entstehen (jetzt auch am weichen Gaumen!) wenige Epithelinseln (*I*), die zu Epithelperlen auswachsen. Der Rest der p VL wird durch Trennung ihrer Lamellen wieder zum freien Gaumenepithel; *c* Dehnung und Ruptur (*R*) der submukösen Spalte. Epithelperlen in den Spalträndern bei Feten und Kleinkindern scheidenden Zeitpunkt keinen Kontakt miteinander, weshalb sie sich offenbar von der Mittellinie etwas retrahieren. Später erfolgt die mesenchymale Fusion dann nur noch durch Fibroblasten. Aus der dorsalen Randzone des persistierenden vertikalen Kontaktepithels (p VL) entstehen wenige Epithelperlen, sein Hauptanteil wird bei der starken Dehnung der instabilen submukösen Spalte zum Gaumenepithel.

Die schwache submuköse Spalte kann schließlich vom hinteren Ende her einreißen, so daß eine Postfusionsrupturspalte entsteht. Der Nachweis von Epithelperlen im Spaltrand bei Feten beweist, daß es sich um keine Nonfusions-, sondern um eine Postfusionsrupturspalte handelt. Kitamura (1966) und Kraus (1970) fanden sie bei 30 % der von ihnen untersuchten Spaltfeten.

Zusammenfassung: Am sekundären Gaumen gibt es 1. primär offene Nonfusionsspalten und 2. Postfusionsrupturspalten, die aus submukösen Spalten entstehen. Ein normaler, d. h. ein auch durch Fusion der potentiellen Myo- und Osteoblasten stabilisierter embryonaler Gaumen kann nach unserer Auffassung nicht ruptieren.

4.2.
Die quere Gesichtsspalte – Diagnose, formale Genese und Rehabilitation

Die quere Gesichts- oder Wangenspalte ist eine selten anzutreffende Mißbildung. Ihr Vorkommen wird auf 1 : 100000 geschätzt. Es ist eine vom Mundwinkel ausgehende quere Unterbrechung der Wangenweichteile, die als offene oder gedeckte Spalte imponiert. Beide sind häufig auch kombiniert. In der Regel besteht ein geschlitzter Mundwinkel, die Makrostomie. Seltener dehnt sie sich über die gesamte Wange aus, um vor dem Tragus und vor der Helix ascendens nach temporal auszulaufen. Immer findet sich auf der betroffenen Seite eine Hypoplasie des Gesichtes,

an der die Knochen, vornehmlich der Ober- und Unterkiefer einschließlich des Kiefergelenks, die Muskeln und die Gl. parotis beteiligt sind. Sie ist hier trotz des Babyspecks bereits am Ohrtiefstand erkennbar. Aurikularanhänge und Ohrdysplasien sind häufig vorhanden. Bei der gedeckten Spalte ist die Wange zwar geschlossen, aber strichförmig eingezogen, weil hier die Wangenmuskulatur gespalten und durch Bindegewebe ersetzt ist.

Pathogenese

Die *normale* Lage des Mundwinkels befindet sich etwa auf einer Senkrechten, welche den Augapfel etwa in der Mitte oder medial der Iris schneidet. Er liegt also deutlich weiter lateral als die Außenbegrenzung des Nasenflügels. Am Kopf des 36 Tage alten (9 mm langen) menschlichen Embryos sind der Ober- und der Unterkieferfortsatz des I. Kiemenbogens, die Riechgruben und die Augenanlage zu erkennen. Man sagt, der Embryo besitze ein physiologisches Makrostoma, weil bei ihm die Kommissur der Mundspalte noch bis an die »Ohranlage«, d. h. bis zum Ohrhöcker 2 heranreicht. Die quere Gesichtsspalte soll deshalb durch eine fehlende Verschmelzung des Ober- und des Unterkieferfortsatzes von hinten nach vorn entstehen. Diese Vorstellung ist aber ein Trugschluß. Denn schon von Anfang an befindet sich die Kommissur der Mundöffnung etwa unter der Mitte des Augapfels. Sie befindet sich also – wie beim adulten Menschen – bereits an definitiver Stelle. Die embryonale Mundöffnung wird demnach gar nicht reduziert, und die quere Gesichtsspalte kann auch nicht durch eine »fehlende Verschmelzung«, sondern sie muß durch eine *Erweiterung* der embryonalen Mundspalte entstehen.

Der seitlich betrachtete Kopf eines 33 Tage alten Embryos (Bild 45) zeigt deutlich die Kiemenbögen I und II, dazwischen die Kiemenfurche, den Oberkieferfortsatz und die Riechgruben. Der Mundwinkel befindet sich auch hier schon unter der Augenanlage. Aus dem Material des Ohrhöckers 2 entwickelt sich

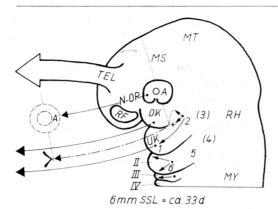

Bild 45   Verlagerung des Mundwinkels (+) und des Auges (*A*) beim balkonförmigen Auswachsen von Telenzephalon (*TEL*), Ober (*OK*)- und Unterkiefer (*UK*) bei der Gesichtsentwicklung. *II, III, IV* Kiemenbögen, *N OP* N. optikus, *1–6* sogenannte Ohrhöcker, *RF* Riechfeld, *MT* Methenzephalon, *MS* Mesenzephalon, *RH* Rhombenzephalon, *MY* Myelenzephalon

außer dem Kiefergelenk auch die Wange. Bei dem balkonförmigen Vorwachsen des Endhirns, der vorderen Schädelbasis sowie des Gesichtes mit der Bildung der Nasen- und der Mundhöhle werden neben den Augäpfeln auch die Nasen- und die Mundöffnungen von der Ohranlage fort nach vorn verlagert. Das schmale Areal des sogenannten Ohrhöckers 2 wird dabei verbreitert und nach vorn zur Wange ausgezogen.

Wie entsteht die quere Gesichtsspalte?

Ende der 5. (und Anfang der 6.) Embryonalwoche sind das äußere und das innere Ektoderm direkt hinter dem primitiven Mundwinkel jeweils noch rinnenförmig eingezogen. Es existiert eine äußere und eine innere *Wangenfurche*. Ganz vorn, hinter dem Mundwinkel, berühren sich das äußere und das innere Epithel am Grunde der Wangenfurchen, so daß hier im zukünftigen Wangenbereich das Mesenchym von Ober- und Unterkieferwulst zunächst noch getrennt ist. Erst mit der Nivellierung der Wangenfurchen kommt es hier zur mesenchymalen Fusion.

Bei einer Entwicklungsunterbrechung des Gesichts infolge vorzeitiger Rückbildung der A. stapedia in der 6. Embryonalwoche wird

das Volumenwachstum des Ober- und Unterkieferfortsatzes gestoppt, die Wangenfurchen werden nicht nivelliert, indem die Epithelbarrieren länger erhalten bleiben, und die Myoblasten für die Wangen- und Mundmuskulatur können entlang dieser Wangenlinie nicht termingerecht und somit überhaupt nicht mehr fusionieren. Ist zu diesem Zeitpunkt die A. hyaloidea in die Rückbildung einbezogen, entstehen die häufig vorkommenden Ohrdysplasien bis zur Anotie. Wenn etwas später von der Mitte der 7. Woche an die A. carotis externa die Versorgung des Gesichtes übernimmt, ist hier nur noch eine Fusion durch Fibroblasten möglich, und es entsteht (wie am Gaumen) zunächst eine *gedeckte* Spalte mit einer Muskellücke. Wenn der Embryo ab Ende der 7. Woche Mundöffnungsbewegungen ausführt, kann das schwach gebliebene Wangengewebe einreißen, und es entsteht aus der gedeckten eine *offene Rupturspalte*. Als zusätzliches Indiz für den geschilderten pathogenetischen Mechanismus setzt sich die offene Wangenspalte an ihrem lateralen Ende gewöhnlich in den Rest der gedeckten Spalte fort.

Rehabilitation

Ziel der Rehabilitation dieser Mißbildung muß sein:

1. Der diffizile dreischichtige Verschluß des Makrostomas mit Rekonstruktion des M. orbicularis oris zur Behebung des Saugaktes alsbald nach der Geburt;

2. die kieferchirurgische Versorgung der sich weiter ausprägenden Gesichtsasymmetrie ab 2. Lebensjahr. So kann bei einer Dystrophie des Kiefergelenks die autoplastische Transplantation eines Rippengelenkkopfs günstig sein;

3. die Abklärung eventuell notwendiger gehörverbessernder Operationen bei Vorliegen von Ohrmißbildungen, die nur bei bilateralen Mißbildungen im 6. Lebensjahr erfolgen sollten. Die Aufbauplastik der Ohrmuschel sollte erst ab 16. Lebensjahr geplant werden.

4.3.
Diagnostischer Wert von Zahnanomalien für die Klinik und Genetik von Dysmorphiesyndromen

Erbliche Zahnstruktur-, Zahnform- und Dentitionsanomalien sind für den Stomatologen vordergründig von klinisch-therapeutischem Interesse, während er mit Dysmorphiesyndromen hinsichtlich ihrer Ätiologie und Genese relativ wenig konfrontiert wird. Im Sinne einer effektiven Zuarbeit für die humangenetische Beratung ist dies jedoch wünschenswert, da Zahnanomalien auf der Suche nach Mikrosymptomen bei der Diagnostik erblicher Haut- und Skeletterkrankungen als hervorragende Indikatoren dienen können. Dies ist in der nur zögernden Veränderung von Zahnzahl und Zahnform während der Evolution und in dem relativ frühen Determinationszeitpunkt für die Zahnform während der Ontogenese begründet. Pfeiffer (1982) spricht in diesem Zusammenhang von der »erstarrten Form« einer bestimmten Entwicklungsetappe.

Im folgenden sollen die eingangs erwähnten Anomalien der Zahl, der Struktur (Schmelz, Dentin, Zement), der Form und der Dentition nur an einigen beobachteten Fällen der nachstehend aufgeführten Syndrome dargestellt werden:

1. Oligodontie/Hypodontie/Hyperodontie
   Crouzon-Syndrom
   Ektodermale Dysplasie (hydrotisch, anhydrotisch)
   Otodental-Syndrom
   Gorlin-Goltz-Syndrom
   Incontinentia pigmenti
   OFD-Syndrom
   Hallermann-Streiff-Syndrom
   Dysplasia cleidocranialis
   Sturge-Weber-Syndrom
   Histiocytosis-X
   Metachondromatose

2. Dentition verfrüht oder verzögert, vorzeitiger Zahnverlust
   Dysplasia cleidocranialis

Osteogenesis imperfecta
Ellis-van-Crefeld-Syndrom
Focal-dermal-Dysplasie
Incontinentia pigmenti
Sturge-Weber-Syndrom
Akatalasie
Histiocytosis-X
Hypophosphatasie
Papillon-Lefevre-Syndrom
Shell-Teeth

3. Strukturdefekte (Zähne)
   Schmelz
   Oculo-dento-digital-Dysplasie
   Tricho-dento-osseous-Syndrom
   Epidermolysis bullosa
   Morquio-Syndrom
   Focal-dermal-Dysplasie
   Lesch-Nyhan-Syndrom
   Amelogenesis imperfecta
   Dentin
   Osteogenesis imperfecta
   Ehlers-Danlos-Syndrom
   Pseudohypoparathyreoidismus
   Dentinogenesis imperfecta
   Shell teeth
   Zement
   Dysplasie cleidocranialis
   Morbus Paget
   Taurodontismus
   Shell Teeth

Zahnzahl und -form. Die Zahnunterzahl (hypo- bzw. Oligodontie) ist die häufigste Zahnanomalie. Sie kommt sowohl isoliert als auch in Symptomkomplexen vor. Die Vererbung kann monogen und polygen erfolgen. Wir beobachteten sie am häufigsten bei der ektodermalen Dysplasie vom hidrotischen und hypohidrotischen Typ sowie bei der Incontinetia pigmenti. Die hochgradige Zahnunterzahl bei diesen Syndromen ist immer mit einer Formanomalie der restlichen Zähne verbunden (Bild 46). Zahnüberzahl (Hyperodontie) betrifft isoliert fast ausschließlich nur die Schneidezähne und ist außerdem obligates Symptom der Dysplasia cleidocranialis. Auch hier ist die Zahnform verändert und die Dentition erstreckt sich über Jahrzehnte.

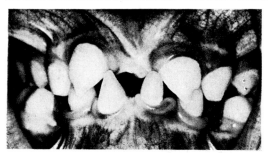

Bild 46   Hypodontie bei Formanomalie der restlichen Zähne

Dentition. Die Spät- bzw. Permanentzahnung beobachteten wir vor allem bei den oben angeführten Syndromen: Ektodermale Dysplasie, Dysplasie cleidocranialis, Incontinentia und Osteogenesis imperfecta. Interessanterweise ist sowohl bei Unter- und Überzahl die Zahnung verzögert, wobei Störungen im Calzium-Phosphat-Stoffwechsel als generelle Ursache angesehen werden können.

Struktur. Schmelzanomalien, auch als Amelogenesis imperfecta bezeichnet, kommen hauptsächlich isoliert vor und werden vorwiegend autosomal dominant vererbt (Bild 47). Wir beobachteten sie auch in Verbindung mit dem offenen Biß im Kieferbereich. Die Dentinogenesis imperfecta ist fakultatives Symptom der Osteogenesis imperfecta und kann gerade zur Aufklärung des Erbmodus dieser Krankheit entscheidend beitragen. Bei allen Dysmorphiesyndromen, bei denen Ober- oder Unterkiefer hypoplastisch sind, treten im betroffenen Kieferbereich starke Zahnengstände auf, da die Korrelation zwischen Zahn- und Kiefergröße sehr gering ist.

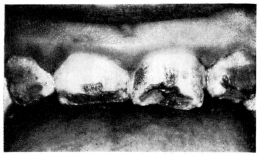

Bild 47   Amelogenesis imperfecta (Schmelzanomalie)

4.4.
Konkomittierende Mißbildungen bei Trägern von Lippen-Kiefer-Gaumen-Segel-Spalten

Eine definierte Reihe von Mißbildungen ist auf eine genetische Fehlinformation, auf einen genetischen Defekt zurückzuführen, der mikromorphologisch nachweisbar und makromorphologisch vergleichbar ist. Ein klassisches Beispiel dafür ist die Trisomie 21, der Morbus Langdon Down. Monokausale Mißbildungen werden allgemein ohne Vorrang von Einzelsymptomen beschrieben. Sie sind mehr oder weniger eindeutig typisiert, wenn auch Variationsbreiten vorhanden sind. So ist ein Gargoylismus mit einem anderen im gesamten Habitus vergleichbar.

Anders jedoch sind jene Mißbildungssyndrome einzuordnen, wie die primär augenfälligen Lippen-Kiefer-Gaumen-Segel-Spalten, die nach Jörgensen 1969, Gabka, v. Kreybig u. a. als multifaktorielles System mit additiver Polygenie und Schwellenwerteffekt erklärt werden.

Mit Fohg-Andersen 1966 teilen wir die LKGS-Spalten in zwei genetisch unabhängige Typen ein, die kombinierten Lippen-Kiefer-Gaumen-Spalten als Typ I und die isolierten Gaumen-Spalten als Typ II. Der Typ I zeigt bei der Vererbung einen rezessiven Charakter und ist männlich geschlechtsgebunden; der Typ II zeigt einen einfach dominanten Erbgang mit mehr oder weniger Penetranz. Durch den rezessiven Erbgang beim Typ I ist es möglich, daß eine oder mehrere Generationen übersprungen werden. Es muß also innerhalb der Familie mit einem gewissen Wiederholungsrisiko gerechnet werden. Ob eine Spaltbildung in Erscheinung tritt, ist von weiteren exogenen Faktoren abhängig. Die genetisch determinierte, gewissermaßen schlummernde Merkmalsbereitschaft wird durch den Einfluß von Umweltfaktoren realisiert. Durch verschiedene Forschergruppen wurden im Tierexperiment die Wirkung von exogenen Faktoren nachgewiesen, die aber sicherlich so allgemein bekannt sind, daß ihre Aufzählung unnötig erscheint.

Dem Kieferchirurgen, der die Spaltbildungen des Gesichtes primär zu behandeln hat, treten sie als Mißbildungssyndrom entgegen, so daß in der Klinik von einer einheitlichen Gruppe von Spaltträgern gesprochen wird. Das ist fachorientiert berechtigt, wissenschaftlich aber nicht haltbar, denn es zeigt sich bei exakten diagnostischen Bemühungen, daß viele sogenannte Spaltpatienten eine Reihe von weiteren, konkomittierenden Mißbildungen aufweisen.

Konkomittierende Mißbildungen wurden bisher vorwiegend nur am Krankengut einer Klinik oder mehrerer Kliniken ausgewertet. Aus der großen Patientenzahl der Thallwitzer Klinik errechneten z. B. vor 20 Jahren Bethmann und Nitsche Begleitmißbildungen bei einseitigen Spalten von 6 % und bei doppelseitigen Spalten von 11 %. Warkany fand bei einem Sechstel konkomittierende Mißbildungen, Conway 18 % und Schilli 23 %. Gemeinsam mit Scharkoff haben wir bei 88 bronchologisch untersuchten Patienten mit Lippen-Kiefer-Gaumen-Spalten in 27,3 % der Fälle Begleitmißbildungen der großen Bronchien gefunden. Das bedeutet ein vierzigmal häufigeres Vorkommen von Bronchialmißbildungen bei Lippen-Kiefer-Gaumen-Spalten als bei gesunden Patienten.

Über den Zeitpunkt der Entstehung von Lippen-Kiefer-Gaumen-Segel-Spalten bestehen noch verschiedene Meinungen. Während ein Teil der Autoren als Termin für die Ausbildung der Lippen-Kiefer-Gaumen-Spalten die Zeit zwischen dem 36. und 42. Tag des embryonalen Lebens nennt bzw. zwischen dem 35. und 49. Tag, findet man auch Angaben, wonach die Lippen-Kiefer-Gaumen-Spalten bereits ab dem 26. Tag post conzeptionem entstehen. Auch für die Gaumenspalten schwanken die Ansichten über deren Entstehungszeitraum erheblich, nämlich zwischen der 6. bis hin zur 12. Woche. Wir haben versucht, an Neugeborenen innerhalb größerer Territorien, nicht von Kliniken, die Inzidenz der Spaltbildungen überhaupt und das Vorkommen von konkomittierenden Mißbildungen aufzuzeigen. Wir sind davon ausgegangen, daß bei einer breiteren geneti-

schen Merkmalsbereitschaft die über längere Zeit vorhandenen und damit auslösenden exogenen Faktoren weitere Determinationsperioden für andere Mißbildungen erreichen und dadurch eventuelle vergleichbare syndromische Formen entstehen können.

Um zu einer genauen Aussage zu kommen, wurden von 1971 bis 1980 nicht nur die lebend geborenen Spaltträger, sondern auch die Totgeburten in den zuständigen Pathologischen Instituten nach Mißbildungen im Kieferbereich und auf konkomittierende Mißbildungen untersucht. Wir fanden dabei im Bezirk Cottbus 1 Spaltbildung auf 562 Geburten und in Karl-Marx-Stadt 1 auf 502 Geburten, bezogen auf die Gesamtgeburtenzahl. Von den klinisch behandelten Spaltträgern des Bezirkes Cottbus waren 22,5 % und von denen des Bezirkes Karl-Marx-Stadt 19,8 % mit weiteren Mißbildungen behaftet. Es konnte aber festgestellt werden, daß im Zeitraum von 1971 bis 1980 in beiden Bezirken bei 36 % aller Träger von Lippen-Kiefer-Gaumen-Segel-Spalten weitere Mißbildungen aufgetreten waren. Aber auch mit dieser neuen, genaueren Untersuchungsmethodik erreichen wir noch immer nicht eine klare Aussage. Zur Zeit laufen Untersuchungen an Feten nach Schwangerschaftsabbruch. Das ist technisch wegen der Kleinheit der Untersuchungsobjekte und wegen der häufig fehlenden körperlichen Integrität außerordentlich schwierig, könnte uns aber zu neuen Erkenntnissen der Inzidenz führen.

Als begleitende Mißbildungen wurden in grober Einteilung solche von Herz, Urogenitaltrakt, Extremitäten, Skelett, Schädelknochen, Gehirn, Darm, Lunge, Augen, Ohr, Nase und inneren Organen festgestellt.

Bei den Lippen-Kiefer-Gaumen-Spalten ergab sich eine andere Reihenfolge in der Häufigkeit ihres Vorkommens als bei den isolierten Gaumenspalten. Bei den Lippen-Kiefer-Gaumen-Spalten fanden wir folgende Gruppen mit einer Vorkommenswahrscheinlichkeit von über 85 %:

1. Kombination LKG + Herz + Augen + Gehirn + Lunge,

2. LKG + Herz + Darm,
3. LKG + Urogenitalsystem + Darm + Extremitäten,
4. LKG + Auge + Nase,
5. LKG + Gehirn + Nase.

Für die isolierten Gaumenspalten ergab sich nur eine typische Kombinationsmöglichkeit mit einer Wahrscheinlichkeit von über 85 %: Gaumenspalten mit Mißbildungen am Schädel, am Gehirn, am Skelett und an den inneren Organen.

Wir konnten feststellen, daß sich alle diese Mißbildungen in ihren kritischen Phasen mit den Determinationszeiten von Lippe, Kiefer und Gaumen überschneiden. Es wäre deshalb ratsam, bei Patienten mit Lippen-Kiefer-Gaumen-Spalten oder mit isolierten Gaumenspalten, die eine Mißbildung aus den festgestellten Kombinationsmustern aufweisen, nach weiteren Mißbildungen aus diesen Gruppen zu fahnden.

4.5. Lippen-Kiefer-Gaumen-Segel-Spalten und ihre Auswirkungen auf das HNO-Fachgebiet

Die moderne komplexe Rehabilitation von Lippen-Kiefer-Gaumen-Segel-Spalten erfolgt hochgradig interdisziplinär. Dabei kommt auch der Hals-Nasen-Ohren-Heilkunde eine besondere Bedeutung zu. In der DDR dürften etwa 30000 Spaltträger leben. Das sind in einer Stadt wie Dresden 1000 und in einer Stadt von 25000 Einwohnern 40 bis 50. Es werden also auch die in den Territorien arbeitenden HNO-Kollegen mit Problemen, die die Gesundheit und Lebensqualität der Spaltträger beeinträchtigen, konfrontiert.

Es handelt sich vorwiegend um Störungen der oberen Atemwege, chronische Veränderungen der Nasenschleimhäute sowie der Gaumen- und Rachentonsillen mit allen ihren nachteiligen Folgen für die Nasennebenhöhlen und die Hörorgane, die durch die gestörte Anatomie bei den Spalten bedingt sind. Die ständige Berührung der Nasenschleimhäute mit Nahrungsbrei führt zu chronischen Rhinitiden. Bei Obturatorträgern, die glücklicherweise selten geworden sind, werden sie oft zusätzlich durch die Verunreinigung dieses Apparates gefördert. Noch ungünstiger kann die Situation in Fällen unvollständig verschlossener Gaumen-Segel-Spalten sein, weil Nahrungsreste mitunter längere Zeit in den Nasengängen verbleiben. Wir haben auch gesehen, daß nach einer stomatologischen Behandlung Abdruckmaterial längere Zeit im Nasenraum liegengeblieben war und durch uns entfernt werden mußte.

Auch bei einer submukösen Spalte kann bei insuffizientem Velum Nahrungsbrei in die Nasenräume gelangen. Da zusätzlich der Verschlußmechanismus der Tuba auditiva beeinträchtigt wird, sind Störungen der Hörorgane vorprogrammiert.

In diesen Fällen ist eine Velopharyngoplastik indiziert. Wurde dazu ein kaudal gestielter Pharynxlappen verwendet, sind die Verhältnisse leicht überschaubar. Der Lappen muß ausreichend breit sein, um die Velumfunktion zu unterstützen, aber auch genügend weite Pseudochoanen belassen, um die Nasenatmung und den Sekretabfluß zu gewährleisten.

Ein kranial gestielter Pharynxlappen ist bei der einfachen intraoralen Inspektion zumeist nicht erkennbar. Anamnese und Postrhinoskopie oder auch Endoskopie müssen die Situation klären. Beispielsweise wäre eine Adenotomie fehlindiziert.

Nicht alle Gaumen-Segel-Spalten lassen sich mit einer der klassischen Methoden so verschließen, daß ein funktionstüchtiges Velum resultiert. Wir nehmen deshalb vielfach eine kombinierte Kiefer-Gaumen-Segel-Pharynx-Plastik um das vierte Lebensjahr vor. Dabei wird ein kranial gestielter Pharynxlappen im Zuge der Gaumen-Segel-Plastik auf die nasale Schicht genäht. Diesem Eingriff ist einige Wochen vorher in der Regel eine Adenotomie und zumeist auch eine Tonsillektomie vorangegangen.

Nachuntersuchungen von Patienten, die nach verschiedenen Methoden operiert wurden, und der Vergleich ihrer Sprachergebnisse zeigten die Vorteile dieses Vorgehens. Von den mit einer einfachen Stiellappenplastik versorgten Spaltträgern waren ohnehin mehr als 20 %, von den nach Schweckendiek versorgten sogar über 42 % mit einer Velopharyngoplastik nachoperiert worden, um die Sprache zu verbessern. Durch die kombinierte Kiefer-Gaumen-Segel-Pharynx-Plastik konnte ohne weitere Hilfsoperationen ein sehr gutes Sprachergebnis erreicht werden, wobei besonders die Zahl der Normalsprecher anstieg. Bei unseren jüngsten Nachuntersuchungen fanden wir sogar mehr als 82 % mit einer einwandfreien Umgangssprache.

In seltenen Fällen kann es nach einer Velopharyngoplastik durch zu enge Pseudochoanen oder narbige Adhäsionen zu einer Behinderung der Nasenatmung kommen. Eine teilweise oder völlige Velopharyngolyse darf aber erst erfolgen, wenn die Artikulationsstellenverlagerungen durch eine sprachliche Übungsbehandlung beseitigt sind.

Mittelohrprozesse sind nach einer richtig ausgeführten Velopharyngoplastik nicht zu befürchten, es sei denn, daß eine Verletzung der Tubenmündungen zu narbigen Verklebungen geführt hätte. Wir beobachteten im Gegenteil, daß chronisch laufende Ohren nach der Velopharyngoplastik trocken wurden, da sich mit dem Funktionsgewinn des Velums auch der Tubenschließungs- und Tubenöffnungsmechanismus normalisiert.

Auch der Bereich von Lippen- und Kieferspalte ist zu beachten. Bei einseitigen besteht eine Septumdeviation zur Spaltseite und eine Septumsubluxation zur gesunden Seite. Ein Teil wird durch eine funktionell orientierte Lippenplastik und kieferorthopädische Behandlung günstig einreguliert, aber viele bedürfen später der operativen Septumkorrektur.

Falsche Techniken der Lippenplastik im Säuglingsalter führen nicht nur zu kosmetischen, sondern auch funktionellen Beeinträchtigungen der Nasenatmung.

Bei der Rhinoskopia anterior entdeckt man mitunter dystrophische Zähne oder inkrustierte Fremdkörper.

Die Beachtung der in diesen Ausführungen genannten Probleme ist für eine optimale Rehabilitation der Spaltträger erforderlich. Deshalb muß auch der in der territorialen Praxis tätige HNO-Arzt darüber Bescheid wissen.

4.6. Riechvermögen bei Spaltträgern

Zur Hör- und Sprachsituation bei Spaltträgern sind im einschlägigen Schrifttum zahlreiche Angaben zu finden. Untersuchungen zum Riechvermögen liegen dagegen nur vereinzelt vor (Kittel u. Schneider 1980, Schneider 1974). Im Rahmen der komplexen interdisziplinären Betreuung von Spaltträgern an der Jenaer Universitäts-Klinik für Kiefer-Gesichts- und Plastische Chirurgie wurden deshalb in Zusammenarbeit mit der Klinik und Poliklinik für HNO-Krankheiten des Bereiches Medizin der FSU Jena Untersuchungen zum Riechvermögen durchgeführt.

Wir untersuchten 87 operierte Spaltträger mit einem durchschnittlichen Alter von 15 Jahren (5 bis 63 Jahre), davon waren 48 männlich und 39 weiblich.

Die Verteilung der operierten Spalten entsprechend dem Klassifizierungsschema nach dem Thallwitzer Modell (Bethmann u. Mitarb. 1979) war wie folgt:

Lippenspalte	15 %
Lippenkieferspalte	12 %
mediane Gaumensegelspalte	18 %
doppelseitige LKGS-Spalte	13 %
linksseitige LKGS-Spalte	33 %
rechtsseitige LKGS-Spalte	9 %

Die Bestimmung der Wahrnehmungsschwelle erfolgte monorhin mit Hilfe des »Großen Riechbestecks« in Sniffbottle-Technik.

Folgende Riechstoffe wurden benutzt: Vanillin, Kampfer, Schwefelkohlenstoff, Menthol in sieben Konzentrationsstufen.

Bewertung

Normosmie: Die Konzentrationsstufen 0 und 1 der vier Riechstoffe werden wahrgenommen.
Mittelgradige Hyposmie: Die Konzentrationsstufen 2 und 3 werden wahrgenommen.
Hochgradige Hyposmie: Die Konzentrationsstufen 4, 5, 6 und die konzentrierten Riechstoffe werden wahrgenommen.

Ergebnisse

Von 87 Spaltträgern wiesen 35 (40%) eine Riechstörung auf. Diese Riechstörung in Form einer Hyposmie war bei 32 Patienten mittelgradig. Bei 3 Spaltträgern ließ sich eine hochgradige Hyposmie nachweisen. Bei einseitig betonter Hyposmie war die Spaltseite eindeutig schlechter. Ein Drittel der Patienten mit einseitiger Spaltbildung wies eine Hyposmie auf, die in 65% der Fälle doppelseitig zu beobachten war. Von 12 Spaltträgern mit Zustand nach sekundärer Velopharyngoplastik hatten 8 Patienten eine Hyposmie. Patienten mit Velopharyngoplastik wiesen fast doppelt so häufig eine Hyposmie auf wie operativ versorgte Spaltträger ohne sekundäre Pharynxplastik.
Unsere Ergebnisse stehen in Übereinstimmung mit Befunden von Kittel und Schneider (1980), die eine signifikante Beeinträchtigung des Riechvermögens bei operierten LKGS-Spalten nachweisen konnten. Nach Hajnis und Figalova (1973) ist die Ursache der Hyposmie strömungsbedingt infolge der spaltbedingten anatomischen Veränderungen des Vestibulum und Cavum nasi.
Bei einer einseitigen Spaltbildung tritt auch nach ihrer operativen Versorgung bei einem Drittel der Patienten eine Hyposmie auf. Die Hyposmie ist bemerkenswerterweise in 65% doppelseitig vorhanden. Nach Hajnis und Figalova (1973) verschiebt sich die Kolumella bei Spaltträgern zur gesunden

Seite und engt so das gesunde Nasenloch schlitzförmig zur Spitze ein. Daneben kommt es unter anderem zu Septumdeviationen, die die normalen Strömungsverhältnisse des nasalen Atemflusses verändern. Die sekundäre Velopharyngoplastik, die neben der Sprachverbesserung auch die Tubenfunktion und das Hörvermögen positiv beeinflußt, kann sich jedoch nachteilig auf die nasalen Strömungsverhältnisse und damit auf das Riechvermögen auswirken.

4.7.
Mittelohrpathologie bei Spaltträgern als Zweitschädigung

In der Literatur werden bei Kindern mit Gaumen-Segel-Spalten Hörstörungen zwischen 30 und 80% angegeben. Damit ist grundsätzlich anzunehmen, daß bei jedem dieser Patienten (mit Ausnahme isolierter Lippen- sowie Lippen-Kiefer-Spalten) eine Mittelohrpathologie und eine Hörminderung bestehen kann, die die Gesamtentwicklung, Erziehung und insbesondere die Sprachentwicklung nachteilig beeinträchtigen könnte. Demzufolge ist jedes Spaltkind als Hörrisiko-Kind einzuschätzen. Daraus ergibt sich, daß bei allen Spaltkindern hinsichtlich der Früherkennung etwaiger Hörstörungen und deren Frühbehandlung alle diejenigen Maßnahmen ins Auge gefaßt werden müssen, wie sie bei Hörrisikofaktoren anderen Ursprungs obligatorisch sind.
Bei den Hörstörungen der Kinder mit Gaumen-Segel- oder isolierten Segel-Spalten handelt es sich, sofern keine Schädigung des inneren Ohres aus anderer Ätiologie zusätzlich besteht, immer zunächst um im Mittelohr lokalisierte Schalleitungsstörungen von etwa 30 bis 40 dB, d. h. leicht- bis mittelgradige Schwerhörigkeiten, die aber über längere Zeiträume bestehen und hierdurch letztendlich bei jedem derartig befundeten Kind immer ein zweites Handikap bedeuten!

Pathologisch-anatomisch beruhen diese Störungen zunächst auf einem Seromucotympanon (SMT). Diese seromukösen Mittelohrergüsse sind am häufigsten im zweiten bis vierten Lebensjahr und fast immer beidseitig. Das bedeutet im entscheidenden Zeitraum für die Sprachentwicklung, daß diese ohne ein volles Hörvermögen erschwert, verzögert und unvollkommen ablaufen kann. Deshalb ist ein normales Hörvermögen immer die Voraussetzung für die Arbeit des Phoniaters und des Logopäden. Zwar werden Mittelohrergüsse mit zunehmendem Alter seltener, aber eben erst nach Abschluß der physiologischen Sprachentwicklung.

Das eigentliche Problem liegt zumeist darin, daß diese Zusatzschädigung in ihrer Bedeutung nicht immer klar und richtig eingeschätzt und in ihrer Bedeutung für die komplexe Rehabilitation der Spaltkinder nicht immer und wohl auch nicht überall überschaut wird, weil verständlicherweise die orofaziale Ästhetik und das Sprechen des Spaltkindes auffallender und besorgniserregender sind, so daß sich das Augenmerk der Eltern, Erzieher und auch mancher Ärzte und Logopäden in erster Linie und oft alleiniger Weise auf diese Auffälligkeiten richtet. Wenn aber jede Gaumen-Segel-Spalte als Hörrisiko zu gelten hat, dann ergibt sich, daß der HNO-Fachvertreter jedes Spaltkind von der Erfassung bis ins Schulalter mitzubetreuen hat.

Schlußfolgernd sind bei jedem Spaltkind im Rahmen einer kooperativen Dispensairebetreuung aus otologischer, audiologischer, rhinologischer und phoniatrischer Sicht routinemäßig erforderlich:

Neugeborenen-Hörtestung, zunächst nur mit dem Ziel, genetische, pränatale und perinatale Schädigungen des Hörorgans herauszusieben, denn bei Fehlbildungen jeder Art und Form können auch Schäden im Mittel- und/oder Innenohr vorliegen. Ab zweitem Quartal routinemäßige *HNO-Dispensaire-Untersuchungen* in einer gemeinsamen Spaltsprechstunde mit:

– Otoskopie mit binokularem Untersuchungsmikroskop;

– Prüfung des Hörvermögens mit altersadäquaten Testen und audiologischen Messungen;

– *Beratung der Eltern* über Auffälligkeiten bei ihrem Kind hinsichtlich Hören, Nichthören, Nichtverstehen, Nachfragen, Ohrschmerzen, »Ohrenlaufen«, Atmung, Nasensekretion, Schluckbeschwerden, Temperaturerhöhungen.

Diesen otorhinolaryngologischen und phoniatrischen Aufgaben bei der Dispensairebetreuung der Spaltkinder kann der HNO-Konsiliarius am besten nachkommen, wenn er die Kinder in der Spaltsprechstunde regelmäßig mituntersuchen darf. Die Kinder werden dann in einer den Eltern und Kindern vertrauten Räumlichkeit zusammen angesehen, und Gespräche mit den Eltern können gemeinsam geführt werden. Zwischen den verschiedenen Fachvertretern können fachliche Fragen und Entscheidungen sofort durchgesprochen werden, und falls immer dieselben Vertreter der beteiligten Fachrichtungen zusammenkommen, werden sie sich aufeinander abstimmen, was nicht nur dem einzelnen Patienten zugute kommt, sondern auch für ihre eigene Arbeitsbasis und die Arbeitsperspektiven ihrer jeweiligen Fächer von Nutzen sein kann. Der HNO-Fachvertreter kann dann auch aus der längeren Kenntnis des Spaltkindes im Konsilium mit den Eltern Entscheidungen zu den in sein Fachgebiet fallenden operativen Maßnahmen treffen, wie die Adenotomie, Tonsillektomie, Paukendrainage, Nasensanierung, Nebenhöhlenbehandlung und ähnliches.

Diese Mitarbeit bei der komplexen Rehabilitation der Spaltträger darf nicht nur sporadischen Charakter haben, sondern ist eine ständige Herausforderung an das HNO-Fach für alle HNO-Kliniken, HNO-Abteilungen und HNO-Einrichtungen in denjenigen Einzugsgebieten, wo Spaltchirurgie und Spaltrehabilitation betrieben wird.

4.8.
Sero-Muco-Otitis bei Lippen-Kiefer-Gaumen-Segel-Spaltträgern

Die Häufungen der Sero-Muco-Otitiden (SMO) im Kindesalter, insbesondere deren proliferative und gehörgefährdende Komplikationen, veranlaßten seit Erkennung des Krankheitsbildes durch Politzer im Jahre 1867 immer wieder zu Untersuchungen mit dem Ziel, die Heilungschancen für die Betroffenen zu heben und Hinweise für die Prophylaxe zu erarbeiten.

Das Anliegen dieses Kapitels verfolgt das Ziel, einen Baustein zur Therapie der Otitis media chronica adhaesiva, einer Folgekrankheit der Sero-Muco-Otitis, zu liefern. Von 600 Kindern, die sich innerhalb eines Zeitraumes von 5 Jahren (1979 bis 1983) wegen einer SMO in Behandlung der Hals-Nasen-Ohren-Klinik des Bereiches Medizin der Wilhelm-Pieck-Universität Rostock befanden, mußten 244 Problemkinder in eine Dauerbetreuung aufgenommen werden, da Rezidive festzustellen waren bzw. Komplikationen gefürchtet wurden.

116 Kinder waren bereits wegen eines Sinu-Bronchio-Pulmonalen Syndroms (SBPS) in einer pädiatrischen und 34 Kinder wegen einer Lippen-Kiefer-Gaumen-Segel-Spalte (LKGS) in einer kieferchirurgischen Dispensaire-Sprechstunde erfaßt; 94 Kinder – ohne Zweiterkrankung – dienten als Vergleichsgruppe.

Als charakteristische klinische Zeichen boten alle Probandengruppen die für das Krankheitsbild typischen regressiven Trommelfellveränderungen, häufig Sinusitiden und die hyperplastische Rachenmandel sowie einen über den gesamten Frequenzbereich gleichmäßigen Schalleitungshörverlust von 10 bis 60 dB und Impedanzkurven mit deutlicher Abflachung und Optimierung im negativen Druckbereich (Tab. 30 und 31).

Besondere Reizungszustände der Schleimhäute bei Spaltträgern, bedingt durch Speichel- und Speisekontakt, Septumdeviationen zur Seite der Spalte, Subluxationen des Septums und vergrößerte hintere Enden, die zur permanenten Mangelbelüftung der Nasenhaupthöhlen und ihrer Nebenhöhlen führen, erklären den hohen Anteil der Sinusitiden auf der einen und Schalleitungsschwerhörigkeit auf der anderen Seite bei Spaltkindern im Vergleich zu beiden Vergleichsgruppen.

Rhinomanometrisch ermittelte Nasenatmungswiderstände von minimal $250-\infty$ Pa s/cm³ machten auf die gestörte Nasenventilation, eine der Ursachen für die Tubenfunktionsschädigung, aufmerksam.

Tabelle 30 Verhältnis Sero-Muco-Otitis / Erkrankungen der oberen und untern Luftwege (Altersdurchschnitt 5,9 Jahre)

	Luftw. ⌀		SBP-Syndrom		LKGS-Spalte	
	n	%	n	%	n	%
AV Sinusitis +	23	24,5	–	–	4	11,7
Bronchitis	11	11,7	18	15,5	28	82,4
AV + SB	60	63,8	98	84,5	2	5,9
Gesamt	94	100,0	116	100,0	34	100,0

Luftw. ⌀: obere und untere Luftwege regelrecht
SBP: Sinu-Bronchio-Pulmonales Syndrom
LKGS: Lippen-Kiefer-Gaumen-Segel-Spalte
AV: Adenoide Vegetation
SB :   Sinubronchitis

Tabelle 31 Verhältnis Sero-Muco-Otitis / Tympanogrammtyp (Altersdurchschnitt: 5,9 Jahre)

Schweregrad der Erkrankung laut Nomenklatur	Luftw. ⌀		SBP-Syndrom		LKGS-Spalte	
	n	%	n	%	n	%
A	26	28,3	22	24,6	–	–
C_1	14	15,2	11	12,3	4	18,2
C_2	18	19,5	20	22,1	3	13,6
B	34	37,0	37	41,0	15	68,2
Gesamt	92	100,0	90	100,0	22	100,0

Luftw. ⌀: obere und untere Luftwege regelrecht
SBP: Sinu-Bronchio-Pulmonales Syndrom
LKGS: Lippen-Kiefer-Gaumen-Segel-Spalte

Die gestörte Physiologie im Bereich des Mittelohrraums markierte sich anhand einer gehemmten Pneumatisation des Warzenfortsatz-Zellsystems.

Bakteriologische Untersuchungsergebnisse des Paukensekrets gestatteten nur in 15,7 % Hinweise für den eventuellen Einsatz einer Antibiotikatherapie, da der Hauptanteil der Punktate (30,7 %) steril war und in 29,7 % der für anaerobe Bakterien typische Begleitkeim »Staphylococcus epidermidis« nachgewiesen wurde. Vorrangig gelang es, als pathogene Keime den Staphylococcus aureus, Haemophilus influenciae und aus 8 Punktaten (2,8 %) anaerobe Keime anzuzüchten (Tab.32). Zunehmend werden allergische Reaktionen als Ursache der meist doppelseitig auftretenden SMO diskutiert, wobei neben der Allgemeinkonstitution besonders die lokale Schleimhautdisposition eine Rolle spielt (Tab. 33).

Bei der morphologischen Aufarbeitung des Paukenschleims konnten neben Blutzellen und Makrophagen typische Schleimhautanteile, wie Becherzellen und Fibrozyten, gesehen werden.

Die 94 Kinder, die trotz geringer Infektneigung und ohne grob nachweisbare Veränderungen der oberen Luftwege an einer SMO erkrankten, konnten dank der erprobten Therapie die SMO komplikationslos überstehen.

Tabelle 32 Verhältnis Sero-Muco-Tympanon / Anaerobier (Altersdurchschnitt: 5,9 Jahre), 8/306 = 2,6 %

Anaerobier Charakteristik	Gattung	Anzahl
Sporenbildende Stäbchen	Chlostridium septicum	1
Gramnegative Kokken	Veillonella	1
Sporenlose grampositive Stäbchen	nicht näher diff.	1
Sporenlose gramnegative Stäbchen	nicht näher diff.	1
Sporenlose gramlabile Stäbchen	nicht näher diff.	2
Grampositive Kokken	nicht näher diff.	2

Tabelle 33 Allergiehäufigkeit und Immunologie

n = 244	n	%
Anamnese	67	27,5
Eosinophilie		
Blut	77	31,6
Nasenabstrich	61	25,0
Rachenmandel	15	6,1
n = 67		
Hauttest-Prick	6	2,5
RAST	15	83,6
Gesamt IgE	252 IU/ml	60,0
Sekret IgA		
Ruhe	14,7 mg/100 ml	27,9
Stimulation	5,3	15,2

Problematisch gestalteten sich die Heilungserfolge bei den Probandengruppen SBPS und LKGS, da

1. die über lange Perioden geübte Antibiotikatherapie das Verhältnis zwischen bakterieller Noxe und Abwehr ungünstig beeinflußte und damit das Vollbild der akuten Otitis media oder der serösen Otitis verdrängte; da
2. durch die rasche Erregerhemmung die Ausbildung der spezifischen und lokalen Immunität unterdrückt wurde und gehäuft Rezidive und Zweiterkrankungen auftraten und da
3. zunehmend anaerobe und resistente Keime als ursächliche Faktoren für infektiöse Erkrankungen nachweisbar wurden.

In der Regel wurde für die Kinder, die gleichzeitig an einem SBPS erkrankt waren, wegen Anzeichen beginnender bzw. ausgeprägter chronischer Mittelohrprozesse mehrfach die Betreuung durch den HNO-Arzt erforderlich. Erst wiederholte Paukendrainagen und der Einsatz der physikalischen Therapie brachte den gewünschten Hörerfolg. Die Spaltkinder mit ihrer besonderen Tubenproblematik mußten in einer Dauerbetreuung verbleiben, zumal immer wieder auftretende Rezidive des Muco-Tympanons, verbunden mit regressiven Mittelohrschleimhaut- und Trommelfellveränderungen, zu einer permanenten Schallleitungsstörung des Hörorgans führten. Um die Hörfunktion bei diesen Kindern positiv zu beeinflussen, entschlossen wir uns, bei einem Viertel der in Behandlung stehenden Kinder mit einer LKGS (SBPS: 5 Kinder/4,3 %; LKGS: 9 Kinder/26,5 %) schließlich zu einer operativen Therapie, indem neben der üblichen Paukendrainage per Trommelfell über den retroaurikulären Weg eine Sanierung und Drainage des Mittelohrraums durchgeführt wurde.

Die gebesserte Hörfunktion war schon in der ersten postoperativen Woche nachweisbar und konnte in den folgenden Wochen und Monaten, solange die Belüftung über die Röhrchen gegeben war, nachgewiesen werden. Nach Entfernung der retroaurikulär gelegenen Drainage und damit Minderung der Paukenbelüftung sank das Hörvermögen jedoch wieder leicht ab bis auf durchschnittliche Werte von 20 dB.

Obwohl wir mit dieser relativ aufwendigen therapeutischen Maßnahme einerseits die proliferative Schleimhaut im WF-Zellsystem entfernten, zum anderen die anaeroben Bedingungen, die eventuell einen besonderen Reiz für die Schleimhaut darstellten, mindern konnten, schließlich sogar einen gewissen Hörgewinn erzielten, gelang es nicht, durch den operativen Eingriff auch die Tubenfunktion umfassend zu beeinflussen. *Zuasmmenfassend* muß der Forderung nach einer guten – ja optimalen – Mittelohrbelüftung mittels mehrfacher Wiederholungen des Einlagerns von Paukenröhrchen in das Trommelfell -bzw. im Extremfall durch Sanierung des Zellsystems sowie mittels intensiver und regelmäßiger Tubentherapie Nachdruck verliehen werden.

Kinder, die wegen ihrer Spaltbildungen in der regelmäßigen Dauerbetreuung des Kieferchirurgen stehen als auch Kinder, die wegen eines SBPS in einer Dispensairesprechstunde des Pädiaters erfaßt sind, müssen regelmäßig dem HNO-Arzt zur Beurteilung der Hörfunktion vorgestellt werden, besser noch in einer Dispensairesprechstunde erfaßt sein.

Erst die gute Zusammenarbeit der Fachrichtungen, in speziellem Fall der Kieferchirur-gen, -orthopäden und der Pädiater mit dem Otologen, kann dazu beitragen, zufriedenstellende und unter Umständen gute Ergebnisse bei der Behandlung der Otitis adhaesiva bei diesen Problemgruppen erzielen zu helfen.

4.9.
Zungengrundstruma

Bei der Zungengrundstruma – Struma lingualis – handelt es sich um eine Entwicklungsstörung der Schilddrüse durch einen ausbleibenden oder unvollständigen Deszensus der Schilddrüsenanlage, der in der 5. bis 7. Embryonalwoche vom Boden des Kopfdarmlumens nach kaudal erfolgt. Dadurch können im Verlauf des Ductus thyreoglossus zwischen dem Foramen caecum linguae und der endgültigen Lage vor der Trachea sowohl Reste als auch die gesamte Schilddrüsenanlage liegenbleiben, so daß partielle oder totale Ektopien resultieren. Bei der eigentlichen Zungengrundstruma, deren erstmalige Beschreibung 1869 durch Hickmann erfolgte, liegt ein gehemmter Deszensus mit Verbleiben der gesamten Schilddrüsenanlage im Bereich des Zungenkörpers und deren Entwicklung an dieser Stelle zur alleinig vorhandenen Schilddrüse vor.

Die Häufigkeit dystoper bzw. akzessorischer Schilddrüsen wird von Sauk (1970) anhand eines umfangreichen Autopsiematerials mit 10 % angegeben, wovon allerdings der Großteil zu Lebzeiten der Betroffenen völlig symptomlos bleibt. Die Geschlechtsverteilung ist in den Fällen mit Beschwerdefreiheit gleich, bei Patienten mit klinischer Symptomatik überwiegt jedoch mit 7 : 1 deutlich das weibliche Geschlecht (Baugham 1972). Das Manifestationsalter liegt zwischen dem 14. und 40. Lebensjahr und ist vorwiegend an Phasen hormoneller Umstellung und verstärkter Beanspruchung, wie Pubertät und Schwangerschaft, gebunden (Kaplan 1978).

Klinische Bedeutsamkeit erlangt das ektopische Schilddrüsengewebe erst dann, wenn es sich zu einer Struma entwickelt und/oder ein Hormondefizit eintritt. So kann es durchaus auch nach Strumaresektion zu einer kompensatorischen Hyperplasie einer bislang symptomlos gebliebenen »echten« Nebenschilddrüse im Zungengrund kommen. Bei der klinischen Untersuchung imponiert die Zungengrundstruma als eine am Übergang vom Zungenrücken zum Zungengrund oder häufiger direkt in der Mittellinie des Zungengrundes gelegene blau-rötliche, stark vaskularisierte, indolente, gegenüber der Umgebung gut abgrenzbare, geschwulstartige Auftreibung. Im Vordergrund stehen, abhängig von der erreichten Größe, mechanisch bedingte Störungen, wie Schluckbeschwerden, Fremdkörpergefühl, Atembeschwerden, Hustenreiz und »Kloßigwerden« der Stimme. Auch spontane Blutungen, bedingt durch die vermehrte Vaskularisation, sind zu beobachten. Verbunden mit einer Zungengrundschilddrüse, und das trifft vor allem für die vikariierende Form zu, ist nicht selten eine Hypothyreose. Daher zeigen viele Patienten mit Struma lingualis, falls nicht frühzeitig eine ausreichende Hormonsubstitution eingeleitet worden ist, ein kretinähnliches Bild mit Minderwuchs.

Die Diagnostik orientiert sich nahezu ausschließlich auf nuklearmedizinische Untersuchungsverfahren. Neben einem szintigraphischen Lokalisationstest mit ^{123}JNa oder ^{99}TcO$_4$ werden zur Funktionsdiagnostik Hormonanalysen mit Hilfe der Radioimmunoassaytechnik durchgeführt. Bei einem eindeutigen szintigraphischen Ergebnis kann auf die früher ausschließlich übliche histologische Befundsicherung verzichtet werden, da ihr heute nur noch der Wert einer zusätzlichen Diagnosebestätigung zukommt. Erforderlichenfalls sollte eine Gewebeentnahme stets unter Sicht und nicht zu brüsk erfolgen, da die Gefahr stärkerer, schwer stillbarer Blutungen besteht. Als ergänzendes diagnostisches Verfahren kann die Sonographie des Zungengrundes herangezogen werden. Differentialdiagnostisch sind Gewebshyperplasien (hypertrophe Zungengrundtonsille), Entzündungen (Zungengrundabszeß), Zysten (Zungengrundzyste, thyreoglossische Zyste), benigne Neubildungen (in erster Linie Hämangiome und Lymphangiome) sowie maligne Tumoren (Non-Hodgkin-Lymphome, exophytisch wachsende Karzinome) auszuschließen.

Therapeutische Maßnahmen machen sich nur beim Auftreten mechanisch bedingter Beschwerden bzw. dadurch ausgelöster Komplikationen sowie hypothyreotischer Stoffwechsellagen erforderlich. Als Methode der Wahl gilt die »unblutige Strumaresektion« mittels Radiojodtherapie, die die beim radioaktiven Zerfall des Isotops ^{131}JNa freiwerdende Betastrahlung nutzt. Ein chirurgisches Vorgehen, wobei als Zugangsweg eine transhyoidale Pharyngotomie durchgeführt werden sollte, hat nur noch bei ausgewählten Indikationen Berechtigung. Die Behandlung einer Hypothyreose erfolgt durch Substitution mittels Schilddrüsenhormonpräparaten.

4.10.
Klinische und histologische Untersuchungen zur Genese der lateralen Halszysten

Nach der klassischen Lehrmeinung, der Kiemenbogentheorie, sind die lateralen Halszysten angeborene branchiogene Fehlbildungen, die aus einer nichtobliterierten Vesicula cervicalis, einem erhalten gebliebenen Sinus cervicalis oder aus Resten des Ductus ecto- und entobranchialis entstehen. Seit mehr als 70 Jahren ist von verschiedenen Autoren (Wenglowski 1913, King 1949, Bhaskar und Bernier 1958, Karlan u. Mitarb. 1965, Stoll und Hüttenbrink 1982) diese Theorie immer wieder in Frage gestellt und im wesentlichen eine zystische Veränderung in den Lymphknoten diskutiert worden. Als Begründung für die »erworbene Genese« werden Anamnese, Altersverteilung, Lokalisation, klinischer und intraoperativer Befund sowie letztlich auch verschiedene histologische Kriterien herangezogen.

In einer retrospektiven Untersuchung des Zystenkrankengutes der HNO-Klinik der Medizinischen Akademie Dresden des Zeitraumes 1971 bis 1985 wurde versucht, aus klinischer und histologischer Sicht zu dem immer wieder aufbrechenden Meinungsstreit über die Genese der lateralen Halszysten Stellung zu nehmen. Grundlage dafür sind 126 in unserer Klinik operierte und histologisch als solche gesicherte laterale Halszysten, von denen noch 107 Schnittpräparate zur Verfügung standen.

Die Geschlechtsverteilung weist mit 58 männlichen zu 68 weiblichen Fällen keine sichere Bevorzugung auf. Die Anamnesedauer bewegte sich zwischen 1 Tag und 13 Jahren; ein deutliches Maximum zeigt sich mit 23 % der Fälle bei 2 Monaten. Der jüngste Patient war zum Zeitpunkt der stationären Aufnahme 345 Tage, der älteste Patient 79 Jahre alt; eine Gipfelbildung (31 %) ist zwischen dem 16. und 25. Lebensjahr zu verzeichnen. In der Anamnese fanden sich nur zu 14 % Hinweise auf einen vorangegangenen entzündlichen Infekt oder eine mechanische Alteration der Halsweichteile. Nur zu 50 % sprach bereits der klinische Befund eindeutig für eine Halszyste; bei der anderen Hälfte wurden andere Verdachtsdiagnosen gestellt oder, neben anderen Möglichkeiten, eine laterale Halszyste in die differentialdiagnostischen Erwägungen einbezogen. Intraoperativ wurde in drei Viertel aller Beobachtungen die Diagnose »Halszyste« oder »zystischer Halstumor« gestellt, zu einem Viertel lautet die Diagnose: Lymphknoten, Lymphadenitis, Lymphknotenkonglomerattumor, Lymphom, Systemerkrankung, Halstumor und ähnliches.

Abgesehen von der relativ niedrigen Prozentzahl einer entzündlichen Zystenvorgeschichte – in der Literatur finden sich Angaben von bis zu 70 % Anginen- bzw. Halsinfekten – weist unser Krankengut gegenüber dem anderer Autoren keinerlei Besonderheiten auf. Bei einer kritischen Wertung der anamnestischen, klinischen und intraoperativen Be-

funde gelangen wir zu der Schlußfolgerung, daß sie keine Aussage zur Genese – ob entwicklungsgeschichtlich bedingt oder erworben – gestatten. Sie machen es aber verständlich, daß die Diskussion über die Ätiologie der Halszysten noch nicht abgeschlossen ist und ihre branchiogene Abstammung in Frage gestellt wird.

Eine weitergehende Abklärung unserer Fragestellung ist hingegen nur von einer histomorphologischen Untersuchung der Schnittpräparate zu erwarten.

Die untersuchten lateralen Halszysten sind kirschkern- bis hühnereigroß, zeigen einen typischen Wandaufbau, ein unterschiedliches Innenrelief und werden meist von Lymphknoten umgeben. Das Innenrelief der Zysten ist glatt oder granuliert, oft aber auch durch meist flache, häufig bindegewebshaltige Septen gegliedert. Die Innenfläche zeigt einen Besatz durch mehrschichtiges, überwiegend nicht verhornendes Plattenepithel bzw. mehrreihiges Flimmerepithel oder auch regional abwechselnd durch beide Epithelarten. Diese epitheliale Auskleidung wird von lymphatischem Gewebe unterpolstert, das Follikel bildet und in seinem Aufbau nicht einem Lymphknoten, sondern dem lymphatischen Gewebe der Tonsille ähnelt oder entspricht. Die strukturelle Ähnlichkeit mit tonsillärem Gewebe wird vervollständigt durch eine multilokuläre Durchsetzung des Epithels mit Zellen des lymphatischen Gewebes unter Auflockerung des Epithelverbandes (sogenannte Retikulierung des Epithels) und durch eine epithelwärts gerichtete »polkappenartige« Verdichtung der lymphatischen Zellen des Randes der häufig birnenförmig gestalteten Follikel. Das lymphatische Gewebe kann in den verschiedenen Wandabschnitten der Zyste unterschiedlich stark entwickelt sein. Es wird oft durch eine sehr zarte Bindegewebskapsel umgeben oder durch eine Bindegewebslamelle von teilweise sehr dicht angelagerten, typisch strukturierten perizystischen Lymphknoten abgegrenzt. Zahl und Größe dieser Lymphknoten, die gelegentlich in die Zystenkapsel eingebaut scheinen, schwanken sehr stark.

Zusammenfassend lassen die vorliegenden Untersuchungsergebnisse folgende Aussage zu: Das nicht lymphonodulär strukturierte lymphatische Gewebe der Zystenwand bildet mit dem die Zyste auskleidenden Epithel eine lymphoepitheliale Einheit, die in ihrer Komposition dem Aufbau einer Gaumen- oder Rachentonsille weitgehend ähnelt bzw. entspricht. Deshalb erscheint es gerechtfertigt, die typischen lateralen Halszysten als lymphoepitheliale Zysten zu bezeichnen.

Diese strukturellen Besonderheiten lassen sich mit einer genetischen Ableitung der lateralen Halszysten von Aberrationen der Derivate der Schlundtaschen (insbesondere der zweiten Schlundtasche) eher vereinbaren als mit Theorien, nach denen die Zysten aus lymphonodulären Epithelinklusionen bzw. durch eine zystische Degeneration entstanden sein sollen. Besonderheiten der Lokalisation sowie eine Reihe sekundärer Veränderungen an den Halszysten sind in ihrer Komplexität für die Vielfalt des klinischen Erscheinungsbildes und des operativen Befundes verantwortlich und unterstützen unsere Auffassung zur Entstehung der lateralen Halszysten als lymphoepitheliales Derivat der zweiten Schlundtasche.

4.11.
Angeborene laterale Halszysten und -fisteln

Der Entwicklungsmechanismus der angeborenen lateralen Halszysten und -fisteln gibt weiterhin zu Diskussionen Anlaß. Nach Meinung der meisten Autoren, so u. a. Claux u. Mitarb. (1969), Fahmy (1974), Keßler und Krisch (1972) und Simpson (1969) sind sie auf Rudimente der Kiementaschen und -furchen zurückzuführen. Nach Tölle und Herrmann (s. Kap. 4.10.) gibt es sichere Hinweiszeichen, daß die lateralen Halszysten als lymphoepitheliales Derivat der Schlund-

tasche aufzufassen sind. Leonhard u. Mitarb. (1968) sowie Little und Rickles (1967) vertreten dagegen die »Drüsentheorie«, wonach sich die lateralen Halszysten und -fisteln als Folge einer Einsenkung von Parotisepithel in den Halslymphknoten entwickeln.

Bezüglich der Lokalisation der lateralen Halszysten sind oberflächliche, unter der Halsfaszie gelegene gegen tiefer gelegene Zysten abzugrenzen, die unmittelbar auf der Gefäßnervenscheide des Halses liegen. Dagegen weisen die lateralen Halsfisteln eine größere Regelmäßigkeit des Verlaufs auf (Keßler und Krisch 1972). Die äußere Mündung des Fistelgangs befindet sich regelmäßig am Vorderrand des M. sternocleidomastoideus, die innere Mündung zumeist in der Tonsillenbucht. In ihrem Verlauf sind die Fisteln fast immer den großen Halsgefäßen benachbart. Familiäre Häufungen sind in der Literatur wiederholt beschrieben worden.

Die lateralen Halszysten treten meist bis zum 30. Lebensjahr auf (Betlejewski 1963). Ihre Symptome sind abhängig von Größe und Lokalisation. In der Regel stellt man eine glatte, nicht schmerzhafte, elastische Schwellung fest, die gegen Haut und Unterlage gut verschieblich ist. Manche Autoren – so Wehmer und Helmer (1972) – verbinden das Auftreten der lateralen Halszysten mit einer Schleimhautentzündung der oberen Luftwege mit Entzündungen der Gaumenmandeln und mit Tonsillektomien.

Laterale Halsfisteln werden dagegen schon in den ersten Lebensmonaten bzw. Lebensjahren beobachtet. Sie manifestieren sich durch eine kleine Epithelöffnung in der Halshaut, aus der sich gewöhnlich Zelldetritus oder seröses bzw. eitriges Sekret entleert.

Differentialdiagnostisch muß insbesondere bei den lateralen Halszysten an Tumormetastasen, Hodgkin- und Nonhodgkin-Lymphome, Tuberkulose, Lymphadenitiden (z. B. Aktinomykose), Chemodektome oder Aneurysmen gedacht werden. Probepunktionen der Zysten bzw. Gangdarstellungen der Fisteln (Farbstoff- oder Röntgenkontrastmittel) erleichtern die Diagnose entscheidend.

Eigene Beobachtungen

In der Zeit von 1950 bis 1985 wurden an der HNO-Klinik der Medizinischen Akademie Poznań 78 731 Patienten stationär behandelt. Darunter befanden sich lediglich 222 Kranke, die laterale Halszysten (187) und laterale Halsfisteln (35) hatten.

Überraschenderweise war das Auftreten der Zysten – statistisch signifikant – zeitlich durchaus unterschiedlich. So wurden in der Zeit von 1950 bis 1974 nur 63 Patienten mit lateralen Halszysten behandelt, in der Zeit von 1975 bis 1985 dagegen 124. Das weibliche Geschlecht (120 Patienten) dominierte gegenüber dem männlichen (67 Patienten) eindeutig.

Oberflächlich gelegene Halszysten überwogen gegenüber den tiefliegenden Zysten im Verhältnis 111 : 76. Dabei war regelmäßig die linke Seite häufiger betroffen als die rechte Halsseite.

Die Fehlbildungen wurden mit fast 76 % weitaus am häufigsten zwischen dem 11. und 30. Lebensjahr klinisch manifest (Tab. 34).

Die Krankheitsdauer, d. h. die Zeit zwischen Auftreten der Symptome und chirurgischen Therapie, ist in unserem Patientengut ungewöhnlich lang.

Sie beträgt zwischen 6 Monaten und mehr als 8 Jahre. Dabei war der Verlauf für tiefliegende Zysten (5 Jahre) am längsten.

Bei den 35 Patienten mit angeborenen lateralen Halsfisteln dominierte ebenso wie bei den Halszysten das weibliche Geschlecht. Der Krankheitsverlauf war jedoch wesentlich kürzer. So wurde in 24 Fällen die Diagnose schon im ersten Lebensjahr gestellt. 3mal fanden wir doppelseitige Fisteln. 16mal

Tabelle 34 Alter der Patienten zur Zeit der ersten Symptome der lateralen Halszysten

Jahre	n	%
Bis 10	8	4,3
11–20	75	40,1
21–30	67	35,8
31–40	21	11,2
Über 40	16	8,6

waren es komplette, 19mal inkomplette Fisteln.

Alle lateralen Halsfisteln und -zysten wurden chirurgisch beseitigt. In 98 % der Fälle kam es so zur Ausheilung. Eine maligne Entartung (»branchiogenes Karzinom«) wurde bei keinem Patienten gefunden. In vorliegendem Krankengut ließ sich auch kein familiäres Auftreten oder andere koexistive Mißbildungen nachweisen.

Zusammenfassend ist aus der Analyse unseres Krankengutes zu schlußfolgern:

1. Angeborene laterale Halszysten sind wesentlich häufiger als laterale Halszysten;
2. Frauen sind im Vergleich mit Männern vermehrt betroffen;
3. die oberflächlichen Zysten sind häufiger als die tieferen. Das bevorzugte Manifestationsalter liegt zwischen dem 11. und 30. Lebensjahr. Dagegen werden die lateralen Halsfisteln zumeist schon im ersten Lebensjahr diagnostiziert.

4.12.
Klinische Probleme vaskulärer Malformationen

Pathomorphologen und Vertreter chirurgischer Disziplinen, die im Gesichts-Hals-Bereich tätig sind, beklagen die *Nomenklaturmißlichkeiten* bei den *Gefäßanomalien* und *Gefäßgeschwülsten* dieser Region. Unzählige Termini technici sind üblich, und vor allem der Begriff *Nävus* wird zu einer schillernden Entität. Auf die Gefäße bezogen ist Nävus in Verbindung mit flammeus, teleangiectaticus, angiokeratoticus oder angiomatosus gebräuchlich. Hinzu kommen systematisierte Nävi, die uns unter den Begriffen: *Hippel-Lindau, Mafucci, Sturge-Weber-Krabbe* usw. gut bekannt sind. Geht man vom Gefäßsystem aus, lassen sich alle als Gefäßhamartien oder Gefäßektasien einordnen, und im wesentlichen ist das kapilläre Strombett betroffen. Da aber auch die eigentlichen

Hämangiome keine echten Gefäßneoplasien sind, ist ihr dysontogenetischer Charakter deutlich, worauf ja auch das Zusammentreffen mit anderen Fehlbildungen, wie bei den genannten Syndromen bekannt, hinweist.

Soviel zum 1. klinischen Problem. Das 2. Problem ist die klinische Diagnostik. Hier gilt es, Lokalisation und Ausdehnung sowie Mitbeteiligung von Auge, Hirn und Knochen festzustellen. Gefäßdarstellungen (Angiographie über A. femoralis – selektiv/superselektiv – oder direkte Einspritzung des Kontrastmittels) sind eine besondere und diffizile Aufgabe für den spezialisierten Radiologen, der auch die Computertomographie einsetzen wird. Am Ende aller diagnostischen Maßnahmen steht eigentlich immer die Frage: Ist eine chirurgische Intervention erforderlich oder nicht? Arteriovenöse, aneurysmatische Malformationen vom kavernösen Typ und kavernöse Lymphangiome bedürfen in der Regel aktiven Eingreifens. Damit sind wir beim 3. klinischen Problem. Von den kapillären und kavernösen Hämangiomen des Neugeborenen wird gesagt, daß sie sich in 90 % der Fälle von selbst zurückbilden. Da immerhin 10 % aller Kinder betroffen sein sollen, ist das eine praxisrelevante Problematik. Wir sind gegen »wait and see«, da in Problemzonen – und dazu gehören nicht nur Nase, Augen und Lippen, sondern das ganze Gesicht – jedes Warten risikovoll ist. Früher hatten wir als therapeutische Möglichkeit nur Bestrahlung und/oder Operation. Da war »wait and see« eine vernünftige Alternative. Heute ist die Kryotherapie so vorzüglich erprobt und relativ einfach einsetzbar, daß man sich dieser Methode so früh als möglich bedienen sollte. Sie führt bei Hämangiomen meist zu definitiv guten Resultaten; läßt aber ohne Einschränkung eine spätere Operation zu, falls sie erforderlich wird. Dies unterscheidet sie von der Bestrahlung, die immer irreversible Schäden setzt und deren Ergebnisse nur selten befriedigend sind.

Aus dem Dargelegten haben wir für die Klinik Schlußfolgerungen gezogen:

Einteilung

1. *Gefäßanomalien*
   Kapillares Hämangiom
   Kavernöses Hämangiom
   Lymphangiom
2. *Gefäßgeschwülste*
   Hämangioperizytom
   Hämangioendotheliom.

Therapie

Bei oberflächlichen kavernösen Hämangiomen ist eine frühzeitige Kryotherapie indiziert; bei tiefer gelegenen (z. B. Parotisregion) dagegen die Operation mit dem Ziel der weitgehenden Entfernung der pathologischen Veränderung. Für kapilläre Hämangiome kommt die chirurgische Resektion und/oder die Lasertherapie in Frage.

Die Behandlung von Knochenhämangiomen besteht in der Embolisation, Operation und/oder ^{60}Co-Bestrahlung (besonders am Unterkiefer).

Lymphangiome sind frühzeitig zu operieren. Große Hohlräume sind durch Naht zu verkleinern, falls eine Exstirpation nicht möglich ist. Die Kryotherapie bringt in diesen Fällen keine Erfolge.

Echte Geschwülste müssen unbedingt operiert werden. Nach ihrer feingeweblichen Differenzierung ist dann über eine Nachbestrahlung zu entscheiden.

5. Fehlbildungen im Bereich von Larynx, Trachea und Ösophagus

5.1.
Tracheal- und Bronchialstenosen im Kindesalter – Häufigkeit und Bedeutung

Fehlbildungen der Atemwege können formalgenetisch durch Entwicklungshemmung, Überschußbildung oder dystope Entwicklungsvorgänge erklärt werden. Die angeborenen Trachealstenosen, in der Kinder-Otorhinolaryngologie schon bei Biesalski (1960) genannt und in ihrer differentialdiagnostischen Bedeutung klar dargestellt – dagegen bei Moser (1971) überhaupt nicht erwähnt –, sind den Kinder-Bronchopneumologen Fenner u. a. (1985), Szekely u. Farkas (1978), Thal (1972) und Kinder-Chirurgen Geißler u. a. (1986) wohlbekannt. Nach unseren eigenen Erfahrungen, Dietzsch und Wunderlich (1986), Wunderlich und Dietzsch (1976) sind angeborene Tracheal- und Hauptbronchusstenosen die häufigsten und klinisch bedeutsamsten bronchopulmonalen Fehlbildungen, während Aufzweigungsanomalien und Stenosen kleinerer Bronchien klinisch meist latent bleiben. So wiesen von 466 Patienten im Kindesalter, die in den 6 Jahren von 1979 bis 1984 in unserer Klinik erstmalig bronchoskopiert wurden, 69 = 14,8 % eine Stenosierung im zentralen Abschnitt des Bronchialbaumes auf. Darunter waren insgesamt 25 Trachealstenosen, 51 links- und 5 rechtsseitige Hauptbronchusstenosen. Die Stenosen waren bei 58 Kindern isoliert und bei 11 Patienten in verschiedener Weise miteinander kombiniert (Tab. 35).
Bei allen unklaren Atemstörungen junger Kinder sollten daher Tracheal- oder Hauptbronchusstenosen differentialdiagnostisch mit in Erwägung gezogen werden. Die klinischen Erscheinungen können dabei sehr unterschiedlich sein und brauchen auch nicht

schon unmittelbar nach der Geburt in Erscheinung zu treten (Tab. 36). Ein gemischter, also in- und exspiratorischer Stridor, der seltener nur in- oder exspiratorischen Charakter trug, war das häufigste Symptom einer Trachealstenose. Ihm folgten in der Häufigkeit ein verlängertes Exspirium, unterschiedliche rasselnde Nebengeräusche der Atmung sowie klinische und röntgenologische

Tabelle 35 Aufteilung der bei 69 Kindern im Zeitraum 1979 bis 1984 diagnostizierten Tracheal- und Hauptbronchusstenosen

Isolierte Stenosen	58	Kombinierte Stenosen	11
Trachea	15	Trachea + linker HBr.	7
Linker Hauptbronchus	42	Trachea + rechter HBr.	2
Rechter Hauptbronchus	1	Trachea + rechter und linker HBr.	1
		rechter + linker HBr.	1

Tabelle 36 Symptome bei 69 Patienten mit Tracheal- und Hauptbronchusstenosen

Stridor		19 = 27 %
– gemischt	10	
– exspiratorisch	5	
– inspiratorisch	4	
Verlängertes Exspirium		17 = 25 %
Rasselgeräusche		17 = 25 %
Giemen und Brummen		15 = 22 %
Hypersonorer Klopfschall		14 = 20 %
Einziehungen		4 = 6 %
Dyspnoe		3 = 4 %
Röntgen:		
Überblähung		18 = 26 %
Verstärkte Streifenzeichnung		14 = 20 %
Einengung der Trachea im Seitenbild		7 = 10 %
Umschriebene Überblähung mit Mediastinalhernie und Herzverlagerung		4 = 6 %

Zeichen der Lungenüberblähung. Bei Hauptbronchusstenosen stand dagegen meist eine rezidivierende obstruktive Bronchitis im Vordergrund. Mit Wunderlich und Dietzsch (1976), Geißler u. a. (1986), Fenner u. a. (1985), Szekely und Farkas (1978) und Thal (1972) sind wir der Meinung, daß diesen Stenosen bisher insgesamt noch zu wenig Beachtung geschenkt wurde. Auch wir treten dafür ein, daß jedes Kind mit einem unklaren persistierenden oder zunehmenden deutlichen Stridor endoskopisch untersucht werden sollte. Dazu erscheint uns die zuerst von Thal (1972) angegebene Technik der sogenannten Intubation mit der Optik in Halothannarkose bei erhaltener Spontanatmung am besten geeignet. Sie erlaubt in der Hand des Geübten eine schonende und weitgehend gefahrlose Untersuchung und eine optimale Beurteilung der respiratorischen tracheobronchialen Lumenschwankungen, d. h. auch eine Einschätzung der Funktionseinschränkung durch die Stenose.

Insgesamt konnten im Krankengut unserer Klinik – meist bei Säuglingen und Kleinkindern – in 20 Jahren unter anderem 100 Hauptbronchusstenosen, 86 Bronchus- und Lappungsanomalien, 70 kombinierte tracheobronchiale Stenosen und weitere 50 isolierte Trachealstenosen diagnostiziert werden. Dabei handelte es sich meist um eine angeborene Weichheit des Tracheal- und/oder Bronchialknorpels, umschriebene Knorpelfehlbildungen, Knorpeldefekte oder eine Kompression durch anomal verlaufende Gefäße. Nur 5 Kinder mit Tracheal- und weitere 5 Kinder mit kombinierten tracheobronchialen Stenosen verstarben im weiteren Verlauf.

Der größte Teil der Kinder mit angeborenen Trachealstenosen und Hauptbronchusstenosen wurde bei der Nachuntersuchung nach einer Reihe von Jahren beschwerdefrei gefunden.

Die Therapie sollte daher vor allem in der Verhütung interkurrenter Infekte (Expositionsprophylaxe durch Verzicht auf den Besuch einer Gemeinschaftseinrichtung: Kinderkrippe oder Kindergarten, Dispositionsprophylaxe durch Pertussis-, Masern- und Grippeimpfung) sowie der intensiven Behandlung jeder trotzdem eingetretenen akuten respiratorischen Infektion durch Breitbandantibiotika und hochdosierte Kortikosteroide bestehen. Wenn letztere die Entwicklung einer bedrohlichen tracheobronchialen Obstruktion nicht verhüten können, ist eine klinische Behandlung mit CPAP (continuous positive airway pressure)-Atemhilfe angezeigt. Operative Maßnahmen sind in der Regel nur bei Gefäßkompressionen nötig, da die übrigen Stenosen ohnehin mit zunehmendem Alter der Patienten eine Besserungstendenz und damit eine günstige Prognose aufweisen.

5.2. Atemwegsdysplasien – Aufgabenstellung für den HNO-Arzt

Während der Kinderpathologe auf dem Sektionstisch vorwiegend die mit dem Leben unvereinbaren Fehlbildungen, aber auch fehlgeschlagene Behandlungsversuche sieht und der Geburtshelfer und Neonatologe sich in erster Linie mit den akuten Atmungsstörungen abmüht, die bei der Umstellung der fetalen auf neonatale Kreislaufverhältnisse auftreten, wird der Otorhinolaryngologe in die Differentialdiagnostik erst einbezogen,

– wenn typische Symptome weiterbestehen oder

– erst postnatal nach einem Intervall auftreten

und so den Verdacht auf Fehlbildungen erwecken. Daß darüber hinaus die HNO-Ärzte aber auch bei älteren Patienten neben vielfältigen individuellen Normvarianten geringgradige Anomalien mit Krankheitswert entdecken, wenn sie durch Entzündungen oder funktionelle Überbeanspruchung aus subklinischer Verborgenheit klinisch relevant werden, ist bekannt.

Aufgaben und Methoden

1. Auf welche differentialdiagnostischen Methoden und therapeutischen Möglichkeiten kann der Otorhinolaryngologe zurückgreifen und welche Indikationsgrenzen muß er beachten?

Diagnostik

Unabhängig davon, ob der Patient mit Stridor spontan atmend oder intubiert und beatmet kommt, die Anamnese möchte über Dauer der Symptome und bisherige Maßnahmen informieren. Bereits aus der Symptomatik lassen sich gewisse Verdachtsdiagnosen entwickeln und die klinische Untersuchung kann durch Inspektion, Palpation, Auskultation lokalisatorische und quantitative Hinweise zur näheren Bestimmung von Art, Ort und Umfang der Fehlbildungen geben, die durch die Röntgenuntersuchung (Übersichtsaufnahmen in 2 Ebenen und Tomographie) zu ergänzen sind. Entscheidend für eine sichere Diagnose ist heute der Einsatz endoskopischer Mittel, wobei dünne Optiken in Kombination mit Spatel- und Tubusendoskopen in Allgemeinanästhesie, eventuell durch dünne Fibroskope ergänzt, angewendet werden. Besonders nützlich erweisen sich die simultane Röntgenoskopie (Wullstein) und gegebenenfalls die Röntgenkontrastdarstellung mit Tantalstaub bei obstruktiven Anomalien wegen der extrem dünnen Schichtdicke und dem dadurch fehlenden Lumenverlust (Brandt 1984).

Therapie

Vielfach gelingen mit Hilfe des endoskopischen Zugangs über die Diagnostik hinaus therapeutische Maßnahmen, nicht nur im Sinne kurzfristiger Ventilationssicherung durch Tubusendoskop oder Narkosetubus, sondern auch durch lumenschaffende Manipulation (Brandt 1968, Minnigerode 1971) in Form von Bougierung, Endoprothesenbehandlung, Zelenfensterung, Zystenexstirpation und dergleichen. Durch Intubation gelingt es zeitlich unbegrenzt, eine ausreichende Atmung zu sichern. Auf diese Weise können plastisch-konstruktive Operationen gegebenenfalls auch vom Kinderchirurgen zum günstigsten Zeitpunkt durchgeführt werden. In bestimmten Fällen können aber auch mit gesicherter Atemfunktion Befundbesserung durch postnatale Wachstums- und Differenzierungsvorgänge abgewertet werden.

2. Mit welchen schwerwiegenden Anomalien der Atemwege wird beim Neugeborenen und Säugling zu rechnen sein?

Unter den Fehlbildungen der Atemwege beanspruchen vorwiegend die Hypoplasien, Hyperplasien und Dysplasien unsere Aufmerksamkeit, weil sie noch mit dem Leben vereinbar durch entsprechende Funktionsstörungen auffallen. Diese rufen die typische postnatale Symptomatik hervor, die Atmung, Stimme und Nahrungsaufnahme betrifft.

Nachstehend sollen die laryngotracheoösophagealen Fehlbildungen bei 67 Patienten, die von uns behandelt wurden, näher analysiert werden (Tab. 37). Bei 7 von diesen konnte die Symptomatik durch endoskopische Ausschlußdiagnostik von patho-morphologischen Strukturen und Funktionsbeobachtung einer neurogenen Fehlsteuerung der Glottis im Sinne inspiratorischer Adduktion als Ausdruck zentralnervöser Unreife zugeordnet werden. Bemerkenswert und typisch gilt der die Eltern beunruhigende, juchsende Stridor, der regelmäßig im Tiefschlaf verschwindet und deswegen unseres Erachtens differential-diagnostischen Wert hat. Stimmbandparesen nach Zangengeburten oder Hypoxien im Geburtsverlauf können allerdings ähnliche Erscheinungen hervorrufen (Landing 1979, Minnigerode 1970, 1972).

Demgegenüber bedingen die Hyperplasien oder Persistenzen embryonaler Bindegewebsstrukturen in Form flottierender Arytaenoidschleimhauthyperplasie ebenso wie Zysten und Zelen einen typischen Ansaugeffekt mit inspiratorischem Stridor. Derartige Veränderungen lassen sich durch Resektion von Mukosa-Submukosasegmenten bzw. von Zystenwandbezirken endoskopisch sanierend

Tabelle 37   Aufteilung und Verlauf von pharyngo-laryngotrachealen Anomalien bei 67 Patienten

Diagnose	n	Tracheotomie	
		n	Verlauf
Kongenitale Glottisparese	1		Dekanülement nach 1 Jahr
Kongenitale Glottis-dyskinesie	7	1	
Arytaenoidhyperplasie	1	1	Dekanülement nach 2 Monaten
Ventrikelzysten, -zelen	2		
Glottisch-subglottische Stenosen	5		
Cricoidangiofibrome, Chondrome	2	1	Dekanülement nach 2 Jahren
Vollringspangen der Trachea	–		
Chondrohypoplasie des Larynx	19		
Trachealwandinstabilität	22	1	Pneumonie †
Laryngotracheoösophageale Fistel/Spalten	1		
Intratracheale Struma	–		
Kompressionsstenosen bei Halszyste, Struma, Thymushyperplasie, Aortenringanomalie	7	3	Isthmus-stenose † Dek. nach $1/2$ Jahr/3 Wochen
Gesamt	67	7	

behandeln, bedürfen jedoch bei hochgradigen Obstruktionen sicherheitshalber der vorübergehenden Tracheotomie. Das gilt auch für die abwartende Behandlung hypoplastisch entwickelter, instabiler Kehlkopf-Tracheal-Knorpel. Die mehr oder weniger deutliche Gefährdung kann durch Tracheotomie beseitigt werden, um eine postnatale Ausdifferenzierung und Stabilisierung sicherer langfristig abwarten zu können. Durch endoskopische Bougierung oder Dauerdilation mit Endoprothese konnten wir bei glottischen und subglottischen Stenosen regelmäßig diesen verspäteten Entwicklungsprozeß anregen und unterstützen.

Bemerkenswert ist, daß nur jeder 10. Patient tracheotomiert werden mußte! Daß trotz aller Sorgfalt immerhin 2 unserer 7 tracheotomierten Patienten ad exitum kamen, durch Pneumonie bzw. durch eine unerkannte Doppelmißbildung (Aortenstenose), zeigt, wie kritisch dieses heterogene Feld der Atemwegserkrankungen besorgt werden muß. Besonders

wichtig ist die differential-diagnostische Erkennung operationsfähiger Gefäßanomalien (Aortenringanomalien, dystope A. brachiocephalica), weil hier langfristig der pulsierende Druck selbst auf eine Weichplasttrachealkanüle zur aortotrachealen Fistelbildung mit akuter Verblutung führen kann, wie wir es 1974 im Magdeburger Krankengut beobachten mußten. Aber auch die diagnostisch geklärte Segmentbronchusobstruktion infolge dysplastischer Gefäße mit Leitsymptom »Hämoptoe« kann bei der kinderchirurgischen Versorgung mit einem Exitus letalis enden.

Störungen von Atmung, Stimme oder Nahrungsaufnahme deuten beim jungen Säugling auf Fehlbildungen der Atemwege hin. Derartige Symptome bedürfen umgehend differential-diagnostischer Klärung. Nicht nur unter Notfallbedingungen kommt dabei den modernen Tubusendoskopieverfahren die entscheidende Rolle zu. Die Therapie zielt darauf ab, vitalbedrohliche Ventilationsstörung kurzfristig durch pharyngotracheale Intubation und langfristig durch Tracheotomie zu beheben und die Atmung abzusichern. So sind auch pränatal gehemmte Entwicklungsabläufe postnatal nachvollziehbar. Zum anderen gewährleisten die endoskopischen Kontrollen, plastisch konstruktive Operationen zum prognostisch günstigen Zeitpunkt durchführen zu können. Eine enge Zusammenarbeit zwischen Neonatologen, Otorhinolaryngologen und Kinderchirurgen bietet die größten Erfolgschancen.

5.3.
Laryngotracheale Stenosen als Ursache des kongenitalen Stridors und Möglichkeiten einer chirurgischen Behandlung

Die Ursachen des »kongenitalen Stridors« sind in der Regel angeboren, auch wenn der Stridor oft erst mit Verzögerung von einigen Tagen bis Wochen nach der Geburt einsetzt.

Die Ursachen des Stridors sind im gesamten Respirationstrakt bzw. seiner engen Nachbarschaft zu suchen. Nach Auffassung von McSwiney u. Mitarb. (1977) und Lane u. Mitarb. (1984) würde der Stridor vorwiegend inspiratorisch auftreten und sich bei der Mehrzahl der betroffenen Kinder wieder spontan zurückbilden.

Eigene Beobachtungen

Alle unter der Diagnose »kongenitaler Stridor« in der Magdeburger Kinderklinik aufgenommenen Kinder wurden in der von Thal beschriebenen Methode – Optikinspektion bei erhaltener Spontanatmung (Narkoseführung: Lachgas, Halothan, Sauerstoff, Anaesthesinspray® des Kehlkopfeingangs) – gemeinsam von Kinderbronchologen, Otorhinolaryngologen und Anästhesist untersucht. Anhand der endoskopischen Untersuchungsbefunde wird nachstehend auf die Ursachen des Stridors sowie Behandlungsmöglichkeiten eingegangen.
Von 1976 bis 1985 wurden wegen bestehenden Stridors an 225 Kindern 258 endoskopische Untersuchungen durchgeführt, wobei sich die beschriebene Zusammenarbeit bewährte (Thal u. Mitarb. 1980).

Auftretender Stridor

Der Stridor manifestierte sich überwiegend in den ersten drei Lebensmonaten (Bild 48). Ähnliche Beobachtungen werden nach Smith und Cooper (1981) von fast allen Autoren mitgeteilt. Die meisten Kinder wiesen einen inspiratorischen oder kombiniert in-exspiratorischen Stridor auf. Ohne hörbaren Stridor bei der Untersuchung waren 19 Kinder.
Der inspiratorische Stridor (n = 103) entstand vorwiegend laryngeal, der exspiratorische (n = 17) durch Veränderungen in Trachea und Ösophagus, war aber auch bei Anomalien des Kehlkopfeingangs anzutreffen.
Der in- und exspiratorische Stridor (n = 86) wurde in der Mehrzahl durch tracheale oder

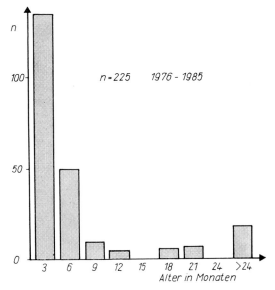

Bild 48 Altersverteilung bei Stridoreintritt (n = 225; 1976–1985)

kombiniert laryngotracheale Veränderungen hervorgerufen.
Gegenüber den Mitteilungen von Kotton (1979) ist die relativ große Zahl von Kindern mit kombiniert in- und exspiratorischem Stridor zu beachten, dessen Ursachen sich recht gleichmäßig auf Hypopharynx, Kehlkopf, Tracheobronchialbaum sowie deren Nachbarorgane verteilten. Nach unseren Erfahrungen kann nach der Art des bestehenden Stridors nur bedingt auf die Lokalisation und die Ursache seines Entstehens geschlossen werden.
Untergliedert nach topographischen und kausalen Gesichtspunkten fällt auf, daß im Hypopharynx nur selten, im Larynx dagegen die häufigsten Ursachen für den Stridor zu suchen waren. Störungen der Funktion mit Malazie und Dysplasie des Knorpelgerüstes waren häufiger anzutreffen als überwiegend morphologische Fehlbildungen (Tab. 38).
Ebenfalls eine eindeutige Verschiebung der Ätiologie zur Seite der funktionellen Stenosen beobachtete Minnigerode (1982) von 1977 bis 1981 gegenüber einem etwa gleich großen Kinderkollektiv früherer Untersuchungen.

Tabelle 38 Stridorursachen – aufgeteilt nach topo-diagnostischen und kausalen Gesichtspunkten

Stridor n = 225	Ursachen vorwiegend morpholo-gisch	Dysplasie Malazie Dyskinesie
Hypopharynx	6	–
Larynx	50	64
Trachea		23
Bronchien	26	43
Ösophagus Trachea	13	–

Vorwiegend morphologische Stenosen

Veränderungen bzw. Stenosen vorwiegend morphologischen Charakters wiesen 43 % der untersuchten Kinder auf (Tab. 39). Steno-sierende Prozesse im Hypopharynx erforder-ten keine chirurgische Behandlung, bei zwei Kindern mit Lymphangiomen erfolgte eine kombinierte chemotherapeutisch-radiologi-sche Therapie. Bei 50 Kindern fanden sich angeborene Kehlkopfstenosen bedingt durch hyperplastische Schleimhaut, plump ausge-bildete Stimm- und Taschenbänder sowie zu geringes Lumen des subglottischen Raumes

Tabelle 39 Übersicht vorwiegend morphologischer Stenosen (n = 95)

Hypopharynx (n = 6)	Lymphangiom	2
	»Stenose«	2
	Uvula	1
	Spalte	1
Larynx (n = 50)	Stenose, subglottische	23
	Stenose, glottische	10
	Synechie	6
	Tumoren	5
	Fehlbildungen Larynxeingang	6
Trachea, Bronchien, Ösophagus (n = 26)	Gefäßanomalie	11
	Fistel	8
	post OP	2
	Bronchusanomalie	2
	Thymus	2
	Mukoviszidose	1
Ösophagus, Trachea (n = 13)	Dysphagie	7
	post OP	4
	Zyste	1
	Fremdkörper	1

und des Ringknorpels. Entsprechend den Berichten von Minnigerode (1969) erbrachte intermittierende Bougierung bei gleichzeitiger Kortikosteroidgabe ausreichend gute Be-handlungsergebnisse bei 9 dieser Kinder, auf eine Tracheotomie konnte verzichtet werden. Die übrigen Kinder wurden lediglich unter stationären Bedingungen beobachtet. Bei 6 Kindern mit einer Stimmbandsynechie erfolgte eine endoskopisch-mikrochirurgische Durchtrennung des Segels. Für 2 bis 3 Wo-chen wurde ein Teflonkiel entsprechend den Angaben von Dedo (1979) fixiert.

Das jüngste Kind war zum Operationszeit-punkt drei Jahre alt, eine Tracheotomie war bei keinem der Kinder erforderlich. Von den 5 Tumoren wurden 3 Fibrome über Laryngo-fissur entfernt. Ein subglottisches Häm-angiom bildete sich nach Kortikosteroid-gaben mit zunehmendem Größenwachstum des Kindes zurück. Nach den Beobachtungen Minnigerodes (1970) kann auch eine spontane Rückbildung der nicht sehr ausgedehnten Veränderungen diskutiert werden.

Fehlbildungen des Kehlkopfeinganges (n = 6) erfordern keine operative Therapie. Nach Smalhout (1980) würden solche Veränderun-gen die Respiration nur selten gefährden.

Unter den 39 angeborenen Veränderungen, lokalisiert im Bereich Trachea, Bronchial-baum und Ösophagus, erforderten Gefäß-anomalien, Fistel, Thymushyperplasie sowie eine zwischen Trachea und Ösophagus gele-gene Zyste zehnmal eine thoraxchirurgische Intervention.

Vorwiegend funktionelle Stenosen

Bei 58 % der untersuchten Kinder waren angeborene Knorpeldysplasie, Malazie und Dyskinesie die Ursachen eines oft erheblichen Stridors (Tab. 40). Bei einem Drittel dieser Kinder kam es während der Inspiration zu einem vollständigen Kollaps des Kehlkopf- und/oder Tracheallumens. Bei einer stark eingerollten Epiglottis schlugen Seid u. Mitarb. (1985) die laserchirurgische Inzision der aryepiglottischen Falte vor. Dieses Vor-gehen schien uns bisher nicht indiziert, da

Tabelle 40   Übersicht vorwiegend funktioneller Stenosen (n = 130)

Lokalisation	n	Mit vollständigem Kollaps	Mit Entzündungszeichen
Larynx	64	5	7
Trachea	43	24	8
Larynx Trachea	23	2	3

Tabelle 41   Übersicht von Intubation (I) und Tracheotomie (T)

I/T	Ursachen	n
I	Laryngomalazie	5
	subglottische Stenose + Entzündung	1
I/T	Laryngomalazie	2
	subglottische Stenose + Entzündung	2
	vorwiegend Entzündung	1
T	Tumor	2
	subglottische Stenose + Entzündung	1

das Einkippen lang ausgezogener Stellknorpel während der Inspiration bei den betroffenen Kindern im Vordergrund stand.

Bei lang ausgezogenen damit bei der Inspiration leicht in das Lumen kippenden Stellknorpeln kann durch Schleimhautexzision der Kehlkopfhinterwand und anschließende Naht eine Stabilisierung bzw. Fixierung erreicht werden. Dieses auch von Prescott (1986) empfohlene Vorgehen wurde bei einem Kind nach vorheriger Tracheotomie erfolgreich angewandt. Das extreme Einkippen der Stellknorpel konnte so auf ein Minimum reduziert und auch das atemsynchron einsetzende Zusammenklappen des Kehlkopfes behoben werden.

Intubation und Tracheotomie

Eine Intubation oder Tracheotomie war bei insgesamt 14 Kindern erforderlich (Tab. 41). Bei bestehender Laryngomalazie zwang vor allem eine asynchron zur Atmung ablaufende Stimmbandbewegung zu dieser Maßnahme. Bei Kindern mit vorwiegend morphologisch bedingten Stenosen erfolgten Extubation und Dekanülement ausschließlich nach entsprechenden Behandlungsmaßnahmen, die funktionellen Stenosen besserten sich spontan, nur ein Kind wurde operativ behandelt. Die Intubationsdauer lag zwischen 3 und 26 Wochen, auch die Liegedauer der Trachealkanülen war mit 2 Monaten bis 3 Jahren unterschiedlich lang.

Während Kotton (1979) empfahl, tracheotomierte Kinder nur stationär zu behandeln, konnten wir nach sorgfältiger Einweisung der Eltern in die Pflege und Absicherung mögli-

cher Notfallsituationen bei vier Kindern mit der häuslichen Betreuung gute Erfahrungen sammeln.

Auf Grund unserer Beobachtungen kommen wir zu folgendem *Ergebnis:* Aus der Art des Stridors kann nur bedingt auf die Lokalisation seiner Ursachen geschlossen werden. Funktionelle Störungen führen häufiger zum Stridor als morphologische Veränderungen. Die vorwiegend funktionellen Stenosen bessern sich meist spontan mit dem Größenwachstum der Kinder. Bei einigen laryngeal bedingten Funktionsstörungen sollte auch an die Möglichkeit operativer Maßnahmen gedacht werden. Eine Intubation und/oder Tracheotomie ist bei Kindern mit funktionellen Stenosen ebenso oft erforderlich wie bei denjenigen mit vorwiegend morphologischen Veränderungen.

5.4.
Diagnostische und therapeutische Aspekte bei der Laryngozele

Die Laryngozele, der Name geht schon auf Kirchow (1863) zurück, gehört zu den relativ seltenen Fehlbildungen des Menschen. Sie bildete sich meist als Folge eines überhöhten intralaryngealen Druckes aus und wird daher besonders bei Blasmusikern beobachtet.

Die Mehrzahl der Laryngozelen zeigt eine Öffnung in Richtung Kehlkopflumen (sogenannte innere Laryngozelen. Gelegentlich kann sich diese innere Öffnung – z. B. als Folge von Entzündungen – schließen und so zur Ausbildung einer Zele (Mukozele oder Pyozele) führen.

Die Symptomatik der Laryngozele wird bestimmt durch Mißempfindungen im Hals, Globusgefühl, Heiserkeit und Husten. Gelegentlich kann es auch zu ausstrahlenden Schmerzen in den Gaumen kommen (Irritation des N. glossopharyngeus?)

Wir beobachteten in den letzten 8 Jahren 13 Patienten mit Laryngozelen. Darunter waren 3 Blasmusiker. Nur bei 3 Patienten wurde das Krankheitsbild frühzeitig erkannt. Die übrigen kamen erst nach langer – oft jahrelanger Anamnese – zur richtigen Diagnosestellung. Ein 38jähriger Patient wurde zur Entfernung eines Halstumors überwiesen. Der prallelastische »Tumor« zeigte im Röntgenbild einen deutlichen Lufteinschluß (Bild 49), wodurch die Diagnose »Laryngozele« leicht zu stellen war.

Immer wieder finden sich in der Übernahme auch Hinweise dafür, daß sich neben einer Laryngozele auch ein Kehlkopftumor entwickeln kann. Einen solchen Fall beobachteten wir auch (Bild 50).

Die Häufigkeit, daß Laryngozelen mit Tumoren einhergehen, wird von verschiedenen Autoren mit 1 bis 6 % angegeben. Dabei kann die Diagnose schwierig sein, wenn sich die Geschwulst aus der Wand der Laryngozele entwickelt.

Die Therapie der Wahl bei großen Laryngozelen ist folgerichtig die frühzeitige Operation. Wir gehen dabei wie folgt vor: Inzision in Höhe des Oberrandes des Schildknorpels, Durchtrennen von Platysma, Halsfaszien und M. thyreohyoideus. Darstellen der Zele, Abtragen der Zele und schichtweiser Wundverschluß. In keinem Fall der von uns so operierten 11 Zelen war eine Tracheotomie erforderlich.

Unsere Erfahrungen zeigen, daß an das Vorliegen einer Laryngozele vom behandelnden Arzt oft nicht gedacht wird und Fehldiagnosen die oft notwendige operative Therapie unnötigerweise verzögern.

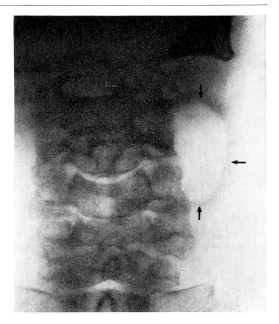

Bild 49   Radiologische Diagnostik einer Laryngozele

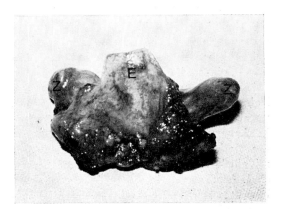

Bild 50   Supraglottisches Teilresektionspräparat. *E* Epiglottistumor, *Z* zweiseitige Larynozele

5.5. Larynxasymmetrie und Dysphonie

Unter den asymmetrischen Zuständen und Mißbildungen des Larynx interessieren in Hinblick auf die Dysphonie in erster Linie

Asymmetrien der Glottis. Dazu gehören Aryknorpel, Glottisstand, Stimmlippenniveau und Stimmlippenform mit der Breite, Dicke, Exkavation und dem Sulcus glottidis.

Es gibt wenig Literatur zu diesem Thema. Soweit sie bis 1970 vorliegt, wurde sie von Lacina (1970) in einer Arbeit über die adduktionelle Asymmetrie des Kehlkopfs bei Sängern abgehandelt. Er versteht darunter Asymmetrien durch Überkreuzungen der Santorinischen und Wrisbergschen Knorpel. Er findet diese Asymmetrien bei Sängern mit 17 % und in einer Vergleichsgruppe bei Nichtsängern mit 14 %. Sie besitzen keine stimmlich negative Auswirkung, so daß sie im Grunde eine belanglose Unregelmäßigkeit darstellen. Sie kommen bei Männern etwas häufiger vor als bei Frauen.

Wirth (1979) empfiehlt, beim Vorliegen einer dysplastischen Dysphonie von einem Sprechberuf abzuraten, wobei jedoch das Ausmaß der Kehlkopfasymmetrie nichts über den Grad der Stimmstörung aussagt. Er versteht darunter die Aryknorpelasymmetrie, den Glottisschiefstand infolge Schildknorpelasymmetrie, Niveauunterschiede beider Stimmlippen, verschiedene Breite der Stimmlippen, ein- und doppelseitige Exkavation der Stimmlippen und den Sulcus glottidis als Folge einer Hypoplasie oder Aplasie des M. vocalis. Bauer (1975) und Arndt (1984) sehen in Asymmetrien eine ätiologische Ursache für funktionelle Stimmstörungen, die als mißglückte Anpassungsversuche zu werten sind. Arndt meint in diesem Zusammenhang Überkreuzungen der Aryknorpel bei Phonation und den Sulcus glottidis. Nach Arndt (1982) haben in Übereinstimmung mit Lacina geringe Formanomalien der Wrisbergschen und Santorinischen Knorpel keinen Einfluß auf die Stimmstörung. Er warnt aber vor ausgeprägten Asymmetrien, da sie in der Regel eine verhauchte, wenig leistungsfähige und rasch ermüdende Stimme zur Folge haben. Laryngoskopisch charakterisiert er sie mit dem Überkreuzungsphänomen der Aryknorpel, wobei sich der Processus vocalis eines Aryknorpels vor den anderen schiebt und unterschiedlich lange Stimmlippen vorliegen. Von Sprechberufen rät er in diesen Fällen ab.

Insgesamt wird die Frage nach dem Zusammenhang zwischen Asymmetrie und Dysphonie sehr unterschiedlich beantwortet: Nach Arndt besitzen ausgeprägte Asymmetrien eine stimmlich negative Auswirkung, nach Wirth sagt das Ausmaß einer Asymmetrie nichts über den Grad der Stimmstörung aus, und Stimmhöchstleistungen sind möglich. Beide Meinungen werden in den gegenwärtig aktuellen Phoniatrielehrbüchern vertreten, wobei eine Unschärfe in der Zuordnung von Dysphonien oder herabgesetzter stimmlicher Belastbarkeit zu den unterschiedlichen Formen der Asymmetrie nicht zu übersehen ist.

Untersuchungen zur Klärung dieser sehr unterschiedlichen Meinungen besitzen große Bedeutung für die phoniatrische Tauglichkeitsuntersuchung, für die phoniatrische Begutachtung und nicht zuletzt im Rahmen der Diagnostik zur Abklärung der Ätiologie von Dysphonien.

Da die Tauglichkeitsuntersuchung während des Mutationszeitraumes erfolgt, wurde der Rundfunkjugendchor der Gerhart-Hauptmann-Oberschule Wernigerode mit 300 Jugendlichen zwischen dem 14. und 18. Lebensjahr zur Verlaufskontrolle in diesem Zeitraum herangezogen. Eine weitere Untersuchung wurde an fertig ausgebildeten und auf der Bühne tätigen Schauspielern und Opernsängern der drei Theater Stralsund, Schwerin und Rostock durchgeführt. Es handelt sich um 33 Schauspieler und 67 Opernsänger (Chorsänger und Solisten), also insgesamt 100 stimmprofessionelle Künstler.

Die Besonderheit unserer Untersuchung stellt die hohe stimmliche Belastung aller Probanden bei guter Stimmqualität dar. Die Jugendlichen im Zeitraum vom 14. bis 18. Lebensjahr singen im Rahmen des Rundfunkjugendchores täglich, zum Teil mit erheblichen Anforderungen. Sie wurden jährlich 2–4mal phoniatrisch als Verlaufskontrolle untersucht. Zur Belastung der Schauspieler und Bühnensänger ist keine weitere Ausführung erforderlich.

Eigene Untersuchungsergebnisse

Innerhalb der beiden Probandengruppen kamen Unterschiede im Stimmlippenniveau und in der Stimmlippenform nicht vor. Die Aussage erstreckt sich deshalb ausschließlich auf die Asymmetrie der gesamten Aryknorpelkörper und des Glottisstandes. Seitendifferenzen der Wrisbergschen und Santorinischen Knorpel wurden entsprechend den dazu vorliegenden Aussagen von Lacina und Arndt vernachlässigt.

Zur Bestimmung des Glottisstandes wurde die Position im Uhrzeigersinn festgehalten. Ausschlaggebend ist der Stand der hinteren Kommissur. Medianstellung bedeutet 6, Schrägstellung nach rechts 7 und Schrägstellung nach links 5 (Pahn). Die Schrägstellung bestand während der Mutationszeit zwischen dem 14. und 16. Lebensjahr bei 75 %. Sie nimmt im 17. Lebensjahr bereits ab mit etwa 50 % (46 % Männer, 57 % Frauen). Positionswechsel fanden im Verlauf der Mutationszeit bei vielen Probanden zwei- bis mehrmals statt. Eine genauere Angabe über die Häufigkeit ist bei der Untersuchungsfrequenz nicht möglich. Man müßte sonst monatlich einmal jeden Probanden über etwa 6 Jahre untersuchen.

Extreme Positionswechsel zeigten sich häufig, mitunter sogar Wechsel über die Mittellinie hinaus, d. h. von rechts nach links und umgekehrt.

Eine auffällige Erscheinung während der Mutation stellt die Glissandodrehung der Glottis dar (Pahn u. Rother). Beim Aufwärtsschleifen eines Tones über den gesamten Stimmumfang gleitet die hintere Kommissur von der Ausgangsposition beim tiefsten Ton weg, so daß eine Drehbewegung der gesamten Glottis entsteht. Wir führen sie auf einen seitendifferenten Zug des M. cricothyreoideus zurück, die eine Drehung des Ringknorpels gegen den Schildknorpel zur Folge hat. Die Glissandodrehung der Glottis war als vorübergehende Erscheinung bei 90 % der Mutanten zu finden. Mitunter wechselte die Drehrichtung beim gleichen Probanden im Verlauf der Mutation.

Positionswechsel der Aryknorpel ergaben sich bei 35 % der Probanden. Sie stehen ausschließlich in Zusammenhang mit dem Positionswechsel der Glottis und der Glissandodrehung.

Asymmetrie der Glottis zeigten 33 % der Schauspieler und 20 % der Opernsänger. Extreme Asymmetrien der Glottis zeigten 16 % der Schauspieler und 8 % der Opernsänger. Leichte Asymmetrien der Aryknorpelkörper bestanden nur bei 2 % dieser Berufsgruppen.

Nach der Mutation kommen bei stimmgesunden Sängern und Schauspielern keine Positionswechsel der Glottis und keine Glissandodrehung mehr vor.

Die Glissandodrehung ließ sich in dieser Gruppe nur bei laryngealen Erkrankungen feststellen:

1. Hormonelle Dysphonie,
2. N.-laryngeus-superior-Parese, meist durch grippale Infekte,
3. Larynxfraktur,
4. Dekompensation der Stimmlippenspannung.

Sänger zeigen weniger Glottisasymmetrien als Schauspieler. 8 % Opernsänger und 16 % Schauspieler zeigen jedoch extreme Glottisasymmetrien. Die Glottisasymmetrie stellt somit kein sicheres Minderwertigkeitsmerkmal dar, deutet aber doch auf mögliche Stimmprobleme hin, da sie bei Sängern weniger als bei Sprechern vorkommt. Glottisasymmetrien und Dysphonien stehen somit in keinem zwingenden Zusammenhang, da extreme Asymmetrien auch bei hervorragenden Stimmqualitäten keine Seltenheit sind. Die Glottisasymmetrie, auch extrem, ist in der Mutation normal. Das gleiche gilt für die Glissandodrehung. Die Asymmetrie der Aryknorpel unter Vernachlässigung der Wrisbergschen und Santorinischen Knorpelchen kommt mit 2 % in Stimmberufen sehr selten vor. In der Mutationszeit ist sie dagegen häufig und muß in Zusammenhang mit der Glissandodrehung und dem Positionswechsel der Glottis gesehen werden. Asymmetrien des

Stimmlippenniveaus und der Stimmlippenform finden sich in stimmlich anspruchsvollen Berufen nicht, womit sie offenbar mit guter Stimmqualität unvereinbar sind.

5.6.
Ätiologie, Häufigkeit und Bedeutung von Kehlkopfdysplasien im phoniatrischen Patientengut

Organisch bedingte Stimmstörungen (Laryngitis, gutartige Neubildungen, Knötchen, Polypen, Stimmbandlähmungen und Kehlkopfdysplasien bzw. Kehlkopfasymmetrien) stellen eine spezielle Problematik hinsichtlich der Behandlung der Stimmfunktion dar. Hierbei nehmen die Kehlkopfasymmetrien eine Sonderstellung ein, da bei diesen Formanomalien primär eine Stimmstörung oftmals noch nicht vorliegt, sondern erst durch eine stimmintensive Tätigkeit über viele Jahre hinweg im Sprechberuf oder stimmintensiven Beruf diese Organminderwertigkeit funktionell nicht kompensiert werden kann. Das Hauptproblem liegt darin, daß durch diese organischen Veränderungen der Stimmtherapie Grenzen gesetzt sind. Diese bekannten Tatsachen fanden insbesondere ihren Niederschlag in den Tauglichkeitskriterien für Studienbewerber von Sprechberufen (Gemeinsame Anweisung des Ministeriums für Gesundheitswesen und des Ministeriums für Volksbildung der DDR 1974 und 1977). Wir haben deshalb an einem großen Material von phoniatrischen Patienten die Häufigkeit und die verschiedenen Formen von Kehlkopfasymmetrien sowie deren mögliche Auswirkungen auf die Stimmfunktion analysiert, um therapeutische und prognostische Konsequenzen sowie Probleme der Tauglichkeit herauszustellen. Dabei soll auch kurz auf ätiologische Faktoren eingegangen werden. Heinemann (1969) fand bei 7,5 % seines phoniatrischen Patientengutes Kehlkopfasymmetrien.

Wertigkeit der Kehlkopfasymmetrien

Am häufigsten und für die Stimmfunktion am ungünstigsten sind die isolierten Asymmetrien des dorsalen Eingangspfeilers (Aryknorpelasymmetrien) sowie die kombinierten Asymmetrien (mit Aryasymmetrien und Stimmlippenniveaudifferenzen) anzusehen. Sie stellen im Rahmen der Asymmetrien die häufigste Ursache von Untauglichkeiten bzw. Stimmstörungen dar. Allein von den 200 Studienbewerbern mit einer Asymmetrie des dorsalen Kehlkopfeingangspfeilers (isoliert oder kombiniert) waren 95, also knapp 50 %, untauglich, d. h., daß der Hauptanteil der Untauglichen allein auf diese Gruppe entfällt. Von den 129 Patienten aus Sprechberufen hatten 89 bereits eine Stimmstörung (72 %), von den 125 Patienten aus sprechintensiven Berufen mit annehmbar geringerer Stimmbelastung nur 48 % (Tab. 42 bis 44). Zur Behandlung und Prognose ist zu sagen, daß die Behandlung einer Stimmstörung bei

Tabelle 42   Häufigkeit von Kehlkopfasymmetrien

Gesamtzahl der untersuchten Patienten	n = 5410
Berufsgruppen:	
pädagogische Berufe	
andere Sprechberufe	} n = 2080
sprechintensive Berufe	
Studienbewerber für	
Sprechberufe	n = 3330
Gesamtzahl der Kehlkopfasymmetrien	n = 532 (9,8 %)
Sprechberufe	
sprechintensive Berufe	} n = 254
Studienbewerber	n = 278

Tabelle 43   Formen der Kehlkopfasymmetrien

Isolierte Kehlkopfasymmetrien	n = 293
– dorsale	n = 153
– ventrale	n = 62
– Glottisschiefstand	n = 35
– Stimmlippenniveaudifferenz	n = 32
– Sulcus glottidis	n = 9
– Schildknorpelasymmetrien	n = 2
Kombinierte Kehlkopfasymmetrien	n = 239
– überwiegend dorsal	n = 193
– überwiegend ventral	n = 46
Gesamt	n = 532

Tabelle 44 Häufigkeit der Stimmstörungen bei Patienten mit Kehlkopfasymmetrien

Sprechberufe	
Sprechintensive Berufe	n = 254
davon Dysphonien	n = 147 (58%)
Studienbewerber	n = 278
davon »untauglich«	n = 141 (50,7%)
Befund: Dysphonien,	n = 55 (19,7%)
beginnende Stimmstörung, pathologische stroboskopisches Bild	n = 86 (31%)

Gesamtzahl der Stimmfunktionsstörungen verschiedenen Grades bei 532 Patienten mit Kehlkopfasymmetrien: n = 288 (54%)

einem Studienbewerber für einen Sprechberuf, insbesondere wenn eine Kehlkopfasymmetrie vorliegt, mit dem Ziel, die Tauglichkeit herzustellen, von vornherein als prognostisch unsicher abgelehnt werden muß. Bei Studenten, die sich schon in mehrjähriger Ausbildung befinden, kann eine Behandlung in Ausnahmefällen bei geringgradigen Asymmetrieformen bzw. Stimmstörungen sicherlich erfolgen, jedoch ist die Prognose auch hier immer zweifelhaft.

Hierbei sollte, insbesondere, wenn anamnestische Hinweise vorliegen, der Diagnostik und Therapie von Halswirbelsäulenerkrankungen Aufmerksamkeit geschenkt werden.

Unter Bezugnahme auf Bauer (1961) hat Wich (1981) an einem phoniatrischen Patientenmaterial unserer Klinik den Zusammenhang zwischen Kehlkopfasymmetrien und Halswirbelsäulenerkrankungen untersucht. Dabei fand er in den untersuchten Altersbereichen unter Berücksichtigung der Altersgruppen höhere Werte der Häufigkeitsverteilung von Halswirbelsäulenerkrankungen bei Patienten mit Kehlkopfasymmetrien als den Werten der HWS-Erkrankungen, die in der Literatur angegeben sind, entspricht, und zwar in 37% der Fälle.

Bei Angehörigen von Sprechberufen sollte natürlich immer eine Behandlung erfolgen, um zumindest eine Rehabilitation unter den Bedingungen einer Teilberufsunfähigkeit zu

erreichen. Die Auswertung unseres diesbezüglichen Gutachtenmaterials zeigt jedoch, daß dies oft nicht möglich ist und eine volle Berufsunfähigkeit als Pädagoge ausgesprochen werden muß.

5.7. Mißbildungen des Ösophagus und deren Folgen

Ösophagusfehlbildungen sind eine seltene Erkrankung. Die gemeinsame Entwicklung von Ösophagus und Lungenanlage aus Vordarm und Lungenrinne führt bei gegebenen Umständen zu einer recht mannigfachen Art von Mißbildungsformen. Sie reichen von den einfachen Ösophagusstenosen bis hin zu den Ösophagus-Tracheal-Fisteln bei ösophagealer Atresie, wobei die Fistelbildung multipel sein kann und auch ihr Lumen stark variiert. Diese Tatsache erleichtert die Diagnostik nicht und führt dazu, daß neben radiologischen Untersuchungen die Endoskopie herangezogen werden muß und dadurch für die HNO-Ärzte das Krankheitsbild auch an Bedeutung gewinnt.

Die Häufigkeit wird recht unterschiedlich angegeben. Auf 2000 bis 2700 Geburten ist mit dem Auftreten einer partiellen oder totalen Ösophagusatresie zu rechnen (Helbig, D. u. G. Helbig 1964), 31 bis 70% gehen mit Fisteln zwischen Respirations- und Digestionstrakt einher. Etwa 50% haben weitere Fehlbildungen an anderen Organen, was für die Prognose von Bedeutung sein kann. Die Bevorzugung der Kinder von Erstgebärenden ist belegt, nicht vorhanden ist das Überwiegen eines Geschlechtes. Aus dem Sektionsgut der Staatlichen Frauenklinik Dresden übermittelte E. Hoffmann (1924) seinerzeit eine Häufigkeit von 0.83%. Da die angeborenen Fisteln durchaus im Erwachsenenalter erst symptomatisch in Erscheinung treten können, wird dann bei ihrer chirurgischen Beseitigung die Frage aufgeworfen, ob sie tatsächlich angeboren waren, wie das Fromme und Krafft (1956) in Dresden getan haben.

Die Entstehung fällt in den Zeitraum der 2. bis 5. Embryonalwoche, also zu der Zeit, wo eine Trennung von Tracheobronchial- und Digestionstrakt erfolgt. Dabei ist der Embryo 5 mm groß. Die Trennung beider Rohre wird durch das Septum ösophagotracheale vollzogen und mit dem Schluß des trachealen Epithelrohres abgeschlossen.

Zur Erkennung der Ösophagusatresie, die häufig mit einer Ösophagotrachealfistel kombiniert ist, erfolgt routinemäßig die Ösophagussondierung aller Neugeborenen. Isolierte Ösophagotrachealfisteln sind 20mal seltener (etwa 1 : 50 000 NG).

Symptome

Bei einer bestehenden Atresie des Ösophagus steht das Herauswürgen von Schleim oder Nahrung im Vordergrund. Die Beschwerden bei gleichzeitig bestehender Fistel äußern sich in dem Übertritt von Nahrung und Flüssigkeit in den Respirationstrakt. Sie treten bei einem Drittel der Betroffenen sofort nach der Geburt in Erscheinung, spätestens bei der ersten Nahrungsaufnahme. Nur bei kleinen Fisteln kommt es im Erwachsenenalter zur Spätsymptomatik. Beim Neugeborenen sind schnorchelnde Atmung durch Fruchtwasseraspiration, Rasselgeräusche in Trachea und Bronchien, schaumiger Speichelfluß aus Mund und Nase, Dyspnoe, Erstickungsanfälle, Zyanose und Tachypnoe zu beobachten. Außerdem treten Reizhusten, besonders nach dem Schlucken flüssiger Nahrung auf. Plötzliche Luftblähungen des Magens, Dünndarms in Abhängigkeit von Schreien und Husten sowie wiederholte

Respirationsbronchopneumonien als Kennzeichen einer Kommunikation zwischen Respirations- und Digestionstrakt treten in Erscheinung.

Zur Diagnostik stehen radiologische und endoskopische Verfahren zur Verfügung. Mit wasserlöslichen Kontrastmitteln geringer Viskosität können sich ösophagotracheale Fisteln gut darstellen lassen, wenn sie in Rükken-, Bauch- oder Seitenlage endoskopisch intraösophageal instilliert werden. Endoskopisch ist die Ösophagusstenose erkennbar, nicht aber gelingt in jedem Fall die Erkennung einer Fistel, meist nur dann, wenn in den Ösophagus instilliertes Kontrastmittel oder Methylenblaulösung tracheoskopisch registriert werden können.

Therapie

Kleinere Fisteln sind von Labas (1986) endoskopisch verklebt worden, generell sollten die Patienten mit dieser Fehlbildung dem Kinderchirurgen zugeführt werden, wobei bei nicht dargestellter Fistel und eindeutiger Symptomatik durchaus ein operativer Eingriff durchgeführt werden muß.

Im Krankengut der Magdeburger Kinderklinik befanden sich in den letzten 10 Jahren (1975–1985) 18 ösophageale Fehlbildungen, an deren Diagnostik die Mitarbeiter der Klinik für HNO-Krankheiten beteiligt waren. Es handelte sich um 18 Kinder mit einer Ösophagusatresie vom Typ IIIb nach Voigt. Es leben 8, darunter 3 mit Fistelbildung. 10 Kinder verstarben (2 multiple Fehlbildungen, 3 Hirnblutungen, 5 Pneumonien).

Die Ausführungen sollten die Bedeutung der Ösophagusfehlbildungen verdeutlichen, da der HNO-Arzt auch in die Nachbehandlungen operativ versorgter Patienten mit ösophagealen Fehlbildungen eingebunden ist.

Literaturverzeichnis

Zu 1.1.

Ammon, F. A. v.: Ophthalmo paracenteseos historia ... – Gottingae, 1821

–: Klinische Darstellung der Krankheiten und Bildungsfehler des menschlichen Auges, der Augenlider und der Thränenwerkzeuge, nach eigenen Beobachtungen und Untersuchungen. 3 Teile. – Berlin, 1838–1841

–: Die angeborenen chirurgischen Krankheiten des Menschen in Abbildungen dargestellt und durch erläuternden Text erklärt (auch unter dem Titel: Die chirurgische Pathologie in Abbildungen). – Berlin, 1839–1842

–, *Baumgarten, M.:* Die plastische Chirurgie nach ihren bisherigen Leistungen kritisch dargestellt. – Berlin, 1842

Brämer, Gerlind: Leben und Wirken Friedrich August von Ammon's. – 1967. – Dresden, Med. Akad., Diss. A

Heidel, G.; Wündrich, B.; Dehne, A.: Der Dresdener Chirurg Johann August Wilhelm Hedenus (1760 bis 1836). Zent. bl. Chir. – Leipzig *111* (1986) 1551–1558

Keßler, L.; Heidel, G.: Der Dresdener Beitrag zur Entwicklung der plastischen Chirurgie im 19. Jahrhundert. HNO-Praxis. – Leipzig *11* (1986) 27–33

Pauli, F.; von Ammon, F. A.; Baumgarten, M.: Die plastische Chirurgie nach ihren bisherigen Leistungen kritisch dargestellt. Berlin 1842. Rezension in: Schmidt's Jahrbücher; *38* (1843) 124

Zu 1.2.

Bochkov, N. P.; Zacharov, A. F.; Ivanov, V. I.: Medizinische Genetik. – Jena: Gustav Fischer 1988

Freye, H.-A.: Integrative Erkenntnisfunktionen einer modernen Humanbiologie. In: Universitas litterarum heute. Wiss. Beitr. d. Martin-Luther-Univ. Halle-Wittenberg 1978; 15. – S. 134–141

–: Grundlagen und Möglichkeiten einer modernen klinischen Genetik. Z. gesamte inn. Med. – Leipzig *34* (1979) 10–17

–: Grundlagen des genetischen Polymorphismus – Erkenntnisse und diagnostische Trends. In: Genetische Aspekte der Arterioskleroseentwicklung beim Menschen/Hrsg. Th. Wichmann – Wiss. Beitr. d. Martin-Luther-Univ. Halle-Wittenberg 1986; R. 94. – S. 30–35

–: Humangenetik. – 4., überarb. Aufl. – Berlin: Volk u. Gesundheit, 1986

Genetische Herkunft und Zukunft des Menschen/ Hrsg. E. Passarge. – Weinheim: Verlag Chemie, 1984 Metabolic Regulation: Application of Recombi-

nant DNA Techniques/ Ed. A. G. Goodridge, R. W Hanson. – Ann. of New York Acad. Sci. Vol. *478* (1986)

Schröder, H. C.: Biochemische Grundlagen des Alterns. Chem. unserer Zeit – Weinheim *20* (1986) 128–138

Starlinger, P.: Gentechnologie – heute und morgen. Möglichkeiten und Grenzen aus naturwissenschaftlicher Sicht. Pathologe – Berlin (W) *5* (1984) 298–304

Vogel, F.; Propping, P.: Ist unser Schicksal mitgeboren? – Berlin (W): Severin u. Siedler Verlagsbuchhandlg. KG, 1981

Zu 1.3.

Bauld, R.; Sutherland, G. R.; Bain, A.: Chromosome studies in investigation of stillbirth and neonatal deaths. Arch. Dis. Child. – London *49* (1974) 782–788

Boué, ; Boué, J.: Chromosome anomalies associated with fetal malformations. In: Towards the prevention of fetal malformation/Ed. J. B. Scrimgenour – Edinburgh: University Press, 1978. – S. 49–65

Eckes, L.: Beitrag zur Abgrenzung des Mißbildungsbegriffs. Gegenbaurs morphol. Jahrb. – Leipzig *123* (1977) 742–758

Fanghänel, J.; Schumacher, G. H.: Allgemeine Teratologie. Hochschuldiaserie HR 1247. – Berlin: Institut für Film, Bild und Ton, 1987

Freye, H.-A.: Humangenetik. – 4., überarb. Aufl. – Berlin: Volk u. Gesundheit, 1986

Goerttler, K.: Kyematopathien. In: Humangenetik. – Bd. 2/Hrsg. P. E. Becker. – Stuttgart: G. Thieme, 1964. – S. 1–62

Gregg, N. M.: Congenital cataract following German measles in the mother. Trans. Ophthalmol. Soc. Aust. *3* (1941) 35–46

Haller, A. v.: Operum anatomici argumenti minorum. Part III: De monstris libri II. – Lausanne, 1768

Heinecke, H.: 1980. Persönliche Mitteilung.

Höpker, W.-W.: Mißbildungen. Interrelationen, Assoziationen und diagnostische Validität. – Berlin (W): Springer, 1984

Holländer, E.: Wunder, Wundergeburt und Wundergestalt in Einblattdrucken des 15. bis 18. Jahrhunderts. – Stuttgart: F. Enke, 1921

Persaud, T. V. N.: Brief history of teratology. In: Basic concepts in teratology/ Ed. T. V. N. Persaud, A. E. Chudley, R. G. Salko. – New York: Alan R. Liss, 1985. – S. 1–12

132 Literaturverzeichnis

Schumacher, G. H.: Embryonale Entwicklung des Menschen. – 7. Aufl. – Berlin: Volk u. Gesundheit, 1986

–; *Fanghänel, J.:* Experimentelle Untersuchungen über den Einfluß von Lärm auf Normo- und Teratogenese. Anat. Anz. – Jena Erg. H. *136* (1974) 595–601

–, –: Enviromental factors as teratogenic noxa. In: Proceedings. 10. Internat. Congr. of Anatomists. – Tokyo 1975. – S. 132

–; *Gill, Harriet; Gill, H.:* Zur Geschichte angeborener Fehlbildungen unter besonderer Berücksichtigung der Doppelbildungen. Anat. Anz. – Jena 1987 (im Druck)

Shepard, Th. H.: Catalog of teratognetic agents. – Baltimore: John Hopkins University Press, 1973

Witschi, E.: Teratogenetic effects from overripeness of the egg. In: Congenital malformations / Ed. F. C. Fraser, A. McKusick. – Amsterdam: Excerpta Medica, 1969

Wolff, C. F.: Theoria generationis. Halle, 1759

Wrete, M.: Die kongenitalen Mißbildungen, ihre Ursachen und Prophylaxe. – Stockholm: Almqvist & Wiksell, 1955

Zu 1.4.

Keßler, L.: Humangenetik in der HNO-Heilkunde. DDR-Med.-Rep. – Berlin *12* (1983) 29–34

Tymnik, G.: Permutiertes Symptomregister. In: Keßler, L.; Tymnik, G.; Braun, H.-St.: Hereditäre Hörstörungen. – Leipzig: Barth, 1977. – S. 91–125

Zu 2.1.3.

Bilaniuk, L. T.; Zimmermann, R. A.: Computed tomography in evaluation of the paranasal sinuses. Radiol. Clin. North. Am. – Philadelphia *20* (1982) 51–66

Doubleday, L. C.; Jing, B. S.; Wallace, S.: Computed tomography of the infratemporal fossa. Radiology – Syracuse *138* (1981) 619–624

Jend, H. H.; Heller, M.; Jend-Rossmann, J.: Die Computertomographie in der Diagnostik von Tumoren im Kiefer- und Gesichtsbereich im Vergleich zu konventionell-radiologischen Methoden. – XV. Internat. Kongreß für Radiologie, 24. 6.–1. 7. 1981, Brüssel

Mündnich, K.; Terrahe, K.: Mißbildungen des Ohres In: Hals-Nasen-Ohren-Heilkunde in Praxis und Klinik / Hrsg. J. Berendes, R. Link, F. Zöllner. – 2., neubearb. u. erw. Aufl. – Bd. 5: Ohr I. – Stuttgart: G. Thieme, 1979. – Kap. 18.1.–18.45.

Rettinger, G., Kalender, W.: Computertomographie bei Erkrankungen des HNO-Bereiches. II. Hochauflösungs-Computertomographie des Gesichtsschädels. HNO – Berlin (W) *29* (1981) 364–369

Zu 2.1.4.

Grobovschek, M.; Oberascher, G.: Hochauflösende Mittelohr-Computertomographie (modifizierte Technik zur Stapesdarstellung). In: Aktuelles in der Otorhinolaryngologie 1986 (im Druck)

–, –: Hochauflösende Computertomographie der Pyramide: Spezielle standardisierte Schichttechnik zur Darstellung der Ossikula. HNO – Berlin (W) 1986

Swartz, J. D.: High-Resolution computed tomography of the middle ear and mastoid. Part I. Radiology – Syracuse *148* (1983) 449–454

–: *Goodman, R. S.; Russel, K. B.; Marlowe, F. I.; Wolfson, R. J.:* HR-CT of middle ear and mastoid. Part II: Tubotympanic disease. Radiology – Syracuse *148* (1983) 455–459

–, *Wolfson, R. J.; Marlowe, F. I.; Popky, G. L.:* HR-CT of middle ear and mastoid. Part III: Surgically altered anatomy and pathology. Radiology – Syracuse *154* (1985) 697–700

Zu 2.1.7.

Witkowski, Regine; Prokop, O.: Genetik erblicher Syndrome und Mißbildungen. Wörterbuch der Familienberatung. – Teil 1 u. 2–3., bearb. u. erw. Aufl. – Berlin: Akademie-Verl., 1983

Zu 2.1.8.

Mengel, M. C.; Konigsmark, B. W.; Berlin, Ch. I.; McKusick, V. A.: Conductive hearing loss and malformed low-set ears, as a possible recessive syndrome. J. Med. Genet. – London *6* (1969) 14–21

Robinson, G. C. R.; Miller, J. R.; Bensimon, J. R.: Familial ectodermal dysplasia with sensorineural deafness and other anomalies. Pediatrics – Springfield *30* (1962) 797–802

Strasburger, A. K.; Hawkins, M. R.; Eldrige, R.; Harvage, R. L.; McKusick, M. A.: Symphalangislus: Genetic and clinical aspects. Bull. Johns Hopk. Hosp. – Baltimore *117* (1965) 108–127

Vesell, E. S.: Symphalangismus, strabismus and hearing loss in mother and daughter. New Engl. J. Med. – Boston *263* (1960) 839–842

Zu 2.1.10.

Fourman, F.; Fourman, J.: Hereditary deafness in family with earpits. (Fistula auris congenita). Br. Med. J. – London (1955) 2, 1354

Preuss, Chr.; Pfeiffer, R. A.: Das Fourman-Syndrom. In: Klinische Genetik in der Pädiatrie. I. Symposium Kiel 1978. – S. 77

Zu 2.1.11.

Dieroff, H. G.; Meißner, W.: Verhallter Freiburger Sprachtest. Laryngol. Rhinol. Otol. – Stuttgart *64* (1985) 466–469

Downs, M.: Evaluation and management of hearing handicap in children. 16. Internat. Congress Audiology Helsinki 1982

Mündnich, K.; Terrahe, K.: Mißbildungen des Ohres In: Hals-Nasen-Ohren-Heilkunde in Praxis und Klinik / Hrsg. J. Berendes, R. Link, F. Zöllner. – 2., neubearb. u. erw. Aufl. – Bd. 5: Ohr I. – Stuttgart: G. Thieme, 1979. – Kap. 18.1.–18.45.

Salomon, G.; Vesterager, V.: Age-related hearing difficulties: Hearing impairment, disability, and handicap. A controlled study. XVIII. Internat. Congress Audiology Prague 1986

Smoorenburg, G. F.: Speech perception by individuals with noise-induced hearing in relation to their tone adiogram. XVIII. Internat. Congress Adiology Prague 1986

Ward, W. D.: The American Medical Association / American Academy of Otolaryngology Formula for determination of hearing handicap. Audiology – Basel *22* (1983) 313–324

Zu 2.2.1.

Arfai (1974) zit. nach Spira, M.: Early care of deformities of the auricle resulting from mechanical trauma. In: Symposium on Reconstruction of the Auricle. Vol. X / Ed. R. C. Tanzer, M. T. Edgerton. – St. Louis: C. V. Mosby Co., 1974, – p. 204

Baudet, J.: La réimplantation du pavillon de l' oreille mutile. Nouv .Presse Med. – Paris *5* (1972)344

Bockenheimer, S.; Weerda, H.; Hartenstein, V.: Das hochauflösende Computertomogramm des Felsenbeines bei Ohrmuschelmißbildungen (Ein Vergleich mit der normalen Felsenbeinanatomie). Arch. Oto-Rhino-Laryngol. – Berlin (W) Suppl. 1984 (Verhandlungsbericht)

Brent, B.: The correction of microtia with autogenous cartilage grafts. Plast. Reconstr. Surg. – Baltimore *66* (1980) 1–12

Davis, J.: Repair of severe cup car deformities. In: Symposium on Reconstruction of the Auricle. Vol. X / Ed. R. C. Tanzer, M. T. Edgerton. – St. Louis: C. V. Mosby Co., 1974

Gersuny (1903) zit. nach Sercer, A : Mündnich, K : Plastische Operationen an der Nase und an der Ohrmuschel. – Stuttgart: G Thieme, 1972

Reconstructive surgery Vol. 3 / Ed. J. Converse. – 2nd Edn. – Philadelphia: Saunders & Co., 1977

Tanzer, R. C.: Correction of microtia with autogenous costal cartilage. In: Symposium on Reconstruction of the Auricle. Vol. X / Ed. R. C. Tanzer, M. T. Edgerton. – St. Louis: C. V. Mosby Co., 1974. – p. 46

Weerda, H.: Das Ohrmuscheltrauma. HNO – Berlin (W) *28* (1980) 209–217

—: Unsere Erfahrungen mit der Chirurgie der Ohrmuschelmißbildungen. I. Die Chirurgie einfacher Mißbildungen. Laryngol. Rhinol. Otol. – Stuttgart *61* (1982) 346–349

—: Unsere Erfahrungen mit der Chirurgie der Ohrmuschelmißbildungen. II. Die Chirurgie der Makrotie und des Tassenohres. Laryngol. Rhinol. Otol. – Stuttgart *61* (1982) 350–353

—: Unsere Erfahrungen mit der Chirurgie der Ohrmuschelmißbildungen. III. Das „Miniohr" und das stark deformierte „Tassenohr". Laryngol. Rhinol. Otol. – Stuttgart *61* (1982) 493–496

—: Unsere Erfahrungen mit der Chirurgie der Ohrmuschelmißbildungen. IV. Die Mikrotie. Laryngol. Rhinol. Otol. – Stuttgart *61* (1982) 497–500

–: Bilobed and trilobed flaps in head and neck defect. Repair. Fac. Plast. Surg. *1* (1983) 51–60

–: Fibrinkleber in der Ohrmuschelchirurgie. In: Neue Techniken in der operativen Medizin / Hrsg. M. Reifferscheid. – Berlin (W): Springer, 1986

–: *Walter, C.:* Surgery of the pinna and the surrounding area. In: Plastic and reconstructive surgery of the face and neck / Ed. P. H. Ward. – St. Louis: C. V. Mosby Co., 1984

–: *Bockenheimer, S.; Trübi, M.:* Gehörverbessernde Operationen bei Ohrmuschelmißbildungen. HNO – Berlin (W) *33* (1985) 449–452

Zu 2.2.4.

Gerhardt, H. J.: Operationen bei Ohrmißbildungen. In: Oto-Rhino-Laryngologie: Erkrankungen an Hals, Nase, Ohr u. an d. oberen Luft- u. Speisewegen / Hrsg. F. Moser. – Bd. 1: Erkrankungen des Ohres. – Jena: G. Fischer, 1986. – S. 178–188

–: *Otto, H.-D.:* The intratemporal course of the facial nerve and its influence on the development of the ossicular chain. Acta Oto-Laryngol. – Stockholm *91* (1981) 567–573

Otto, H.-D.; Gerhardt, H. J.; Biedermann, F.: Pathogenesis of dysplasias of the face and the ear and dystopias of the temporal region. Int. J. Pediat. ORL – Amsterdam *7* (1984) 159–172

Plester, D.: Congenital malformations of the middle ear. Acta Oto-Rhino-Laryngol. Belg. – Bruxelles *25* (1971) 877–884

Zu 2.2.5.

Al-Shihabi, B. M. S.: Abnormalities of the facial nerve and middle-ear. J. Laryngol. Otol. – London *98* (1984) 391–393

Mündnich, K.; Terrahe, K.: Mißbildungen des Mittelohres. In: Hals-Nasen-Ohren-Heilkunde in Praxis und Klinik / Hrsg. J. Berendes, R. Link, F. Zöllner. – 2., neubearb. u. erw. Aufl. – Bd. 5: Ohr I. – Stuttgart: G. Thieme, 1979. – Kap. 18.7.

Pou, J. W.: Symposium: Congenital anomalies of the middle ear. III. Congenital anomalies of the middle ear. Laryngoscope – St. Louis *86* (1976) 251–524

Zu 2.2.6.

Banfai, P.; Hortmann, G.; Karczag, A.; Kublik, S.; Lüers, P.: Beitrag zur Vereinheitlichung der Definition, der Maßeinheiten und des Rehabilitationsprogramms im Bereich der Cochlear-Implant-Forschung. HNO – Berlin (W) *30* (1982) 264–268

–: Das Cochlear Implant. – Heidelberg: Julius Groos Ver., 1985

House, W. F.: Brackmann, D. E.: Electrical promontory testing in differential diagnosis of sensori-neural-hearing impairment. Laryngoscope – St. Louis *84* (1974) 2163–2171

–: Cochlear implants present and future. Otolaryngol. Clin. North Am. – Austin *19* (1986) 112 bis 115

Korpássy, P.: Martikány, I.; Ribári, O.: Unsere Erfahrungen mit extracochlearen Implantaten. Donau-Symposium der Hals-Nasen-Ohren-Ärzte, Düsseldorf 1986

Kubik, S.: Anatomy of possible approaches for cochlear implant. Adv. Audiol. – Basel *2* (1984) 108–118

Morgenstern, C.: Physiologische Grundlagen zur Elektrostimulation des Ohres. Donau-Symposium der Hals-Nasen-Ohren-Ärzte, Düsseldorf 1986

Smith, L.; Simmons, F. B.: Estimating eigth nerve surgical by electrical stimulation. Ann. Otol. Rhinol. Laryngol. – St. Louis *92* (1983) 19–23

Speer, K.; Korpássy, P.; Martikány, I.; Ribári, O.: Über die Rehabilitation nach Cochlear Implantation. Donau-Symposium der Hals-Nasen-Ohren-Ärzte, Düsseldorf 1986

Zu 3.1.

Kaufmann, E.: Über eine typische Form von Schleimhautgeschwulst (»lateraler Schleimhautwulst«) an der äußeren Nasenwand. Mon.schr. Ohrenheilkd. – Wien *24* (1890) 35

Messerklinger, W.: Endoscopy of the nose. – Baltimore; Munich: Urban & Schwarzenberg, 1978

Zu 3.2.

Messerklinger, W.: Nasenendoskopie: Nachweis, Lokalisation und Differentialdiagnose der nasalen Liquorrhoe. HNO – Berlin (W) *20* (1972) 268–270

Ptok, A.; Kahle, G.: Zur Diagnostik und operativen Konsequenz seltener Mißbildungen des Innenohres. HNO – Berlin (W) *34* (1986) 113–124

Tessier, P.: Osteotomies totales de la face. Syndrome de Crouzon, Syndrome d'Apert. Oxycephalis, Scaphocephalis, Turricephalis. Ann. Chir. Plast. – Paris *12* (1967) 273–275

–: The definitive plastic surgical treatment of the severe facial deformities of craniofacial dysostosis, Crouzon's and Apert's disease. Plast. Recontr. Surg. – Baltimore *48* (1971) 419–423

Wullstein, H. L.: Hat Terminologie zur Definition unseres Faches eine praktische Bedeutung? HNO – Berlin (W) *20* (1972) 259–261

Zu 3.3.

Azumi, N.; Matsuno, T.; Tateyama, N.; Inoue, K.: So called glioma. Acta Path. Jap. – Tokyo *34* (1984) 215–220

Bagger-Sjöback, D.; Bergstrand, G.; Edner, G.: Nasal meningoencephalocele. A clinical problem. Clin. Otolaryngol. – Oxford *8* (1983) 329–335

Gutherie, A.; Dott, D. zit bei Shapiro, M. J.; Mix, B. J.

Hughes, G. B.; Sharpino, G.; Hunt, W.; Tucker, H. M.: Management of the congenital midline nasal mass: a review. Head Neck Surg. – Boston *2* (1980) 222–233

Huth, F.; Koch, H.; Unsöld, H.: Zur Pathologie und Klinik des konnatalen Glioms. Dtsch. Zahn-, Mund- u. Kieferheilk. – Leipzig *58* (1972) 305–316

Lowe, R. S.; Robunson, D. W.; Ketchum, L. D.; Maters, F. W.: Nasal gliomata. Plast. Reconstr. Surg. – Baltimore *47* (1971) 1–5

Scheiber, B.; Nieder-Dellmann, H.; Bohen, N.: Das Nasengliom. Dtsch. Z. Mund-Kiefer-Gesichtschir. – München *4* (1980) 38–42

Schmidt, M. B.: Über seltene Spaltbildungen im Bereich des mittleren Stirnfortsatzes. Virchows Arch. path. Anat. – Berlin *162* (1900) 340–350

Schmidt, P. H.; Luyendijk, W.: Intranasal meningoencephalocele. Arch. Otolaryngol. – Chicago *99* (1974) 402–405

Shapiro, M. J.; Mix, B. J.: Heterotopic brain tissue of the palate. Arch. Otolaryngol. – Chicago *87* (1968) 522–526

Süssenguth, L.: Über Nasengliome. Virchows Arch. path. Anat. – Berlin *195* (1909) 537–544

Whitaker, S. R.; Sprinkle, P. M.; Chon, S. M.: Nasal gliom. Arch. Otolaryngol – Chicago *107* (1981) 550–554

Zu 3.5.

Budde, R.: Neue therapeutische Möglichkeiten bei M. Osler. HNO – Berlin (W) *29* (1981) 88–91

Ey, W.: Intranasale Kontakbestrahlung mit Co⁶⁰ bei Morbus Osler. Laryngol. Rhinol. Otol. – Stuttgart *37* (1958) 458

Fleury, P.; Sauvage, J.-P.; Beutter, P.; Maylin, C.: Thérapeutiques actuelles de la maladie de Rendu-Osler, a l'exception des radiations. Ann. Oto-Laryngol. Chir. Cervico-Fac. – Paris *93* (1976) 79–93

Hauswald, Bettina; Tymnik, G.; Fritsche, F.: Diagnostische und therapeutische Probleme beim M. Osler. Z. ärztl. Fortbild. – Berlin *80* (1986) 1037–1038

Kindler, W.; Tiedemann, R.: Zur Histologie und Therapie der schweren Formen von Epistaxis bei Morbus Osler. Arch. klin. exp. Ohren-Nasen-Kehlkopfheilkd. – Berlin (W) *168* (1956) 441–460

Menefee, M. G.; Flessa, H. C.; Glueck, Helen I.; Hogg, St. P.: Hereditary hemorrhagic telangiectasia (Osler-Weber-Rendu disease). An electron microscopy study of the vascular lesions before and after therapy with hormones. Arch. Otolaryngol. – Chicago *101* (1975) 246–251

Osler, W.: On a family from of recurring epistaxis, associated with multiple teleangiectases of skin and mucous membranes. John Hopkins Med. J. – Baltimore *12* (1901) 333–337

–: On multiplehereditary telangiectases with recurrent heamorrhages. Quart. J. Med. – Oxford *1* (1907) 53–58

Saunders, W. H.: Septal dermoplasty for control of nosebleeds caused by hereditary hemorrhagic teleangiestasia or septal perforations. Trans. Am. Acad. Ophthalmol. Otolaryngol. – Rochester *64* (1960) 500–504

–: Hereditary hemorrhagic teleangiectasia, its familiar pattern, clinical characteristics, and surgical treatment. Arch. Otolaryngol. – Chicago *76* (1962) 245–260

–: Hereditary hemorrhagic teleangiectasia. Effective treatment of epistaxis by septal dermoplasty. Acta Oto-Laryngol. – Stockholm *58* (1964) 497–502

ZU 3.6.
Biber, B.B.: Proboscis lateralis: a rare malformation of the nose – its genesis and treatment. J. Laryngol. Otol. – London *63* (1949) 734–741

Dasgupta, G.; Kacker, K.; Bhan, A. K.: Proboscis. J. Laryngol. Otol. – London *85* (1971) 401–406

Kindler, W. F.: Mißbildungen, Fremdkörper und Dermatosen der Nase. In: Hals-Nasen-Ohrenheilkunde / Hrsg. J. Berendes, R. Link, F. Zöllner. – Bd. 1. – Stuttgart: G. Thieme, 1964

Kotyza, F : Proboscis lateralis. In: Sammelwerk der slowakischen und tschechischen Otolaryngologen. – Osveta: Martin, 1975

Pellant, A.: Fehlbildungen in der Otorhinolaryngologie. – Prag: Academia, 1976

Rao, P. B.: Proboscis lateralis. J. Laryngol. – London *77* (1963) 1028–1031

Zausch, F.: Die angeborenen Mißbildungen und Formfehler der Nase. In: Handbuch der Hals-Nasen-Ohrenheilkunde / Hrsg. A. Denker, O. Kahler. – Bd. 2: Die Krankheiten der Luftwege u. der Mundhöhle II. – Berlin, München: Springer, J. F. Bergmann, 1926. – S. 354–376

Zu 3.7.
Albrecht, W.: Erbbiologie und Erbpathologie des Ohres und der oberen Luftwege. In: Handbuch der Erbbiologie des Menschen / Hrsg. G. Just. – Berlin: Springer, 1940

Graf, K.: Über mediane Nasenfisteln. Pract. Oto-Rhino-Laryngol. – Basel *10* (1948) 382–390

Keßler, L.: Zur Klinik und Therapie der kongenitalen medianen Zysten und Fisteln der Nase. HNO – Berlin (W) *17* (1969) 37–41

Kindler, W.: Mißbildungen, Fremdkörper und Dermatosen der Nase. Nasenbluten. In: Hals-Nasen-Ohrenheilkunde / Hrsg. J. Berendes, R. Link, F. Zöllner. – Bd. 1. – Stuttgart: G. Thieme, 1964

Legler, U.: Mißbildungen der Nase (mit Ausnahme der Gaumenspalten), Fremdkörper, Nasenbluten. In: Hals-Nasen-Ohrenheilkunde in Praxis und Klinik / Hrsg. J. Berendes, R. Link, F. Zöllner. – 2., neubearb. u. erw. Aufl. – Bd. 1: Obere und untere Luftwege I. – Stuttgart: G. Thieme, 1977

Masing, H.: Surgery of nasal fistulas and cysts. Rhinology – Amsterdam *10* (1972) 43–45

Zu 3.8.
Welham, R. A. N.; Hughes, S. M.: Lacrimal surgery in children. Am. J. Ophthalmol. – Chicago *99* (1985) 27–34

Wiegmann, O. A.; Walker, F. A.: The syndrome of lobster claw deformity and nasolacrimal obstruction. J. Pediatr. Ophthalmol. – Encino *7* (1970) 79–85

Zu 3.11.
Brecht, K.; Johnson, C. M.: Complete mandibular agenesis. Report of a case. Arch. Otolaryngol. – Chicago *111* (1985) 132–134

Dirlewanger, A.: Hereditares Vorkommen von Choanalatresion. Pract. Oto-Rhino-Laryngol. – Basel *28* (1966) 211–213

Flake, C. G.; Ferguson, C. F.: Congenital choanal atresia in infants and children. Ann. Otol. Rhinol. Laryngol. – St. Louis *73* (1964) 458–460

Hogeman, K. E.; Toremalm, N. G.: The management of bilateral choanal atresia. J. Laryngol. – London *82* (1968) 913–920

Jatho, K.: Zur Diagnostik und Behandlung der angeborenen Choanalatresie. Mon.schr. Ohrenheilkd. – Wien *100* (1966) 208–220

Jörgensen, G.: Mißbildungen im Bereich der Hals-Nasen-Ohrenheilkunde. Arch. Oto-Rhino-Laryngol. – Berlin (W) *202* (1972) 1–50

Maniglia, A. J.; Goodwin, W. J.: Congenital choanal atresia. Otolaryngol. Clin North Am. – Austin *14* (1981) 167–170

McGovern, F. H.: The association of congenital choanal atresia and congenital heart disease. Ann. Otol. Rhinol. Laryngol. – St. Louis *62* (1953) 894–895

Zu 3.12.
Freng, A.: Growth in width of the dental arches after partial extirpation of the mid-palatal suture in man. Scand. J. Plast. Reconstr. Surg. – Uppsala *12* (1978) 267–275

Masing, H.; Steiner, W.: Zur Behandlung der Choanalatresien. Laryngol. Rhinol. Otol. – Stuttgart *63* (1984) 181–183

Strome, M.; Hengerer, A.: Choanal atresia, clinical considerations for management. J. Laryngol. Otol. – London *98* (1984) 1207–1212

Zu 4.1.
Grimm, G.: Lippen-Kiefer-Gaumenspalten. In: Zahn-Mund-Kiefer-Heilkunde / Hrsg. N. Schwenzer, G. Grimm. – Bd. 2: Spezielle Chirurgie. – Stuttgart: G. Thieme, 1981. – S. 341–381

Kitamura, H.: Epithelial remnants and pearls in the secondary palate in the human abortus: a contribution to the study of the mechanism of cleft palate formation. Cleft Palate J. – Baltimore *3* (1966) 240–257

Kraus, B. S.: Basic research in cleft palate. – An appraisal and some suggestions. Cleft Palate J. – Baltimore *7* (1970) 1–26

Zu 4.6.
Hajnis, K.; Figalova, P.: Die Nasenform bei einseitiger Lippen-Kiefer-Gaumenspalte vor der Operation. Acta Chir. Plast. – Praha *15* (1973) 11–22

Kieferchirurgie. Klinik / Hrsg. A. Andrä, W. Bethmann, H. Heiner. – Leipzig: Barth, 1979

Kittel, G.; Schneider, U. S.: Riechschwellenuntersuchungen bei Lippen-Kiefer-Gaumenspalten. Sprache Stimme Gehör – Stuttgart *4* (1980) 46–51

Schneider, S.: Riechschwellenuntersuchungen bei Gaumenspaltenoperierten. – 1974. – Erlangen–Nürnberg, Univ., Med. Fak., Diss.

Zu 4.9.

Baugham, R. A.: Lingual thyroid and lingual thyroglossal tract remnants. Oral Surg. Oral Med. Oral Pathol. – St. Louis *34* (1972) 781–799

Hickmann, W.: Congenital tumor of the base of the tongue, causing death by suffocation. Trans. Path. Soc. Lond. – London *20* (1869) 160 bis 161

Kaplan, M.; Kauli, C. B. R.; Lubin, E.; Grunebaum M.; Laron, Z.: Ectopic thyroid gland. J. Pediatr. – St. Louis *92* (1978) 205–209

Sauk, J. J.: Ectopic lingual thyroid. Am. J. Pathol. – New York *102* (1970) 239–243

Zu 4.10.

Bhaskar, S. N.; Bernier, J. L.: Histogenesis of branchial cysts – a report of 468 cases. Am. J. Pathol. – New York *35* (1958) 407–423

Karlan, M. S.; Michel, St. L.; Snyder, W. H.: Branchiogenic cysts: congenital or aquired. Am. J. Surg. – New York *110* (1965) 614–619

King, E. S. J.: The lateral lympho – epithelial cyst of the neck (branchial cyst). Aust. New Zeal. J. Surg. – Melbourne *19* (1949) 109–121

Stoll, W.; Hüttenbrink, K. B: Die laterale Halszyste: Eine Lymphknotenerkrankung. Laryngol. Rhinol. Otol. – Stuttgart *61* (1982) 272–275

Wenglowski, R.: Über Halsfisteln und Zysten. Arch. klin. Chir. – Berlin *100* (1913) 789–92

Zu 4.11.

Betlejewski, S.: Wrodzone torbiele i przetoki boczne szyi w materiale Kliniki Gdańskiej. Otolaryngol. Pol. – Warszawa *17* (1963) 73–75

Claux, J.; Coll, J.; Lacomme, Y.: Fistules er kystes congenitaux laterocervicaux. J. Fr. Oto-Rhino-Laryngol. Audio-Phonol. Chir. Maxillo-Fac. – Lyon *18* (1969) 649–653

Fahmy, S.: Cervical thymic cysts: their pathogenesis and relationship to branchial cysts. J. Laryngol. Otol. – London *88* (1974) 47–60

Keßler, L.; Krisch, A.: Zur Topographie und Chirurgie der kongenitalen Zysten und Fisteln des Halses. ORL – Basel *34* (1972) 165–169

Leonard, J. R.; Maran, G. A.; Huffmann, W. C.: Branchial cleft cysts in the parotid gland; facial nerve anomaly. Plast. Reconstr. Surg. – Baltimore *41* (1968) 493–496

Little, J.; Rickles, N.: The histogenesis of the branchial cysts. Am. J. Pathol. – New York *50* (1967) 533–547

Simpson, R. A.: Lateral cervical cyst and fistulas. Laryngoscope – St. Louis *79* (1969) 30–32

Wehmer, W.; Helmer, L.: Klinische Manifestation lateraler Halszysten nach Tonsillektomien bzw. Tonsillenerkrankungen. HNO – Berlin (W) *20* (1972) 93–94

Zu 5.1.

Biesalski, P.: Die Hals-Nasen-Ohren-Krankheiten im Kindesalter. – Stuttgart: G. Thieme, 1960

Dietzsch, H.-J.; Wunderlich, P.: Bronchopulmonologie und Oto-Rhino-Laryngologie. In: Pädiatrie / Hrsg. P. Grossmann, W. Plenert. – Bd. 3. – Leipzig: G. Thieme, 1986. – S. 1196–1271

Fenner, A.; v. d. Hardt, H. (Hrsg.): Pädiatrische Pneumologie. – Berlin (W): Springer, 1985

Geißler, W.; Wurnig, P.; Klos, I.: Formen und Bedeutung von Trachealstenosen. Pädiatr. Prax. – München *32* (1986) 487–503

Moser, F.: Kinder-Otolaryngologie. – Leipzig: Barth, 1971

Székely, E.; Farkas, E.: Pediatric bronchology. – Budapest: Akademiai Kiado, 1978

Thal, W.: Kinderbronchologie. – Leipzig: Barth, 1972

Wunderlich, P.; Dietzsch, H. J.: Zur Klinik und Prognose kongenitaler Trachealstenosen. Dtsch. Gesundh.wes. – Berlin *31* (1976) 2330–2335

Zu 5.2.

Brandt, R. H.: Individuelle Anfertigung von Dilationsendoprothesen aus weichbleibenden Thermoplasten. HNO – Berlin (W) *16* (1968) 26–29

–: Kombinierte endoskopisch-endografische Diagnostik in Larynx und Trachea mit Kontrastmittelstäuben. Z. Erkrank. Atm. org. – Leipzig *163* (1984) 251–255

Landing, B. H.: Congenital malformations and genetic disorders of the respiratory tract. (larynx, trachea, bronchi, lungs). Am. Rev. Respir. Dis. – Baltimore *120* (1979) 151–185

Minnigerode, B.: Das subglottische Kehlkopfhämangiom des Neugeborenen. Laryngol. Rhinol. Otol. – Stuttgart *49* (1970) 585–593

–: Beiderseitige Paramedianstellung der Stimmlippen bei Rachisis partialis und Hydrocephalus obstruktivus. HNO – Berlin (W) *19* (1971) 368 bis 376

–: Pathophysiologie der Stenose von Kehlkopf und Trachea. Arch. Oto-Rhino-Laryngol. – Berlin (W) 199 (1971) 65–111

–: Die tracheo-bronchiale Dyskinesie im Neugeborenen- und Säuglingsalter. Mon.schr. Ohrenheilkd. – München *106* (1972) 358–363

Schultz-Coulon, H. J.: Klinik und Therapie der kongenitalen Fehlbildungen des Kehlkopfes. HNO – Berlin (W) *32* (1984) 135–148

Tucker, G. F.; Orsoff, R. H.; Neumann, A. N.; Holinger, L. D.: Histopathology of congenital subglottic stenosis. Laryngoscope – St. Louis *89* (1979) 866–867

Wassner, U. J.: Lungenfehlbildungen. – Stuttgart: F. K. Schattauer, 1980

Zu 5.3.

Dedo, H. H.: Endoscopic teflon keel for anterior glottic web. Ann. Otol. Rhinol. Laryngol. – St. Louis *88* (1979) 467–473

Kotton, B.: The treatment of subglottic stenoses in children by prolonged dilatation. Laryngoscope – St. Louis *89* (1979) 1983–1990

Lane, R. W.; Weidner, D. J.; Steinmann, C.: Laryngomalacia. Arch. Otolaryngol. – Chicago *110* (1984) 546–551

McSwiney, P. F.; Cavanash, N. P.; Lausuth, P.: Outcone in congenital stridoe. Arch. Dis. Child. – London *52* (1977) 215–218

Minnigerode, B.: Die subglottische Stenose. HNO – Berlin (W) *17* (1969) 132–139

– : Das subglottische Kehlkopfhämangiom. Laryngol. Rhinol. Otol. – Stuttgart *49* (1970) 585 bis 593

– : *Caspary, F.:* Neuere Gesichtspunkte der direkten Laryngo-Tracheo-Bronchoskopie im Neugeborenen- und Kleinkindesalter. Laryngol. Rhinol. Otol. – Stuttgart *61* (1981) 204–206

Prescott, C. A. J.: Surgical management of severe laryngomalazia. In: Abstracts: 4. Int. Congress of Pediatric Otorhinolaryngology, Eger, 23.–27.06. 1986

Seid, A. B.; Park, S. M.; Kearus, M. J.; Gugenheim, S.: Laser division of the aryepiglottic folds for severe laryngomalacia. Int. J. Pediatr. ORL – Amsterdam *19* (1985) 153–158

Smalhout, B.: The suffocating child. Boehringer, 1980.

Smith, G.; Cooper, D. M.: Laryngomalacia and inspiratory obstruction in later childhood. Arch. Dis. Child. – London *56* (1981) 345–349

Thal, W.: Kinderbronchologie. – Leipzig: Barth, 1972

– : *Röse, W.: Christoph, B.:* Zu einigen Aspekten interdisziplinärer Zusammenarbeit bei der bronchologischen Untersuchung von Kindern. Z. Erkrank. Atm.org. – Leipzig *154* (1980) 214 bis 217

Zu 5.5.

Bauer, H.: Zur Notwendigkeit der ätiopathogenetischen Differenzierung funktioneller Stimmstörungen. HNO – Berlin (W) *23* (1975) 165–167

Differentialdiagnose von Sprach-, Stimm- und Hörstörungen / Hrsg. W. Pascher, H. Bauer. – Stuttgart: G. Thieme, 1984

Lacina, O.: Die adduktionellen Asymmetrien des Kehlkopfes bei den Sängern (Asymmetria arytaenoidea). Folia Phoniatr. – Basel *22* (1979) 100–106

Pahn, J.; Rother, U.: Röntgenologische Untersuchungsmethode der Nervus-laryngeus-superior-Parese. Folia Phoniatr. – Basel *33* (1981) 15–22

Phoniatrie, Pädaudiologie: Physiologie, Pathologie, Klinik, Rehabilitation / Hrsg. P. Biesalski, F. Frank. – Stuttgart: G. Thieme, 1982

Wirth, G.: Stimmstörungen. – Köln-Lövenich: Dtsch. Ärzte-Verl., 1979

Zu 5.6.

Bauer, H.: Bedeutung der Halstopographie für die Entstehung von Kehlkopfasymmetrien. Folia Phoniatr. – Basel *13* (1961) 112–120

Gemeinsame Anweisung zur Beurteilung der Tauglichkeit für Berufe mit besonderer Stimm- und Sprechbelastung und 2. Gemeinsame Anweisung zur Beurteilung der Tauglichkeit für Berufe mit besonderer Stimm- und Sprechbelastung. Verfüg. Mitt. Minist. Gesundh.wes. Nr. 9, 1974 u. Nr. 6, 1977

Heinemann, M.: Die Bedeutung der Asymmetrien des Kehlkopfes für die Belastbarkeit der Stimme. Laryngol. Rhinol. Otol. – Stuttgart *48* (1969) 571–580

Unger, E.; Bastian, H.-J.: Phoniatrische Kriterien der Tauglichkeit von Studienbewerbern. Dtsch. Gesundh.wes. – Berlin *31* (1976) 2000–2003

Wich, H.: Untersuchungen zum Zusammenhang zwischen Kehlkopfasymmetrien und Veränderungen der Halswirbelsäule. – 1981. – Erfurt, Med. Akad., Dipl.-Arb.

Zu 5.7.

Fromme, A.; Krafft, L.: Über eine Oesophagus-Bronchusfistel bei einem Erwachsenen (angeboren?). HNO – Berlin (W) (*6* 1956) 267–271

Helbig, D.; Helbig, G.: Korrigierbare Fehlbildungen des Verdauungstraktes. Pädiatr. Grenzgeb. – Berlin *3* (1964) 150–153

Hoffmann, E. zit. bei Fromme, A.; Krafft, L.

Labs, Z.: persönliche Mitteilung, 1986

Sachwörterverzeichnis